Hans Wydler, Petra Kolip, Thomas Abel (Hrsg.)
Salutogenese und Kohärenzgefühl

Hans Wydler, Petra Kolip, Thomas Abel (Hrsg.)

Salutogenese und Kohärenzgefühl

Grundlagen, Empirie und Praxis
eines gesundheitswissenschaftlichen Konzepts

4. Auflage 2010

Juventa Verlag Weinheim und München

Bibliografische Information Der Deutschen Bibliothek

Die Deutsche Bibliothek verzeichnet diese Publikation in der Deutschen Nationalbiographie; detaillierte bibliografische Daten sind im Internet über http://dnb.d-nb.de abrufbar.

1. Auflage 2000
2. Auflage 2002
3. Auflage 2006
4. Auflage 2010

Das Werk einschließlich aller seiner Teile ist urheberrechtlich geschützt. Jede Verwertung außerhalb der engen Grenzen des Urheberrechtsgesetzes ist ohne Zustimmung des Verlags unzulässig und strafbar. Das gilt insbesondere für Vervielfältigungen, Übersetzungen, Mikroverfilmungen und die Einspeicherung und Verarbeitung in elektronischen Systemen.

© 2000 Juventa Verlag Weinheim und München
Umschlaggestaltung: Atelier Warminski, 63654 Büdingen
Printed in Germany

ISBN 978-3-7799-1414-3

Vorworte

Am 19. und 20. November 1999 organisierte das Komitee „Gesundheitssoziologie" der Schweizerischen Gesellschaft für Soziologie einen Workshop mit dem Thema „Kohärenzgefühl und Salutogenese". Die meisten Beiträge dieses Bandes wurden im Rahmen dieser Veranstaltung vorgestellt und diskutiert.

Das Komitee „Gesundheitssoziologie" verfolgt verschiedene Zielsetzungen. Zum einen möchte es zur Förderung von Gesundheitssoziologie in der Schweiz beitragen. Insbesondere auch im akademischen Bereich ist diese Disziplin noch wenig etabliert und anerkannt. Zum anderen will das Komitee Interessen und Anliegen von SoziologInnen, die im Bereich Medizinsoziologie und Gesundheitsforschung arbeiten, wahrnehmen und fördern. GesundheitssoziologInnen arbeiten in diesen Feldern vielfach in interdisziplinären Gruppen. Einen Bezug zur Stammdisziplin herzustellen und zu einer Stärkung der soziologischen Identität beizutragen, ist deshalb ein wichtiges Anliegen der Arbeitsgruppe. Die geschaffene Struktur erleichtert es, vielfältige Kontakte unter SoziologInnen zu knüpfen. Insbesondere erleichtert sie auch die Zusammenarbeit mit anderen Disziplinen und Gruppierungen von ForscherInnen, die sich aus ihrer spezifischen Perspektive mit demselben Forschungsgegenstand befassen: Public-Health-ForscherInnen, PsychologInnen, AnthropologInnen, EthnologInnen, HistorikerInnen. Nicht zuletzt hofft das Komitee, dass Reflexionen und Forschungsresultate in Umsetzungsvorhaben und Praxis münden. Die Verfolgung dieser Anliegen macht es auch verständlich, weshalb das Komitee versucht, auf Entscheidungsprozesse und Entscheidungsträger Einfluss zu nehmen.

Obwohl das Komitee bereits seit Ende der 70er-Jahre besteht, ist es erst in den letzten Jahren vermehrt von der Öffentlichkeit wahrgenommen worden. Katalysator war in diesem Prozess der nationale Kongress, der dem Thema „Gesundheit, Medizin und Gesellschaft" gewidmet war. Er fand 1996 in St. Gallen statt und wurde von zahlreichen TeilnehmerInnen besucht; dies zeigt, dass Gesundheitssoziologie auf breites Interesse stösst. Ebenso wurde am Kongress deutlich, dass bereits eine grössere Zahl von SoziologInnen in diesem Gebiet in der Schweiz tätig sind. Der Tagungsband zur St. Galler Veranstaltung vereint eine Reihe von Beiträgen[1], die Stand und Forschungsgebiete der Gesundheitssoziologie in der Schweiz aufzeigen. Er ist ebenso Zeuge von Themen- und Methodenvielfalt, von unterschiedlichen Forschungskulturen und der Theorienvielfalt, die das aktuelle Forschungsfeld in der Schweiz prägen.

---

1 Mäder, Ch., Burton-Jeangros, C., Haour-Knipe, M. (Hrsg.). (1999). Gesundheit, Medizin, Gesellschaft. Zürich: Seismo.

Auf Grund dieser Vitalität verwendet sich das Komitee dafür, regelmässig Workshops zu ausgewählten Themen zu veranstalten. Diese Workshops sind als Foren gedacht, in deren Rahmen ForscherInnen aus dem In- und Ausland Gelegenheit haben, sich mit gemeinsamen Themen auseinander zu setzen und diese zu diskutieren. Im Jahre 1998 wurde das Thema „Geschlecht und Gesundheit" gewählt. Die Veranstaltung war sehr lebhaft und erfolgreich.

Das vorliegende Werk nimmt Bezug auf die Arbeiten zum zweiten Workshop über das „Kohärenzgefühl". Wir hoffen, dass die vielfältigen Debatten für die Arbeiten der beteiligten ForscherInnen fruchtbar waren; nicht weniger hoffen wir aber auch, dass die Veranstaltung - in einem allgemeineren Sinn - zur Weiterentwicklung des Konzepts beigetragen hat und beitragen wird. Es wurde deutlich, dass sich aus der gewählten Form einer kleinen Veranstaltung mit Beiträgen und genügend Diskussionszeit eine dynamische und fruchtbare Arbeit entwickeln kann. Das Komitee für Gesundheitssoziologie freut sich darüber, dass die Produkte dieser Begegnung nun in der vorliegenden Form einer breiteren Öffentlichkeit zugänglich gemacht werden können.

Claudine Burton-Jeangros
Präsidentin des Komitees „Gesundheitssoziologie" der Schweizerischen Gesellschaft für Soziologie, Genève

Einundzwanzig Jahre sind vergangen, seit Aaron Antonovsky in „Health, stress and coping: New perspectives on mental and physical well-being" mit seinem Konzept der Salutogenese erstmals an die Öffentlichkeit getreten ist. Die neuen Perspektiven und Töne liessen da und dort die inhaltliche Dimension eines Paradigmawechsels anklingen und sprengten mit ihrer interdisziplinären Anlage Antonovskys medizinsoziologischen Background bei weitem. Die Frage, warum Menschen gesund bleiben, sollte in aller Konsequenz Vorrang vor der Frage nach den Ursachen von Krankheiten und Risikofaktoren bekommen.

Die zwei Jahrzehnte seit Antonovskys Veröffentlichung brachten ungeahnte gesellschaftliche Umbrüche - milliardenschwer auch in unserem Gesundheitswesen. Medizintechnische Quantensprünge, gesundheitspolitische und -ökonomische Grundsatzdebatten, Strukturwandel vom neuen Schweizer Krankenversicherungsgesetz über den Numerus clausus bis hin zu den langwierigen Diskussionen über die Festsetzung von neuen Arzttarifen (Tarmed) sind nur einige wenige Stichworte. Neue äussere Ordnungen und Systemansätze wurden und werden geschaffen und verworfen - und dabei rückt immer grundsätzlicher die Mach- respektive Finanzierbarkeit der Gesundheitsversorgung unserer ganzen Bevölkerung ins Blickfeld.

Gesundheitsversorgung? Bescheidene 200 wissenschaftliche Studien sind bis heute weltweit zur Salutogenese publiziert worden; Antonovsky selbst soll sich gegen sein Lebensende hin eher resigniert über den Umsetzungsstand seines Konzepts geäussert haben. Und der Kontext? Jährlich fliessen mittlerweile über 40 Milliarden Franken schweizerische „Gesundheitsgelder" ungebrochen und zu über 98 Prozent in die Krankheitsversorgung. Krankheit dominiert das (lukrative) Spiel der Kräfte. Von Salutogenese ist in diesem Spiel weder viel zu sehen noch zu hören.

Antonovskys salutogenetisches Konzept gehört ohne Zweifel zum Rückgrat einer auch bevölkerungsweit relevanten Gesundheitskonzeption und -optik. Aus Sicht des Kostenträgers ist dem Modell zu wünschen, dass seine Schwächen (etwa seine Komplexität, seine eingeschränkte Umsetzbarkeit, die ungenügende [auch ökonomische] Evaluierbarkeit) durch innovative Weiterentwicklungen ausgemerzt werden können. Die Tagung vom November 1999 hat hierzu einen Beitrag geleistet und auch der vorliegende Band soll diese Entwicklung weiter befruchten: Er soll den Stellenwert und die Umsetzbarkeit einer salutogenetischen Konzeption erhöhen bzw. verbessern helfen, auf dass sich der Fokus einer wachsenden Anzahl krankheitsrelevanter Akteure und Entscheidungsträger auf die *Gesundheit* der Menschen richte.

Stefan Brändlin
Leiter Gesundheit CSS Versicherung, Luzern

Als Gesundheitsförderer verwenden wir ein komplexes Gesundheitskonzept. Zur Illustration seien einige Begriffe genannt: physisch - psychisch - sozial, Fliessgleichgewicht von Gesundheit und Krankheit, Wechselwirkung zwischen dem Verhalten und den Verhältnissen. Nützlicher als sie zu definieren, aber auch schwieriger ist es, Gesundheit in den diversen Dimensionen mit wissenschaftlichen Methoden zu messen. Die objektiven physiologischen Parameter decken nur Teilaspekte ab. Wie messen wir subjektive Perzeption der Gesundheit? Wie die psycho-sozialen Dimensionen? Wie die individuell verschiedene und sich ständig ändernde Diskrepanz zwischen Erwartung und Erfüllung?

Mit dem sense of coherence (SOC) und den zugehörigen Messinstrumenten ist der Sozialwissenschaft ein Durchbruch gelungen. Noch gilt es die Skepsis mancher Vertreter der „harten" Naturwissenschaften gegenüber solchen „weichen" Methoden zu überwinden. Vielleicht muss für einmal der eigene Schatten (der Komplexität) übersprungen werden. Es gilt, einen praktikablen SOC-Fragebogen in der Wissenschaftswelt breit bekannt zu machen und dessen konkrete Anwendung praktisch zu unterstützen. Damit wird sich der Dialog zwischen Medizin und Gesundheitswissenschaften intensivieren und es wird sich zeigen, dass Bedarf an weiteren Messinstrumenten, auch für spezifischere Gesundheitsparameter besteht.

Gesundheitsförderung weckt und stärkt vorhandene salutogene Ressourcen. Das angeborene, natürliche Verhalten des Menschen ist auf optimale Lebensentfaltung, also Gesundheit, ausgerichtet: Atmen, Trinken, Essen, Sich-Bewegen, Lieben, Spielen, Schlafen, um nur einiges zu nennen. All diese Aktivitäten können besser, gesundheitsfördernder gestaltet werden. Welche konkreten Massnahmen haben auch bei Gesunden einen wesentlich positiven Effekt und sind kosteneffizient? Was hebt minder oder normal Gesunde auf das Niveau der Hochgesundheit?

In den nächsten Jahrzehnten wird eine entscheidende Aufgabe darin bestehen, die Evidenz dafür zu schaffen, welche Gesundheitsangebote, welche psychosoziale Hilfestellungen, welche Therapien wirksam und nachhaltig das Wohlbefinden steigern und die Lebensqualität verbessern. Hierfür brauchen wir breit gefasste, aber auch spezifische Messinstrumente.

Die Beiträge in diesem Band sind wichtige Schritte auf diesem Weg.

Felix Küchler
Mitglied der Geschäftsleitung der Schweizerische Stiftung für Gesundheitsförderung - Stiftung 19, Lausanne

Inhalt

Petra Kolip, Hans Wydler & Thomas Abel
Gesundheit: Salutogenese und Kohärenzgefühl.
Einleitung und Überblick... 11

Theoretische und konzeptuelle Weiterentwicklungen

Christa M. Schneider
Philosophische Überlegungen
zu Aaron Antonovskys Konzept der Salutogenese 21

Andrea Welbrink & Alexa Franke
Zwischen Genuss und Sucht -
das Salutogenesemodell in der Suchtforschung 43

Renate Höfer
Kohärenzgefühl und Identitätsentwicklung.
Überlegungen zur Verknüpfung salutogenetischer
und identitätstheoretischer Konzepte 57

Methodische Konzepte und empirische Ergebnisse

Siegfried Geyer
Antonovsky's sense of coherence -
ein gut geprüftes und empirisch bestätigtes Konzept? 71

Margreet Duetz, Thomas Abel, Franziska Siegenthaler & Steffen Niemann
Zur Operationalisierung des Gesundheitsbegriffes
in empirischen Studien zum Kohärenzgefühl 85

Esther Walter, Thomas Abel & Steffen Niemann
Gesundheit als Kontinuum: Eine explorative Analyse
zu den Determinanten von Minder-, Normal- und Hochgesundheit 99

Florian Straus & Renate Höfer
Kohärenzgefühl, soziale Ressourcen und Gesundheit.
Überlegungen zur Interdependenz von (Widerstands-)Ressourcen 115

Ivars Udris & Martin Rimann
Das Kohärenzgefühl: Gesundheitsressource oder Gesundheit selbst?
Strukturelle und funktionale Aspekte und ein Validierungsversuch........... 129

Salutogenetische Ansätze in der Praxis

Markus Fäh
Verbessert Psychotherapie die Moral? Inwiefern können grundlegende gesundheitsrelevante Lebensbewältigungseinstellungen durch psychologische Interventionen erworben bzw. verbessert werden? 149

Uwe H. Ross
Die praktische Umsetzung des Salutogenesekonzeptes bei chronischem Tinnitus als systemischer Hörwahrnehmungsstörung 161

Marianne Brieskorn-Zinke
Salutogenese in der Pflege -
zur Integration des Konzepts in pflegerische Handlungsfelder 173

Schlussfolgerungen und Ausblick

Toni Faltermaier
Die Salutogenese als Forschungsprogramm und Praxisperspektive.
Anmerkungen zu Stand, Problemen und Entwicklungschancen 185

Thomas Abel, Petra Kolip & Hans Wydler
Sense of coherence und Salutogenese. Ein Essay zur Kritik und Weiterentwicklung einer aktuellen Perspektive in der Gesundheitsforschung 197

Die AutorInnen 203

Petra Kolip, Hans Wydler & Thomas Abel

Gesundheit:
Salutogenese und Kohärenzgefühl

Einleitung und Überblick

1. Einleitung

„Salutogenese" - mit diesem Neologismus brachte Aaron Antonovsky das Unbehagen gegenüber der Medizin als Reparaturbetrieb und gegenüber dem pathologischen Blick auf die Gesundheit und den Körper auf den Punkt. Nicht die Frage nach den krank machenden Faktoren solle im Zentrum des Interesses stehen, sondern jene nach den Ressourcen und Potenzialen, lautete Antonovskys Vorschlag (Antonovsky, 1979, 1987). Seine Arbeiten haben bis heute die Gesundheitsforschung und Gesundheitsförderung zu inspirieren vermocht, obwohl in den vergangenen Jahren zunehmend Kritik laut wurde, die sich vor allem an Unklarheiten der Theorie, an der mangelnden empirischen Absicherung und an der ungenügenden Güte des SOC-Fragebogens festmacht, der ein Kernelement der Theorie, das Kohärenzgefühl, operationalisieren sollte (zur Kritik siehe z.B. Becker, 1998; Bengel, Strittmatter & Willmann, 1998; Broda, Bürger & Dinger-Broda, 1995; Frenz, Carey, Jorgensen & Randall, 1993; Geyer, 1997; Lutz, Herbst, Iffland & Schneider, 1998; Sack & Lamprecht, 1998; Siegrist, 1994; Siegrist, Neumer & Margraf, 1998).

Während die recht massive theoretische und empirische Kritik in anderen Fällen dazu geführt hat, dass die Konzepte in den Schubladen verschwunden sind, gilt dies nicht für die Arbeiten Antonovskys. Es stellt sich deshalb die Frage, weshalb das Konzept eine solch grosse Faszination ausübt. Im Folgenden seien einige Aspekte diskutiert, ohne dass damit Anspruch auf Vollständigkeit erhoben wird.

2. Die Bedeutung der Salutogenese

Salutogenese als Phänomen des Zeitgeists? Antonovsky greift in seinem Konzept Ansätze, Gedanken und politische Strömungen der 70er- und 80er-Jahre auf und bündelt sie (Novak, 1998). So reflektiert er die in der damaligen Zeit aktuellen Stressmodelle und die Auseinandersetzung mit dem bio-psychosozialen Modell von Gesundheit und Krankheit, wie es Engel (1977) formuliert hat. In Deutschland wurde das Konzept zu einer Zeit aufgegriffen, als sich in der Psychologie die Fachgruppe Gesundheitspsychologie gründete und als die Gesundheitswissenschaften/Public Health ihren Aufschwung erlebten. Die Arbeiten von Antonovsky boten sich als Anknüpfungspunkt an, denn in ihnen fanden der Perspektivenwechsel, die Kritik am pathogenetisch ausgerichteten medizinischen und psychosozialen Versorgungssystem und die Auseinandersetzung mit dem Gesundheits- bzw. Krankheitsbegriff seinen deutlichsten Ausdruck. Allerdings lässt sich auch beobachten, dass zahlreiche Projekte als salutogenetisch orientiert ausgegeben werden, ohne dass tatsächlich auf die Konzepte von Antonovsky inhaltlich zurückgegriffen wird und ohne dass eine klare salutogenetische Ausrichtung erkennbar wird. Salutogenese steht so in der Gefahr, zu einer Worthülse zu verkommen, mit der sich traditionelle Forschungs- und Praxisprojekte der klinischen Psychologie und Psychotherapie, der Rehabilitation, der Prävention oder der Psychosomatik den Zugang zu neuen Finanzierungsquellen verschaffen. Einen ähnlichen Vorbehalt formulieren Bengel et al. (1998), wenn sie äussern:

> „Einige Autoren und auch Kritiker des Gesundheitssystems benutzen das Konzept häufig nur als Schlagwort, um ihre Position zu untermauern; dabei werden sowohl bereits etablierte Massnahmen zur Gesundheitsförderung als salutogenetisch bezeichnet als auch neue präventive Angebote unter dem Schlagwort der Salutogenese eingeführt. (...) Ebenso muss man feststellen, dass gesundheitspsychologische Studien (...) trotz eines oft propagierten Perspektivenwechsels (teilweise wird sogar von einem Paradigmenwechsel gesprochen) weiterhin ein pathogenetisches und am Defizit- bzw. Risikomodell orientiertes Studiendesign bevorzugen" (Bengel et al., 1998, S. 9 und S. 42).

Salutogenese als multidisziplinäres Konzept: Der Perspektivenwechsel von der Pathogenese zur Salutogenese wird von WissenschaftlerInnen unterschiedlicher Disziplinen und von PraktikerInnen als anregend empfunden. Das Salutogenesekonzept ist deshalb attraktiv, weil es sowohl in sozial- und gesundheitswissenschaftlicher als auch in medizinischer Richtung anschlussfähig ist (auch wenn dies bislang überwiegend von den Sozial- und Gesundheitswissenschaften genutzt wurde). Vor allem in multidisziplinären Diskussionszusammenhängen und Projekten eignen sich die Theorie und das Konstrukt, um eine gemeinsame Diskussionsbasis zu definieren und eine multidisziplinäre Bearbeitung gesundheitswissenschaftlich relevanter Fragestellungen zu erleichtern (Siegrist et al., 1998).

Salutogenese als theoretisches Fundament für eine Neuorientierung der Gesundheitsförderung: Attraktivität hat das Salutogenesekonzept schliesslich auch im Bereich der praktischen Gesundheitsförderung erlangt: Der Blick auf die protektiven Faktoren hat die Gesundheitsförderungsbewegung beflügelt und ihr einen Anknüpfungspunkt für theoretische Verankerungen geschaffen. Zunehmend wird die Frage gestellt, welche praktischen Konsequenzen aus der antonovskyschen Konzeption abgeleitet werden können. Die Ottawa-Charta für Gesundheitsförderung gilt als programmatisches Papier der Weltgesundheitsorganisation, das durch die Publikationen von Aaron Antonovsky eine theoretische Fundierung erhalten hat. Mittlerweile liegen auch einige Arbeiten vor, wie sich Ressourcen in spezifischen Praxisfeldern erschliessen lassen. Einige Beispiele finden sich in diesem Band.

Neben diesen drei genannten Punkten übt das Konzept auch eine theoretischphilosophische Faszination aus, denn es beschäftigt sich mit einer Grundproblematik menschlichen Daseins: mit der Frage, wie Identität im Rahmen eines sozialen Umfeldes gefunden und entwickelt werden kann. Obwohl diese Thematik möglicherweise nicht im Vordergrund des Konzeptes steht und bis anhin auch nicht zentral diskutiert wurde, kann eine möglicherweise zentrale Bedeutung des Salutogenesekonzeptes aus dieser Idee abgeleitet werden. Im Folgenden wollen wir diesen Aspekt kurz erläutern.

3. Kohärenzgefühl und Identitätsentwicklung

In heutiger Zeit sind in wirtschaftlich hoch entwickelten Ländern die durchschnittlichen Lebensbedingungen vergleichsweise gut. Für den grösseren Teil der Bevölkerung ist der Alltag durch relativen Wohlstand gekennzeichnet. Trotzdem spiegeln sich auch auf der Ebene zahlreicher Gesundheitsvariablen deutliche soziale Ungleichheiten wider. So sind sozial benachteiligte Bevölkerungsgruppen stärker von Krankheit betroffen, und biologische, psychosoziale und gesellschaftliche Risiken werden in den verschiedenen Bevölkerungsgruppen in unterschiedlichem Masse erlebt und bewältigt (Mielck, 1994).

Im Kindes- und Jugendalter ist eine Zunahme von psychischen und emotionalen Befindlichkeitsbeeinträchtigungen zu beobachten, und es wird die These formuliert, dass dieser Anstieg aus einem raschen gesellschaftlichen Wandel resultiert (Haberlandt, Höfer, Keupp, Seitz & Straus, 1995; Kolip, Hurrelmann & Schnabel, 1995). Entwicklungen, die mit Stichworten wie Globalisierung und Individualisierung gekennzeichnet werden, verändern Bedingungen und Bedeutungen von Gesundheit. Da traditionelle Sinngebungsstrukturen und Institutionen in raschem Wandel begriffen sind, wird die Entwicklung von Identität und Kohärenzgefühl erschwert. Was Tradition, familiäre Struktur und Familiensinn, Einbindung in eine regionale Gemeinschaft und gemeinsame Religion leisteten, wird zunehmend den Individuen als individuelle Leistung aufgebürdet. Aus einem Kanon möglicher Werte und Überzeugungen hat das Individuum seine eigenen zu bestimmen und zu entwickeln. Seine Biografie ist weniger als in vergangenen Perioden durch Institutionen und den sozialen Stand vorgezeichnet. Vielmehr verfügt das Individuum über eine Fülle an Möglichkeiten, Lebensgestaltung und Lebensführung (mit) zu bestimmen. Was zum einen eine grosse Freiheit und Selbstverwirklichungspotenziale beinhaltet, stellt zum anderen auch eine schwierige Aufgabe dar, denn der traditionelle Orientierungsrahmen steht nur eingeschränkt zur Verfügung. Ein Anstieg des psychosozialen Stresses könnte deshalb - wie erwähnt - als Indikator für individuelle Überforderung und soziale Desorganisation gewertet werden.

Vor diesem Hintergrund beschreibt nun das Konzept des Kohärenzgefühls die Fähigkeit, angesichts vielfältiger gesellschaftlicher Optionen ein Gefühl von Verstehbarkeit, Sinnhaftigkeit und Handhabbarkeit zu entwickeln. Gemäss Antonovsky entscheiden soziale Ressourcen und Belastungen mit darüber, in welchem Ausmass das Kohärenzgefühl und die damit verbundene Fähigkeit, in Belastungssituationen über ein flexibles Bewältigungsinstrumentarium zu verfügen, entwickelt werden kann. Wenn die Umgebungssituation nun aber durch Individualisierung, Globalisierung und Pluralisierung gekennzeichnet ist, wie kann dann das Individuum diesen Tendenzen entgegen wirken oder sie gar kompensieren? Wie sollen Kinder und Jugendliche Kohärenzgefühl entwickeln, wenn (ihnen) tradierte konsensuale Muster, Werte, Überzeugungen und Rollenmuster nur mehr eingeschränkt zur Verfügung stehen und ein entsprechender Sinnfindungs- und Identitätsbildungsprozess zuvor erst durchschritten und geleistet werden muss?

In gesellschaftlichen Situationen von Unsicherheit und multiplen Wahlmöglichkeiten kommt dem Zutrauen und dem Risiko besondere Bedeutung zu. Vertrauen ist für die Persönlichkeits- und Identitätsentwicklung zentral. Giddens (1991) verwendet den Begriff der *ontologischen Sicherheit* und argumentiert, dass Zutrauen und Vertrauen entscheidende Phänomene in der Persönlichkeitsentwicklung darstellten und dass diese Empfindungen und Erfahrungen für die Entwicklung ontologischer Sicherheit verantwortlich seien. Es ist augenfällig, dass in Lebensbedingungen der Moderne die Ausbildung ontologischer Sicherheit verändert oder auch prekär wird. Umgekehrt stellt das Vertrauen jenen Faktor dar, der das Individuum vor Gefühlen der Sinnlosigkeit und Paralysierung schützt, die es angesichts der täglichen Sinnentleerung und der Globalisierungseinflüsse überkommen, und den Menschen als vertrauensvoll agierendes Wesen in die tägliche Auseinandersetzung entlässt.

Die Existenz von Risiken macht es notwendig, dass gegenwärtiges Handeln im Lichte zukünftiger Folgen bedacht und erwogen werden will. Individuen sind deshalb angehalten, riskante Optionen perspektivisch zu berücksichtigen und Flexibilität zu bewahren und trotzdem ein Gefühl von Identität zu entwickeln.

Das Kohärenzgefühl beschreibt in dieser Perspektive die Fähigkeit, angesichts vielfältiger gesellschaftlicher Optionen ein Gefühl von Verstehbarkeit (in den Dimensionen der Reflexivität von Identität und gesellschaftlichem Umfeld), von Sinnhaftigkeit (in der Überwindung von „existentieller Angst" und der Bildung „ontologischer Sicherheit") und der Handhabbarkeit (in der Dimension der Bildung des Selbst) zu entwickeln. Die Überlegungen Giddens' können in Verbindung zu Antonovskys Modell gebracht werden. Es kann z.B. die Frage gestellt werden, ob es ontologische Sicherheit für die Entwicklung eines starken SOC braucht, oder ob vielmehr das Umgekehrte zutrifft. Hier zeigt sich schon im Groben, dass es durchaus lohnenswert wäre, das SOC-Konzept, nicht nur wie üblich mit anderen empirischen Messkonzepten wie z.b. Angst, Depression, Hardiness zu vergleichen, sondern seinen theoretischen Gehalt auf mögliche Verbindungen und Ergänzungen zu theoretischen Ansätzen zu überprüfen. In verschiedenen Beiträgen dieses Bandes finden sich entsprechende Bemühungen und vertiefende Überlegungen (z.B. in den Beiträgen von Schneider und Höfer).

4. Über diesen Band

Die skizzierten Stränge spannen den Rahmen für den vorliegenden Band auf, mit dem wir eine multidisziplinäre, gesundheitswissenschaftlich orientierte Standortbestimmung zur Salutogeneseforschung und zur Anwendung des Konzepts in der Praxis vornehmen wollen. Der Band dokumentiert die Beiträge einer Tagung des Komitees „Gesundheitssoziologie" der Schweizerischen Gesellschaft für Soziologie, die im November 1999 in Zürich stattfand und auf der VertreterInnen unterschiedlicher Fachrichtungen zu einem Austausch zusammengekommen sind. Der Band will anregen, die Entwicklung des Konzepts von seinen theoretischen und philosophischen Grundlagen bis hin zur praktischen Umsetzung in konkreten Projekten zur Gesundheitsförderung in verschiedenen Feldern zu verfolgen. Von besonderem Interesse ist dabei für uns die multidisziplinäre Perspektive, um aufzuzeigen, dass das Konzept sowohl in den Sozialwissenschaften als auch in der Medizin anschlussfähig ist und nicht nur die Wissenschaft, sondern auch die gesundheitswissenschaftliche Praxis anzuregen vermag.

Der Band gliedert sich thematisch in drei Teile. Im ersten Teil stehen zunächst philosophische und theoretische Überlegungen im Vordergrund.

Der historisch-philosophische Beitrag von *Christa M. Schneider* konzentriert sich auf das zerrissene Selbstkonzept der Individuen in Phasen der Zeitwende und beleuchtet die Selbsterhaltung unter Bedingungen von Ungleichgewicht. Sie diskutiert die Werteproblematik im Zusammenhang mit Gesundheit und Krankheit und konzentriert sich schliesslich auf die Frage, wie das Kohärenzgefühl gestärkt werden kann.

Andrea Welbrink und *Alexa Franke* beschäftigen sich mit euthymem Erleben und mit der Frage, ob fehlende innere Achtsamkeit bzw. Selbstsorge mit Suchtproblemen im Zusammenhang stehen. Auf der Grundlage einer Studie mit suchtkranken Frauen schlagen sie eine Erweiterung des antonovskyschen Modells vor.

Renate Höfer stellt selbstreflexive Prozesse in den Vordergrund und verknüpft das Modell der Salutogenese mit einem Identitätsentwicklungsmodell. Sie stellt in ihrem Beitrag die Frage, unter welchen Bedingungen Identität zu Stande kommt und zeigt, dass Identität als Quelle des Kohärenzgefühls konzeptualisiert werden kann.

Im zweiten Teil stehen empirische Studien und methodische Aspekte im Zentrum der Aufmerksamkeit. In den Beiträgen werden die methodologischen Probleme der Erfassung und Operationalisierung des Kohärenzgefühls erörtert, und neuere empirische Studien werden vorgestellt.

Siegfried Geyer wirft einen kritischen methodischen Blick auf das Kohärenzgefühl und die Messinstrumente zu seiner Erfassung. Er kritisiert den Mangel an Längsschnittuntersuchungen und die fehlende Präzisierung der soziologischen Seite des Modells. Er fordert in seinem Beitrag eine grundsätzliche Neubearbeitung des SOC-Fragebogens.

Der Beitrag von *Margreet Duetz, Thomas Abel, Franziska Siegenthaler* und *Steffen Niemann* steht in der Tradition der Messung des Zusammenhangs von SOC und Gesundheit, wobei die Daten aus einer der wenigen Längsschnittstudien vorgestellt werden. Die Ergebnisse bestätigen einen positiven Zusammenhang, der bei den Frauen besonders deutlich ausfällt. Die Studie zeigt aber auch, dass Langzeiteffekte eher schwach ausgeprägt sind.

Esther Walter, Thomas Abel und *Steffen Niemann* beschäftigen sich in ihrem Beitrag mit der Frage, inwiefern personale Merkmale mit sozialen Merkmalen (Einkommen, Beruf, Bildung, soziale Unterstützung) zusammenhängen. Sie fordern eine Verknüpfung von handlungs- und strukturtheoretischen Ansätzen. Sie differenzieren zwischen hoch, minder und normal Gesunden und schlagen eine begriffliche Präzisierung der Einflussfaktoren vor.

Florian Straus und *Renate Höfer* leisten einen empirischen Beitrag zur Frage, in welcher Form Kohärenzgefühl und (soziale) Ressourcen die Gesundheit Jugendlicher beeinflussen. Sie beschäftigen sich mit den Interdependenzen verschiedener Ressourcenarten. Als Schlussfolgerung fordern sie, dass diese Interdependenzen empirisch und theoretisch weiter geklärt und fundiert werden.

Ivars Udris und *Martin Rimann* beschäftigten sich mit verschiedenen Validitätsaspekten der SOC-Skala. Ihr Beitrag zeigt, dass zwar Korrelationen zu anderen (verwandten) Konstrukten bestehen, dass der SOC aber ein eigenes Konstrukt darstellt. Es vermag theoriekonform zwischen verschiedenen Personengruppen zu trennen. Sie schlagen ein Prozessmodell des SOC vor und folgern, dass der SOC sowohl als Ressource als auch als Bestandteil von Gesundheit aufgefasst werden muss.

Im dritten Teil schliesslich steht die Frage im Vordergrund, wie sich das Salutogenesekonzept in der Praxis anwenden lässt.

Der Beitrag von *Markus Fäh* zeigt, dass das Kohärenzgefühl selbst das Ergebnis einer Intervention sein kann. Er untersucht die Frage, ob sich das Kohärenzgefühl durch psychotherapeutische Behandlung verändern lässt. Insbesondere die psychoanalytische Langzeitbehandlung scheint hier positive Resultate zu erbringen.

Uwe H. Ross illustriert am Beispiel der Tinnitus-Behandlung, wie sich eine salutogenetische Perspektive Gewinn bringend in die medizinische Rehabilitation einbringen lässt. Eindrücklich schildert er, wie sich traditionelle medizinische Behandlungskonzepte durch ganzheitliche, an den Ressourcen der PatientInnen orientierte Ansätze ersetzen lassen.

Marianne Brieskorn-Zinke verfolgt einen ähnlichen Ansatz, wenn auch in einem gänzlich anderen Kontext. Sie hat ein Ausbildungsprogramm für pflegewissenschaftliche Studiengänge entwickelt, in dem die Salutogenese als theoretisches Rahmenmodell dient. In ihrem Beitrag stellt sie dar, wie die Konzepte Antonovskys Eingang in pflegerische Handlungsfelder finden können.

Der Band schliesst mit einem Ausblick von Toni Faltermaier und mit einem Essay der HerausgeberInnen. *Toni Faltermaier* fasst in seinem Text die Beiträge des Bandes auf einer übergreifenden Ebene zusammen und formuliert aus seiner Sicht Probleme und Entwicklungsperspektiven der Salutogeneseforschung und Praxisanwendung. *Thomas Abel, Petra Kolip* und *Hans Wydler* greifen zum Abschluss einige grundsätzliche Fragestellungen auf in dem Bemühen, eine kritisch-konstruktive Auseinandersetzung mit dem Konzept des Kohärenzgefühls und des salutogenetischen Ansatzes von Antonovsky zu fördern.

Literatur

Antonovsky, A. (1979). Health, stress and coping: New perspectives on mental and physical well-being. San Fransisco: Jossey-Bass.

Antonovsky, A. (1987). Unraveling the mystery of health. How people manage stress and stay well. San Francisco: Jossey-Bass.

Becker, P. (1998). Die Salutogenesetheorie von Antonovsky: Eine wirklich neue, empirisch abgesicherte, zukunftsweisende Perspektive? In J. Margraf, J. Siegrist & S. Neumer (Hrsg.), Gesundheits- oder Krankheitstheorie? Saluto- vs. pathogenetische Ansätze im Gesundheitswesen (S. 13–25). Berlin: Springer.

Bengel, J., Strittmacher, R. & Willmann H. (1998). Was erhält Menschen gesund? Antonovskys Modell der Salutogenese - Diskussionsstand und Stellenwert. Im Auftrag der Bundeszentrale für gesundheitliche Aufklärung. Köln: BzgA.

Broda, M., Bürger, W. & Dinger-Broda, A. (1995). Therapieerfolg und Kohärenzgefühl - Zusammenhänge zwei bis fünf Jahre nach stationär verhaltensmedizinischer Behandlung. In R. Lutz & N. Mark (Hrsg.), Wie gesund sind Kranke? (S. 113–122) Göttingen: Verlag für Angewandte Psychologie.

Engel, G. L. (1977). The need for a new medical model: a challenge for biomedicine. Science, 196, 129-136.

Frenz, A., Carey, W., Jorgensen, M. P. & Randall, S. (1993). Psychometric evaluation of Antonovsky's Sense of Coherence Scale. Psychological Assessment, 5, 145–153.

Geyer, S. (1997). Some conceptual considerations on the Sense of Coherence. Social Science and Medicine, 44, 1771–1779.

Giddens, A. (1991). Modernity and self-identity. Self and society in the late modern age. Stanford: Stanford University Press.

Haberlandt, M., Höfer, R., Keupp, H., Seitz, R. & Straus, F. (1995). Risiken und Chancen der Entwicklung im Jugendalter. In P. Kolip, K. Hurrelmann & P.-E. Schnabel (Hrsg.), Jugend und Gesundheit. Interventionsfelder und Präventionsbereiche (S. 87–109). Weinheim: Juventa.

Kolip, P., Hurrelmann, K. & Schnabel, P.-E. (Hrsg.). (1995). Jugend und Gesundheit. Interventionsfelder und Präventionsbereiche. Weinheim: Juventa.

Lutz, R., Herbst, M., Iffland, P. & Schneider, J. (1998). Möglichkeiten der Operationalisierung des Kohärenzgefühls von Antonovsky und deren theoretische Implikationen. In J. Margraf, J. Siegrist & S. Neumer (Hrsg.), Gesundheits- oder Krankheitstheorie? Saluto- vs. pathogenetische Ansätze im Gesundheitswesen (S. 172–185). Berlin: Springer.

Mielck, A. (Hrsg.) (1994). Krankheit und soziale Ungleichheit. Sozialepidemiologische Forschungen in Deutschland. Opladen: Leske + Budrich.

Novak, P. (1998). Salutogenese und Pathogenese: Komplementarität und Abgrenzung. In J. Margraf, J. Siegrist & S. Neumer (Hrsg.), Gesundheits- oder Krankheitstheorie? Saluto- vs. pathogenetische Ansätze im Gesundheitswesen (S. 27–39). Berlin: Springer.

Sack, M. & Lamprecht, F. (1998). Forschungsaspekte zum „Sense of Coherence". In W. Schüffel, U. Brucks, R. Johnen, V. Köllner, F. Lamprecht & U. Schnyder (Hrsg.), Handbuch der Salutogenese. Konzept und Praxis (S. 325-336). Wiesbaden: Ullstein Medical.

Siegrist, J. (1994). Selbstregulation, Emotion und Gesundheit. Versuch einer sozialwissenschaftlichen Grundlegung. In F. Lamprecht & R. Johnen (Hrsg.), Salutogenese. Ein neues Konzept in der Psychosomatik? (S. 85–94) Frankfurt a. M.: Verlag für akademische Schriften.

Siegrist, J., Neumer, S. & Margraf, J. (1998). Salutogeneseforschung: Versuch einer Standortbestimmung. In J. Margraf, J. Siegrist & S. Neumer (Hrsg.), Gesundheits- oder Krankheitstheorie? Saluto- vs. pathogenetische Ansätze im Gesundheitswesen (S. 3–11). Berlin: Springer.

Christa M. Schneider

Philosophische Überlegungen zu Aaron Antonovskys Konzept der Salutogenese

Zusammenfassung
Antonovskys *Salutogenese* (1997) stellt ein interessantes Konzept dar, das nicht nur für die Praxis, z.b. die therapeutische Praxis, sondern auch für die Theorie relevant ist. Sie lässt eine Vertiefung philosophischer und interdisziplinärer Aspekte zu. Vier Gesichtspunkte möchte ich aufzeigen. *Erstens*: Krankheit und Gesundheit werden im Sinne des Kontinuums gedacht. Diese Vorstellung ist aber nicht an die Idee des Gleichgewichts (Homöostase) gebunden, sondern an die Idee des Ungleichgewichts (Heterostase). Mit dem Terminus Heterostase ist die *Vorstellung von Leben* verknüpft, in der es um *Selbsterhaltung im Ungleichgewicht* geht. Antonovskys sozialpsychologisches Konzept der Stressoren und Widerstandsressourcen ist ein wichtiger Beitrag, das Leben als etwas Uneinheitliches zu begreifen, das so lange lebbar bleibt, bis der Tod eintritt. Überlegungen zu Stressoren und Widerstandsressourcen führten mich *zweitens* zu der *These, dass sich der Geist der Zeitwenden metaphorisch verwenden lässt, um das zerrissene Selbstkonzept der Individuen zu beschreiben.* Politische und gesellschaftliche Umbrüche werden vom Einzelnen als Stressoren erlebt, auf die er auf Grund seiner Ressourcen mit unterschiedlichen Strategien reagiert. *Drittens*: In der Diskussion der „Salutogenese" muss die *Wertproblematik* berücksichtigt werden. „Gesundheit" und „Krankheit" sind mit Wertvorstellungen verbunden. Jeder Mensch bestimmt für sich, welche Gesundheit für ihn wertvoll ist. Gesellschaftliche Werte fliessen dabei in unsere Haltung mit ein. *Viertens*: Die heutigen sozialtheoretischen und -therapeutischen Überlegungen reflektieren das gesellschaftliche Leben des Individuums und stellen *die drängende Frage, wie das Kohärenzgefühl zu stärken ist.*

1. Einleitung

Wann bleibt jemand gesund? Diese Frage stellt sich der amerikanisch-israelische Medizinsoziologe Aaron Antonovsky und entwickelt das Konzept der Salutogenese. Er übt Kritik am pathogenetischen und dichotomen Modell, das wesentlich danach fragt, was Menschen krank macht, und das Krankheit als Abwesenheit von Gesundheit begreift. Sein Anliegen lautet: Wie verarbeitet das Individuum Spannungszustände und bleibt dabei gesund? Wie lassen sich die Mechanismen einer gesunden Verarbeitung stärken? Er begreift Krankheit als notwendigen Bestandteil des Lebens, in dem sich Gesundheit und Krankheit mischen. Antonovsky verwendet zwei Bilder, um den Sachverhalt zu beschreiben. Wir alle befinden uns „in verschiedenen Flüssen, deren Strömungen und Strudel oder andere Gefahrenquellen variieren; niemand befindet sich jemals am sicheren Ufer" (1993, S. 7). Gesund bleiben heisst hierbei ein guter Schwimmer zu werden. Oder auf die Metapher des Skifahrers angewendet - wie Antonovsky es ausdrückt -: Wir alle· fahren eine lange Skipiste hinunter. Während die pathogenetische Orientierung hauptsächlich mit denjenigen beschäftigt ist, „die an einen Felsen gefahren sind, an einen Baum, mit einem anderen Skifahrer zusammengestossen sind oder in eine Gletscherspalte fielen" bzw. die uns davon überzeugen will, dass es besser ist, überhaupt nicht Ski zu fahren, interessiert sich die salutogenetische Orientierung dafür, „wie die Piste ungefährlicher gemacht werden kann und wie man Menschen zu sehr guten Skifahrern machen kann" (1993, S. 11).

Diese Fähigkeit oder Eigenschaft nennt Antonovsky (1979) „sense of coherence" (SOC), was im Folgenden *Kohärenzgefühl* genannt wird und weitere mögliche Übersetzungen wie Kohärenzsinn und -erleben umfasst. Es ist „keine spezielle Coping-Strategie sondern eine generelle Lebenseinstellung" (1993, S. 4). Gesund ist, wer den Fluss, in dem er schwimmt, einigermassen überblickt und seine Wünsche, sein Können und Tun darauf abstimmt. *Krankheit und Gesundheit* sieht der Sozialforscher als *zwei entgegengesetzte Pole eines Kontinuums.* Der Mensch bewegt sich zwischen den Zuständen von Gesund- und Kranksein. Absolute Gesundheit gibt es ebenso wenig wie völliges Kranksein; jeder Mensch, auch wenn er sich überwiegend gesund erlebt, trägt kranke Anteile in sich. Antonovsky stellt den Aspekt der körperlichen Gesundheit in den Mittelpunkt (1979). Dem Gesichtspunkt der Unterscheidung von körperlicher und psychischer Gesundheit bei Antonovsky gehe ich hier nicht weiter nach.

Das pathogenetische Modell geht von der Homöostase aus, der Vorstellung, dass der Mensch in einer inneren und äusseren Stabilität lebe. Dies sei der Normalzustand des Menschen, und die Krankheit sei lediglich an das unglückliche Zusammentreffen bestimmter Faktoren gebunden. Bei dieser Auffassung besteht die Gefahr, dass in verkürzter Weise rückgeschlossen wird, dass Gesundheit durch das Entfernen krank machender Faktoren, die man als atomistische Teile verstehen kann, sozusagen garantiert sei.

Das salutogenetische Modell ist dagegen der Idee der Heterostase verpflichtet, der Meinung, dass sich der Mensch wesentlich im Ungleichgewicht, in der fehlenden Stabilität bewegt. Wie kann er da gesund bleiben? *Stressoren*, d.h. äussere Einwirkungen, spielen eine wichtige Rolle. Sie versetzen die Person in einen physiologischen Spannungszustand, den es körperlich und seelisch zu bewältigen gilt. Gelingt dies, dann stärkt das Erleben den „sense of coherence", misslingt es, dann entsteht Stress, der aber nicht zwangsläufig krank machend sein muss. Ob *Ressourcen* geweckt werden, hängt nämlich von zweierlei ab, erstens ob die betreffende Person bereits über einen hohen „sense of coherence" verfügt und zweitens, ob zusätzlich zum auftretenden Stress andere schwächende Faktoren (Krankheit, äussere Nöte) vorliegen. In diesem Zusammenhang spricht Antonovsky von „generalisierten Widerstandsressourcen", heilsamen Faktoren („salutary factors"), die einem helfen, „mit jedwedem Stressor umzugehen" (1993, S. 11). Zunächst dachte er dabei an Faktoren wie soziale Unterstützung, Geld und kulturelle Stabilität, später aber, in der Entwicklung seines Konzeptes, merkte er, dass diese *exogenen Ressourcen auf „endogene", personenspezifische Ressourcen verweisen.* Diesen äusseren Faktoren war gemeinsam, dass sie „die Überzeugung des Menschen stärkten, dass die Stimuli der eigenen Umwelt sinnvoll interpretierbar sind" (1993, S. 11). Er nannte diese Komponente das *Gefühl der Verstehbarkeit* (sense of comprehensibility). Dies allein aber genügt nicht. Zu dem Gefühl, etwas verstanden zu haben, muss ein weiterer Faktor hinzukommen: der des instrumentellen Vertrauens, das *Machbarkeitsgefühl* (sense of manageability). Der dritte Faktor, den Antonovsky fand, ist die Motiviertheit, das Gefühl, etwas bewältigen zu wollen. Dies nannte er das *Bedeutsamkeitsgefühl* (sense of meaningfulness).

In diesem Artikel bette ich Antonovskys Heterostase in die Begrifflichkeit des Ganzen und seiner Teile ein. Das Leben des Subjekts ist als Ganzes zu betrachten, das aus verschiedenen gesundheitsfördernden und krankmachenden Anteilen besteht. Diese Begrifflichkeit will ich anhand der antiken Philosophie darlegen und medizinhistorische Überlegungen anfügen (Abschnitt 2: Homöostase: Gesundheit als Mischung verschiedener Teile - Krankheit als destruktiver Teil). Dann verknüpfe ich Überlegungen bezüglich Stressoren und Widerstandsressourcen mit einer Geisteshaltung, deren Wurzeln ich metaphorisch mit dem Geschehen der reformatischen Wende verbinde (mündlicher Hinweis von T. Faltermaier) (Abschnitt 3: Stressoren und Widerstandsressourcen - Herausforderung oder Selbstzurücknahme auf Grund von Verstehbarkeit, Machbarkeit, Bedeutsamkeit). Anschliessend werde ich Antonovskys Salutogenese mit Gedanken der philosophischen Wertproblematik verbinden. Gesundheit ist kein Wert an sich, ohne den sozusagen das Leben nicht gelingen könnte, sondern Gesundheit ist ein modaler Wert, ein Modus des Lebens, der besagt, dass es ebenso auch möglich ist, als Kranker zu leben. Die sich daraus ergebenden Fragen können einerseits aus medizinisch-physiopathologischer Sicht und andererseits aus phänomenologischer Sicht des subjektiven Erlebens dargelegt werden (Abschnitt 4: Das Kohärenzgefühl als individuelle Norm). Ich beende meine Arbeit mit sozialtheoretischen Überlegungen der Postmodernen Frankfurter Schule und des amerikanischen Soziologen und Kulturhistorikers R. Sennett und stelle die Frage nach der Stärkung des Kohärenzgefühls (Abschnitt 5: Das Kohärenzgefühl angesichts der gesellschaftlichen Desintegration?).

2. Homöostase: Gesundheit als Mischung verschiedener Teile - Krankheit als destruktiver Teil

Die Auffassung der Antike kann im Sinne der Homöostase, des regulierten dynamischen Gleichgewichts, beschrieben werden. *Platon* (427–347 v. Chr.) lässt den Arzt Eryximachos im Meisterdialog „Symposion" sagen, dass *Gesundheit Harmonie und vernünftige Mischung der Gegensätze* sei (1974a, 188a). Ähnlich wie der richtige Zustand des Kosmos eine Mischung der Elemente ist, so bildet sich die Gesundheit des einzelnen Menschen als Mischung der Gegensätze ab. Und wir finden in Platons Ideenlehre auch die ergänzende Vorstellung, dass die *Krankheit analog zu einem Ganzen ein in sich abgeschlossenes Wesen* ist. Er sagt im Spätdialog „Timaios": „Jeder krankhafte Zustand stimmt irgendwie mit der Natur der Lebewesen überein. Denn auch die Zusammensetzung der Lebewesen enthält die Vorbestimmung einer gewissen Lebenszeit, für sich und die ganze Gattung, und dementsprechend ist jedem Wesen ein gewisses Leben zugeordnet, abgesehen von den Unglücksfällen, die das Schicksal mit sich bringen kann. (...) Wenn man die Krankheiten vor der Zeit, die vom Schicksal bestimmt ist, mit Hilfe von Heilmitteln unterdrückt, so können leicht aus kleinen Krankheiten grosse und zugleich aus wenigen viele werden. Darum sollte man alles Derartige durch eine richtige Lebensweise in gute Bahnen lenken, soweit man die nötige Zeit dazu hat, und darf das Übel nicht durch die Einnahme von Arzneien so reizen, dass es bösartig wird" (1974b, S. 89).

In Platons Dialogen spiegeln sich Gedanken über das Geschehen im Kosmos wider. Die Naturphilosophen diskutieren darüber, wie man sich denn das Ganze, die Einheit, das Unveränderliche und die Teile, Elemente, die Veränderungen denken müsse. Die Kontroverse lautet: Die Wirklichkeit kann als einheitlich und unveränderlich betrachtet werden (dies war die Meinung des Parmenides). Und: Die Wirklichkeit lässt sich durch Veränderlichkeit und Dynamik beschreiben (das sagte Heraklit). Die sich daraus entwickelnde Lehre des Atomismus legte das Fundament für eine rationale Sicht der Wirklichkeit, in der die Gegensätze Unveränderlichkeit und Veränderlichkeit enthalten sind. Es geht um die zu Grunde liegende Frage: Wie lassen sich die Ordnung und das Gleichbleibende trotz der Veränderbarkeit und dem Wechsel erhalten? Diese Überlegungen waren kosmologisch begründet.

Diese Gedanken prägen die Diskussion über „Gesundheit" und „Krankheit": Zum einen ist der Einzelne faktisch in den Kosmos eingebunden und seine Gesundheit ist Teil des Ganzen, das sein Leben und seinen Tod, und entsprechend auch seine Krankheit, umschliesst. Zum anderen aber ist der Einzelne analog zum Kosmos sozusagen sein eigener Demiurg, der in sich ruht und zugleich seine Veränderungen mitbestimmt und somit über seinen Zustand der Gesundheit oder Krankheit verfügt.

Diese Aspekte von Gesundheit und Krankheit gelten für die ganze Antike. Die Harmonie und die vernünftige Mischung der Gegensätze und das Eigenleben von Elementen. Auch *Aristoteles*, der Platons Ideen weiterentwickelte, spricht von Gesundheit als rechter Mitte und Gleichmass verschiedener Kräfte (1975, 1104a, S. 14ff.; 1173a, S. 24ff.), dem Höhepunkt des Wohlbefindens und der Leistungsfähigkeit (1975, 1107a, S. 5–8). Als er 384 v. Chr. geboren wurde, waren die Vorstellungen der Lehren des Arzt-Philosophen Alkmaion von Unteritalien und von Hippokrates im griechischen Kleinasien bereits zum allgemeinen Kulturgut geworden.

Hippokrates (460–380 v. Chr.), der als Vater der Medizin betrachtet wird, ist uns vor allem auf Grund des Hippokratischen Eides bekannt. Allerdings stammt die Formel nicht mit Sicherheit von ihm selbst. Zudem verbinden wir mit seinem Namen die Lehre von den Körpersäften. Aus Blut, Schleim, gelber und schwarzer Galle bestehe der Körper, und einer richtigen Mischung sei die Gesundheit zu verdanken; sei aber das Gleichgewicht dieser Säfte gestört, resultiere daraus Krankheit. Darüber hinaus hatte der Meister die Verwendung natürlicher und vernünftiger Heilmittel empfohlen. Er achtete auf die Auswirkungen der natürlichen Umwelt, des Trinkwassers, des Klimas, der Jahreszeiten, der Winde, und in der Therapie verwendete er vorwiegend Diät und Fasten, Bäder, frische Luft und Massage. Sehr hoch bewertete er die Prognose, das frühzeitige Erkennen von Krankheitserscheinungen, die Vorausberechnung ihres Verlaufs und im Zusammenhang damit das Vorbeugen durch gesunde Lebensweise, nämlich der Hygiene. Als praktischer Arzt wandte er sich gegen die Idee der Einheit des Menschen und ebenso gegen die Idee der Einheit der Krankheit. Er meinte: „(...) wenn der Mensch Eins wäre, würde er niemals Schmerzen haben; denn es gäbe nichts, wodurch er Schmerzen empfinden könnte, wenn er Eins wäre. Und wenn er schon Schmerzen hätte, müsste doch auch das Heilmittel ein einziges sein. Nun gibt es aber viele Heilmittel; denn im Körper ist vieles vorhanden, das (...) Krankheiten erzeugt" (1962, S. 167–173).

„Gesundheit" und „Krankheit" umfassen sowohl den Körper als auch die Seele. Ich gehe hier aber auf die Vorstellungen der Seele in der Antike nicht ein, da eine Darstellung dieses komplexen Begriffes den Rahmen meiner Arbeit sprengen würde. Sie würde die verschiedenen Interpretationen der Seele als unsterbliches Gebilde, als homerische Vorstellung vom Schattenbild des Verstorbenen, als Körperseele und als pythagoreische „Seelenharmonie" umfassen. Zudem würde auch die Frage nach dem Verhältnis von Körper und Seele hinsichtlich der Gesundheit gestellt und erörtert werden müssen.

Die Gedanken der Antike und die Auffassungen des kosmologischen Modells wirken bis ins 16. Jahrhundert weiter. Dann wandeln sich die Begriffe Gesundheit und Krankheit besonders unter dem Einfluss der zunehmenden Naturbeherrschung und der Erfahrung der geografischen Endlichkeit der Welt entscheidend. Die unscheinbar vorhandene Sicherheit gerät ins Wanken und muss mit allen zur Verfügung stehenden Mitteln erhalten werden. Die symbolische Dimension der Krankheit, d.h. die Idee der Einbettung, die sich in der romantischen Naturphilosophie erhalten konnte, verkümmert immer mehr und es verfällt der Glaube an die „Welt-Gesundheit, oder besser: mit dem Zweifel, ob wir an der harmonisch geordneten Welt, bzw. der 'Natur' noch Mass für unsere Gesundheit nehmen können, kommt der klare Gegensatz von Gesundheit und Krankheit ins Wanken" (Holzhey, 1995, S. 3). In der zweiten Hälfte des 18. Jahrhunderts wird in den deutschen Territorien der Mensch, seine Lebensweise und die Umwelt lediglich als ökonomischer Faktor und Objekt öffentlicher Verwaltungsaktivitäten begriffen und behandelt. Das Ende des 18. Jahrhunderts ist von der Vorstellung beherrscht, dass der gesunde Organismus den Rahmen für die Normalität abgibt. Dementsprechend werden Krankheiten pathologisiert und ausgegrenzt (Berghoff, 1947; Lammel, 1996; Wimmer, 1991; Wischhöfer, 1991). Auch in England und Frankreich ist der Staat unter dem Aspekt des Utilitarismus, der Ethik des zweckgerichteten Handelns im Sinne des Nutzens für die Gemeinschaft, an einer grösstmöglichen Zahl gesunder und produktiver Untertanen interessiert. Die Arbeitskraft des Einzelnen stellt einen wichtigen Faktor für die Vergrösserung des nationalen Wohlstandes dar. Die Medizin spielt dabei nur eine untergeordnete Rolle und orientiert sich trotz der Vielzahl medizinischer Systeme immer noch wesentlich am hippokratischen Modell der vier Körpersäfte. In die theoretischen Diskussionen fliessen jedoch Gedanken der aufstrebenden Naturwissenschaften und der Philosophie ein. 1798 würdigt Kant (1724–1804) in seinem Spätwerk „Der Streit der Fakultäten in drei Abschnitten" u.a. die Gedanken von G. Hufelands berühmter „Makrobiotik oder die Kunst, das menschliche Leben zu verlängern", einer Schrift, die zwei Jahre zuvor erschienen war.

Im 19. Jahrhundert schwindet der Einfluss der sozusagen sanften hippokratischen Medizin endgültig. Mit den zunehmenden technischen Möglichkeiten können Krankheitserreger isoliert werden. Dies lässt die Vorstellung von der Krankheit als selbstständigem Wesen wieder anklingen. Die *positivistische Medizin* gewinnt an Boden. *R.* Virchows (1821–1902) mikroskopische Untersuchungen zerlegen den Körper in seine kleinsten Bestandteile. Die Zellularpathologie setzt sich durch. Das viel gesuchte Wesen (Ens) der Krankheit ist für ihn die Zelle (1849, 1862). Der Sieg über den Schmerz, die Herstellung künstlicher Blutleere und die Bakteriologie machen chirurgische Eingriffe möglich. 1841 entdeckt C. W. Long die Wirkung des Aethers, J. Y. Simpson die des Chloroforms und C. L. Schleich wendet Kokain zu demselben Zweck an. Die Geschichte der Bakteriologie gelangt 1882 mit L. Pasteur und R. Koch in der erfolgreichen Bekämpfung von Cholera und Tuberkulose zu ihrem Höhepunkt. Weitere Bazillen werden isoliert und damit bekämpft. Desinfektionsmassnahmen und Hygiene gewinnen grosse Bedeutung. Die philosophischen Implikationen des ärztlichen Tuns treten in den Hintergrund. Der Arzt wird im schlimmsten Falle zum Techniker.

Dem treten die philosophischen Strömungen des Vitalismus und der „Metaphysik" entgegen. Die Psychiatrie steht unter dem Druck des Erfolges der pathologischen Anatomie. Die Klärung der Hirnvorgänge soll zu therapeutischen Massnahmen für Geisteskranke führen. E. Kraepelins (1865–1926) Konzept der

Krankheit steht für die Auffassung, in der die symbolische Dimension der Krankheit und ihr Verhältnis zur Kultur fehlen. Diese Aspekte werden in Philosophie, Soziologie und Psychologie berücksichtigt: Die Bedeutung des Subjekts in seiner individuellen Gestalt und seiner geschichtlich-sozialen Bedingtheit steht im Vordergrund.

3. Stressoren und Widerstandsressourcen - Herausforderung oder Selbstzurücknahme auf Grund von Verstehbarkeit, Machbarkeit, Bedeutsamkeit

Menschen werden im Leben immer wieder von äusseren Forderungen und Begegnungen berührt und müssen bestimmte Situationen meistern. Wir sprechen von *psychosozialen Stressoren*. Sie lösen im Menschen zunächst Gefühle von Unsicherheit aus, stören sein Gleichgewicht und erfordern zur Wiederherstellung „eine nicht-automatische und nicht unmittelbar verfügbare, energieverbrauchende Handlung" (Antonovsky, 1979, S. 72).

Diese Gedanken müssen im Zusammenhang mit Antonovskys Kritik am pathogenetischen Ansatz gesehen werden, nämlich seiner Kritik am Modell der Homöostase, dem er seine salutogenetische Idee und das Modell der Heterostase entgegenstellt. Es ist die Annahme der „Homöostase als Normalzustand, der Glaube, dass wenn nicht eine bestimmte Kombination bestimmter Umstände auftritt, Menschen nicht krank werden. (...) Ich dagegen gehe davon aus, dass Heterostase, Ungleichgewicht und Leid inhärente Bestandteile menschlicher Existenz sind, ebenso wie der Tod. (...) Der menschliche Organismus ist ein System und ist daher wie alle Systeme der Kraft der Entropie ausgeliefert" (Antonovsky, 1993, S. 6ff.). Entropie im Sinne der Zunahme minderwertiger Energie, nämlich Wärme und zunehmende Unordnung, bedeutet für den Menschen Kampf im Strom des Lebens und schliesslich seinen Tod. Homöostase und Heterostase könnten als die persönlichen, sicherlich meist unbewussten Auffassungen von Leben interpretiert werden. Ein Mensch, der von Ersterem ausgeht, wird mit Stressoren und Widerstandsressourcen anders umgehen als jemand, der sich innerlich der Heterostase verpflichtet weiss.

Coping-Strategien oder Widerstandsressourcen ermöglichen es dem Menschen, mit einer entsprechenden inneren Einstellung oder äusseren Handlung die aufgetretene Unsicherheit abzubauen. Dies kann zum Selbstbewusstsein und damit auch zur Gesundheit des Menschen beitragen. Misslingt dies, dann erleidet die betroffene Person Stressgefühle. Diese Gedanken schliessen sich an das transaktionale Stressmodell von Lazarus (1966, 1981; Lazarus & Folkman, 1987) an. Wir müssen uns vor Augen halten, dass wir bei der Behandlung von Stressoren und Ressourcen lediglich an unseren Kulturkreis denken. Menschen in der Dritten und Vierten Welt, die primär ums physische Überleben kämpfen und anders geartete Situationen zu bewältigen haben, werden in erster Linie andere Ressourcen entwickeln als wir. Zudem erleben Mann und Frau interkulturell grundsätzlich einen unterschiedlichen Umgang mit Stressoren und Ressourcen, da sie anderen Herausforderungen ausgesetzt sind.

Es stellt sich nun die Frage nach dem Unterschied der Persönlichkeit: Fasst jemand das Stressgefühl als eine Aufgabe auf, und kann er diese in einer angemessenen Weise bewältigen, oder wirkt sich das Stressgefühl so eklatant auf die Person aus, dass diese ihre Hände in den Schoss legt und den Anspruch aufgibt, jemals die eigene Unsicherheit und damit auch die Situation in den Griff zu bekommen?

Antonovsky unterscheidet verschiedene Bewertungsstufen. Sozialpsychologisch geschieht auf einer „primären Bewertungsstufe I" (Bengel, Strittmacher & Willmann, 1998, S. 33) Folgendes: Personen mit hohem „sense of coherence" bewerten bestimmte Reize als neutral, während Personen mit niedrigem „sense of coherence" ein Signal von Spannung erleben. Auf einer „primären Bewertungsstufe II" kann eine Person mit hohem „sense of coherence" entscheiden, ob der Reiz für sie bedrohlich, günstig oder irrelevant ist. Wird er als günstig oder irrelevant wahrgenommen, dann weiss die Person, dass die Anspannung vorbeigehen wird, ohne dass sie handeln muss. Bedrohlichen Situationen wird diese Person eher mit einer situationsgerechten und zielgerichteten Haltung begegnen. Auf diese Weise kann sie angemessen handeln. Personen mit niedrigem „sense of coherence" geraten bereits auf der primären Bewertungsstufe II in Verwirrung und können die Herausforderung des Stressors für sich nicht mehr bewerten. In der Folge reagieren sie mit diffusen und schwer zu regulierenden Gefühlen, was ihnen ein zielgerichtetes Handeln verunmöglicht.

Ich möchte diese zwei Typen der Persönlichkeit mit hohem und niedrigem „sense of coherence" mit dem Ausdruck des *scholastischen und des reformierten Geistes* konfrontieren. Sowohl der scholastische als auch der reformierte Geist kann einen hohen oder einen niedrigen „sense of coherence" aufweisen, jeder geht aber anders mit Stressoren um und entwickelt in sich andere Ressourcen, d.h. die jeweilige Gesellschaft stellt andere Ressourcen bereit oder fordert sie ein. Antonovsky spricht von *generalisierten Widerstandsressourcen*, wie z.B. körperlichen Faktoren, Intelligenz, Bewältigungsstrategien, sozialer Unterstützung, finanziellem Vermögen und kulturellen Faktoren. Wir könnten uns nun denken, dass der scholastische Geist innere und äussere Stressoren als gottgegeben erlebt und seine Ressourcen sich auf das Ausharren oder auf ein vorgegebenes Handeln erstrecken. Ein hoher „sense of coherence" besteht darin, dass die Person sich selbst akzeptiert und dass sie in den Verhältnissen und eigenen Lebensmöglichkeiten einen Sinn sieht. Von der Stärke des Kohärenzgefühls, nämlich vom *Gefühl der Verstehbarkeit* (einen Stimulus als geordnete, konsistente, strukturierte Information zu verarbeiten), vom *Gefühl der Handhabbarkeit* (der Überzeugung, dass sich Probleme lösen lassen) und vom *Gefühl der Sinnhaftigkeit* (die Einstellung, dass die Anforderungen und Probleme einen Sinn haben) ist die Widerstandsressource mitbestimmt. Ein niedriger „sense of coherence" wäre mit den Gefühlen des Nichtwissens, der Nichtlösbarkeit und des Keine-Einsicht-Habens verbunden. Der reformierte Geist schliesst die Verursachung der Stressoren als gottgegeben nicht aus, aber er sucht sie eher in der Natur und weiss sie von sich mitbeeinflusst. Entsprechend sind die Ressourcen vom eigenen Gestalten mitgeprägt. Der reformierte Geist mit niedrigem „sense of coherence" wäre keine Persönlichkeit, der es an Einsicht mangelt, die sozusagen die Homöostase verloren hat, sondern die von den Möglichkeiten überfordert ist und die Heterostase nicht bewältigen kann.

Vergleichen wir diese zwei Reaktionsweisen, dann fällt uns der *Wandel des Menschenbildes zur Zeit der Reformation* ein. Ohne den Anspruch auf eine vertiefte, umfassende, philosophiegeschichtliche Darstellung zu erheben, möchte ich Grundzüge dieser Epoche schildern und die in Frage stehenden Geisteshaltungen typisiert im Zusammenhang mit inneren und äusseren Anforderungen erläutern.

Mitte des 15. Jahrhunderts brodelt und gärt es: Wir befinden uns in der kopernikanischen Wende. Wenngleich eher als Hypothese formuliert, steht für Kopernikus fest, dass das ptolemäische Weltbild falsch ist. Amerika ist entdeckt worden, Johann Gensfleisch von Sorgenloch, genannt Gutenberg, hat den Buchdruck erfunden, die Türken stehen in Konstantinopel. Über die sich in Auflösung befindende Philosophie der Scholastik bricht von Byzanz her über Florenz und Rom ein Bildungsstrom herein, der die Beschäftigung mit den bekannt werdenden Originalwerken der griechischen Denker ermöglicht. Das Ideal der humanistischen Bildung breitet sich aus und führt in die Renaissance, die alle Lebensbereiche ergreift. Es geht um die neu zu definierende Stellung des Menschen im Weltzusammenhang; die Philosophie soll Naturwissenschaft sein. Dies zeigt sich in den Werken bedeutender Künstler und Schriftsteller, von denen ich lediglich Leonardo da Vinci (1452–1519), Pico della Mirandola (1463–1494) und Michel de Montaigne (1533–1592) hervorheben will. Der Tenor lautet: Die Natur müsse man kennen, und es liege in der Würde des Menschen, über sich selbst, nach dem eigenen Willen, zu beschliessen, statt sich bloss auf das zu berufen, was die Altvorderen und die Autoritäten gesagt haben.

Die Reformbedürftigkeit erfasst auch die Kirche. Hier erregen Missstände viel Ärgernis: der Ämterschacher der Kurie, die finanzielle Ausbeutung der deutschen Kirche, der Missbrauch des Ablasses und kirchlicher Strafen zu wirtschaftlichen Zwecken sowie die Unzulänglichkeit der kirchlichen Gerichtsbarkeit. 1517 schlägt Luther seine 95 Thesen zu Wittenberg an und beginnt 1521 mit der Übersetzung der Bibel ins Neuhochdeutsche. Der Funke entzündet ein politisches Pulverfass; es folgen 1525 die Bauernkriege und 1546/47 der Schmalkaldische Krieg.

Montaigne sieht die verschiedenen Aspekte in der von den Wirren zerfetzten Zeit. Er schreibt in seinen Essais 1580: „Wir sind alle viel reicher, als wir glauben; aber man gewöhnt uns daran, von Borg und Betteln zu leben (...) wir brauchen weniger Gelehrsamkeit. (...) All unser Wissen, welches über die Natur hinausgeht, ist recht unnütz und überflüssig. (...) Lasst uns unseren Blick auf die

Erde werfen" (Montaigne, 1949, S. 154–156). Aber die Bedingungen der politischen Verhältnisse sind verheerend: „Oh des ungeheuren Krieges! Andere Kriege wirken auswärts, dieser gegen sich selbst, zerfleischt und zerstört durch sein eigenes Gift. Er ist von einer so bösartigen und verheerenden Natur, dass er sich selbst mit allen übrigen aufreibt und durch seine Wut zerfleischt. (...) Alle Mannszucht ist daraus verbannt. Er soll den Aufruhr dämpfen und ist selbst voller Aufruhr; will den Ungehorsam strafen, und gibt davon das Beispiel; wird zur Verteidigung der Gesetze geführt und ist offene Rebellion gegen seine eigenen. Wohin ist es mit uns gekommen?" (Montaigne, 1949, S. 157). Die Erosion der selbstverständlichen Welterklärung ist im Gange und damit ebenfalls die Erosion der stabilen religiösen und kulturellen Deutungssysteme. Mit welchem Kohärenzgefühl lebt der reformierte Geist weiter? Welche neuen Ressourcen treten in der Folge zu Tage, z.B. auch beim Menschen der Gegenreformation? Was hält einen in der Tradition verankerten Mensch gesund, wenn er von Neuerungen und überwältigenden Forderungen überschwemmt wird? Wie verarbeitet er die Bedingungen der Heterostase? Was bewegt und ermutigt diesen Menschen, sich auf das Neue einzulassen? Ist es das Bewusstsein einer starken Verankerung in der Vergangenheit oder das Interesse an der Zukunft und die theoretische Neugier? Wird ein Mensch, der die Heterostase verinnerlicht hat, weniger krank? Besteht bei diesen Gedanken nicht eine gewisse Gefahr, die Heilsbotschaft der Salutogenese zu überdehnen?

4. Das Kohärenzgefühl als individuelle Norm

Nachdem wir gesehen haben, dass Widerstandsressourcen zur Erhaltung der Heterostase beitragen und in einem Abhängigkeitsverhältnis zum Kohärenzgefühl stehen, wenden wir uns der *Idee des Kohärenzgefühls als einem intrinsischen Wert* zu. Kohärenzgefühl und Gesundheit können als innere Antriebe, als Mittel und als Endzwecke verstanden werden. Eine Person entscheidet unter dem Aspekt der Heterostase, ob sie aus einer inneren Motivation heraus gesund bleiben will. Dabei pflegt sie ihre Gesundheit aus bestimmten Gründen oder sie betrachtet ihre Gesundheit als höchstes Ziel. Gesundheit, so sagt der Fribourger Philosoph J. C. Wolf (1999), ist aber kein Grundwert. Denn Grundwerte sind Werte der notwendigen Bedingung für ein gutes Leben. Das aber ist Gesundheit nicht, denn auch Kranke können ein durchaus sinnerfülltes Leben führen. Gesundheit ist vielmehr als modaler Wert, als ein möglicher Zustand des Lebens anzusehen, vergleichbar den Werten wie Frieden, Sicherheit, Vertrauen. Sie geben den unscheinbar vorhandenen Hintergrund für eine Lebensführung ab, in der sich ein Mensch gut entwickeln kann.

Wurzeln zu diesen Gedanken finden wir bei *R. H. Lotze* (1817–1881), Physiologe und Philosoph. Er führt den Terminus Wert in die Philosophie ein. Der Wert ist etwas, das die Menschen gefühlsmässig als etwas Übergeordnetes anerkennen, zu dem sie sich anschauend, anerkennend, verehrend, strebend verhalten können. Er ist keine Eigenschaft irgendwelcher Dinglichkeit, sondern erwächst aus der Beziehung eines Subjekts zum Objekt, aus einem „Werterlebnis", in dem das Subjekt durch ein Objekt ein gesteigertes Lebensgefühl erfährt. Als Wert erleben wir nicht die Einsicht, wie eine Erkenntnis entsteht, sondern die Einsicht selbst. „In dem Augenblicke, in welchem wir zum ersten Male uns des Satzes der Identität, a sei gleich a, bewusst werden, in demselben Augenblicke wird er von uns als eine ewige, allgemein und notwendig gültige Wahrheit erfahren; wir warten mit der Anerkennung seiner Wahrheit nicht so lange, bis eine grosse Anzahl spezieller Beobachtungen ihn bestätigt hat, sondern alle zukünftigen Beobachtungen beurteilen und korrigieren wir nach ihm und halten für irrig jede, die ihm zu widersprechen scheint" (Lotze, 1912, S. 612).

Lotzes Schüler *W. Windelband* (1848–1915), Vertreter der Südwestdeutschen Schule, die sich dem Neukantianismus zurechnet, verdeutlicht die Relevanz des Werterlebens. Er charakterisiert den Übergang ins 20. Jahrhundert folgendermassen: Der mächtige Umschwung der Lebensverhältnisse, den die europäischen Völker nun erfahren haben, hat zerstörend und aufbauend zugleich auf die allgemeinen Überzeugungen eingewirkt. Die in rapider Steigerung und Ausbreitung begriffene Kultur treibt ein tieferes Bedürfnis nach ihrer Selbstverständigung hervor, und aus dem schon in der Aufklärung hervorgegangenen Kulturproblem hat sich eine Bewegung entwickelt, für welche die „Umwertung aller Werte" (Nietzsche) zum Schlagwort geworden ist. „Der Grundzug ist, dass im Vordergrund aller ethischen Überlegungen in viel bewussterer Weise als je zuvor das Verhältnis des Individuums zur Gesellschaft steht - sei es in der positiven Form, dass die Unterordnung des ersteren unter die letztere als die Norm einer Wertung in irgendeiner Art vorgetragen und begründet wird -, sei es in der negativen Form, dass die Auflehnung des Einzelnen gegen das erdrückende Übergewicht der Gattung gepriesen oder gerechtfertigt wird" (Windelband, 1980, S. 560). Zudem haben sich in der Wissenschaft zwei Formen des Entwicklungsgedankens herausgebildet, der naturwissenschaftliche (kausale) und der historische (genetische), die in unterschiedlicher Weise Stellung zu den Bestimmungen des Wertes nehmen. Hieraus ergibt sich die Aufgabe der Philosophie als Lehre von den allgemein gültigen Werten, die „den Grundriss aller Kulturfunktionen und das Rückgrat alles besonderen Wertlebens bilden" (Windelband, 1980, S. 580).

Folgen wir dem Strang der medizinischen und philosophischen Gedanken bezüglich „Gesundheit" und „Krankheit", so sehen wir mit Beginn unseres Jahrhunderts die zunehmende Bedeutung der Subjektivität und des Werterlebens des Individuums. Es stellt sich die Frage, wo sich denn nun eine Ordnung, ein Ganzes oder ein gleich Bleibendes trotz der Veränderbarkeit und des Wechsels finden lässt: aussen im Kosmos, im Staat oder in der Gesellschaft oder aber innen, im Individuum? *G. Canguilhem*, der Lehrer Foucaults, geht im medizinisch-physiopathologischen Konzept davon aus, dass das Subjekt in sich ein Wissen von seiner eigenen persönlichen Normalität hat. Diesen Gedanken finden wir auch phänomenologisch durch *H.-G. Gadamer* begründet. Die Tatsache, dass Subjekte eine Vorstellung von ihrer eigenen persönlichen Normalität haben, lässt sich mit Antonovskys Ausdruck des Kohärenzgefühls beschreiben.

G. *Canguilhem* beschreibt im Frankreich der 50er-Jahre in Hinblick auf die Termini Gesundheit und Krankheit die Notwendigkeit, eine Norm, das Normale entsprechend den individuellen Bedingungen zu begreifen (1975). Krankheits- und Gesundheitszustand sind in einem Kontinuum verbunden und bestimmen die jeweilige Lebensdimension. *Das Leben umfasst verschiedene Dimensionen, und Krankheit kann eine neue Dimension des Lebens bedeuten*, nach G. Canguilhem auf einer niedereren Lebensstufe als Gesundheit. Dies lässt sich mit der Auffassung des Gedankens von Gesundheit als modalem Wert verbinden. Der Kranke erlebt eine neue Form des Kohärenzgefühls. Die Begriffe der *Selbsterhaltung* und der *Expansion* werden mit den Zuständen der Gesundheit und Krankheit verknüpft. Bedürfnis des Kranken ist es, alle Katastrophenreaktionen zu meiden, was als Ausdruck des Selbsterhaltungstriebes angesehen werden kann. Es beruht auf dem Gesetz des eingeschränkten Lebens. Der gesunde Organismus dagegen strebt nach Verwirklichung seines Wesens: Er übersteht die Krisen seines Organismus' und etabliert eine neue Ordnung.

Krankheit ist nur im Verhältnis zu einer bestimmten Situation abnormal. Gesundheit bedeutet die Möglichkeit, Verstösse gegen die gewöhnliche Norm hinzunehmen und in neuen Situationen neue Normen in Kraft zu setzen. Gesundheit ist eine bestimmte Toleranz gegenüber der Umwelt, ein Komplex von Sicherungen, Absicherungen in der Gegenwart und Versicherungen gegenüber der Zukunft. Gesundheit ist eine Sicherheitsreserve an Reaktionsmöglichkeiten. Spezifikum der Krankheit ist umgekehrt eine Reduktion der Toleranzbreite gegenüber der Unverlässlichkeit der Umwelt.

G. Canguilhem geht davon aus, dass es dem einzelnen Menschen selbst überlassen bleibt, zu bestimmen, wo für ihn die Krankheit, der pathologische Zustand, beginnt. Es gibt die individuelle Relativität des biologisch Normalen. Napoleon soll einen Puls von 40 gehabt haben, sogar bei voller Gesundheit. Dies ist zwar eine erhebliche Abweichung im Vergleich zur Durchschnittszahl 70, doch für Napoleon war dies normal. Das Normale besitzt also die Elastizität einer Norm, die sich den individuellen Bedingungen entsprechend verändert. Damit verwischt sich die Grenze zwischen Normalem und Pathologischem, zwischen Gesundheit und Krankheit. Betrachten wir viele Personen zugleich, so ist die Grenze zwischen Normalem und Pathologischem ganz unbestimmt; beobachtet man indessen eine gewisse Zeit lang ein und dieselbe Person, so lässt sich die Grenze sehr genau festlegen. Allein die betroffene Person kann ein Urteil über die Veränderung abgeben.

Der pathologische Zustand weist ebenso wie die Gesundheit eine Norm auf; die Krankheit ist eine Lebensnorm, „allerdings eine niedrigere", da sie keine Abweichung von den Bedingungen duldet, unter denen sie Geltung hat: ist ihr doch jeder Übergang in eine andere Lebensnorm unmöglich. Das kranke Lebewesen ist auf ganz bestimmte Existenzbedingungen genormt; verloren hat es die normative Kraft, d.h. die Fähigkeit, unter anderen Bedingungen andere Normen zu setzen. G. Canguilhem zeigt dies an der Veränderung bei Gelenktuberkulose am Knie: Das Gelenk wird in defekter Position steif. Wir bezeichnen dies als Defekt im Vergleich zu den sonstigen freibeweglichen Positionen des Gelenks, für den Kranken ist es jedoch eine Form, in der das Gelenk seine höchste Leistungsfähigkeit behält und zugleich gegen den Schmerz ankämpfen kann.

Das pathologische Phänomen kann als Manifestation einer modifizierten individuellen Struktur gesehen werden. Man muss sich der Persönlichkeitsveränderung des Kranken bewusst sein; sein neuer Zustand ist nicht Resultat einer Verarmung oder Verminderung, nicht die reduzierte normale Lebensäusserung, sondern es ist eine Reaktion, die beim Gesunden niemals in derselben Form auftritt. Zur Bestimmung des Normalzustandes eines Organismus' muss man das privilegierte Verhalten, zum besseren Verständnis der Krankheit dagegen die katastrophale Reaktion berücksichtigen. Krankheit ist die Erschütterung und Gefährdung der Existenz. Krankheit tritt dann auf, wenn ein Organismus so verändert ist, dass es in dem ihm zugehörigen Milieu zu Katastrophenreaktionen kommt. Krankheit bedeutet die Einsetzung neuer Lebensnormen durch eine neue, aber eingeschränkte Aktivität. Der Kranke ist krank, insofern er nur eine Norm zulassen kann. Jede Interpretation der pathologischen Symptome muss sowohl die negative als auch die positive Seite berücksichtigen. Die Krankheit ist sowohl Verlust als auch Umgestaltung.

Krankheit ist nicht bloss der Verlust einer physiologischen Ordnung, sondern ebenso sehr die Entstehung einer neuen Lebensordnung. Gesund werden bedeutet die Herstellung einer neuen Ordnung. Sie unterscheidet sich inhaltlich von der ehemaligen Ordnung. Es entsteht eine neue individuelle Norm. Wir finden auf körperlichem und seelischem Gebiet wieder Konstanten, etwa gegenüber früher einen veränderten, aber relativ konstanten Puls, Blutdruck usw. Dies gilt auch für das psychische Gesamtverhalten. Diese neuen Konstanten garantieren die neue Ordnung. Wir dürfen z.B. nicht versuchen, gewisse Konstanten zu verändern; denn dadurch würden wir eine neue Unordnung schaffen. Wir haben gelernt, das Fieber nicht immer zu bekämpfen, sondern die Temperaturerhöhung eventuell als eine jener Konstanten aufzufassen, ohne die es keine Heilung gibt. Ganz ähnlich verhalten wir uns gegenüber bestimmten psychischen Veränderungen.

Biologischer Tatbestand ist, dass das Leben nicht reversibel ist. Wiederherstellung von Früherem schliesst es aus; es ermöglicht allerdings Reparaturen, die letztlich in physiologischen Neubildungen bestehen. Je eingeschränkter diese Möglichkeit der Neubildung, desto schwerer die Krankheit.

Auch aus phänomenologischer Sicht finden wir den Gedanken, dass sich Wert- und Normalitätsvorstellungen im Subjekt ausbalancieren. Dabei bilden sich die Bedingungen der Gesellschaft im Subjekt ab. Der Einzelne gestaltet sein Erleben. Wie findet nach *H.-G. Gadamer* eine Orientierung in unserer Lebenspraxis hinsichtlich Gesundheit und Krankheit statt?

H.-G. Gadamer, geboren 1900, Schüler der Marburger Schule, Phänomenologe und Schüler von Husserl und Heidegger, meint, dass sich Gesundheit „in einer Art Wohlgefühl (zeigt), und mehr noch darin, dass wir vor lauter Wohlgefühl unternehmungsfreudig, erkenntnisoffen und selbstvergessen sind und Strapazen und Anstrengungen kaum spüren" (Gadamer, 1996, S. 144). Krankheit dagegen ist „das sich selbst Objektivierende, d.h. das sich Entgegenwerfende, kurz, das Aufdringliche" (Gadamer, 1996, S. 137). Gesundheit ist ein Da-Sein, In-der-Welt-Sein, Mit-den-Menschen-Sein, die Rhythmik des Lebens, ein ständiger Vorgang, in dem sich immer wieder das Gleichgewicht stabilisiert. Damit greift er auf den Harmoniegedanken Platons zurück. Der Prozess im Subjekt ist ein Balanceakt.

Wir alle kennen die Erfahrung, dass uns unsere Gesundheit erst dann zu Bewusstsein kommt, wenn wir sie verloren haben und krank geworden sind. Wenn man nicht mehr seiner gewohnten Arbeit und seinen Interessen nachgehen kann oder wenn es einem schwer fällt, das zu tun, was von einem erwartet wird. Was ist da passiert? Ein *Ungleichgewicht* ist eingetreten; unser labiler Zustand vom Gesundsein ist ins Wanken geraten, und nun überwiegt der Zustand des Krankseins. Gesundheit und Krankheit sind immer aufeinander bezogen. Dies gilt sowohl für körperliche als auch für seelische Zustände. Habe ich 40 Grad Fieber, so werde ich mich daran erinnern, wie mein früherer Zustand war, und ich werde mich danach sehnen, wieder in meine *normale Befindlichkeit* zurückzukehren.

Erlebt jemand eine depressive Verstimmung, so ahnt er, dass er sich früher anders gefühlt hat, und er wird *normalerweise* alles daran setzen, um aus der Depression herauszukommen. Jede Person hat ein eigenes Gefühl und eine eigene Vorstellung von dem, was für sie „normal" ist. Es ist ein Urteil, das durch die eigenen Erfahrungen zu Stande kommt und wie ein statistischer Durchschnittswert betrachtet werden kann. Aus der deskriptiven Statistik ist uns die Verdichtung von Einzelinformationen und Beobachtungen zu einer übersichtlichen Informationsaufbereitung bekannt. Würden wir zu jeder Zeit Strichlisten unseres Befindens führen, erhielten wir Häufigkeitsverteilungen mit Durchschnittswerten. Diesen Durchschnittswert definiere ich als *Grundbefinden*, eine Art innere Waage, auf die ich mich besinne um herauszufinden, ob ich krank oder gesund bin. Dies könnte man auch mit Antonovskys Ausdruck des *Kohärenzgefühls* vergleichen. Nun ist ganz klar, dass dieses Grundbefinden zwar individuell ist, aber von gesellschaftlichen Vorstellungen mitgeprägt wird. Es kommt durch innere Kräfte und äussere Einwirkungen, z.B. durch die Familie, die Lebensumstände, den Bildungsweg, die Arbeitssituation, die Partnerschaft usw. zu Stande.

So wird sichtbar, dass es sich um einen vielschichtigen Balanceakt zwischen Innen und Aussen handelt. Dieses Geschehen ist nicht einfach vorhanden bzw.

schwebt nicht über dem Einzelnen, sondern es ist ein Prozess im Individuum. Der Mensch ist mit seinem Fühlen, Vorstellen, Denken auf diesen Prozess bezogen. Jemand fühlt beispielsweise die Unstimmigkeit in sich oder zwischen sich und einem Anderen oder zwischen sich und gesellschaftlichen Anforderungen. Er muss innere Zustände, Affekte, Gefühle und Vorstellungen ausbalancieren und mit den äusseren Anforderungen abstimmen.

„Gesundheit" und „Krankheit" stehen zudem in einem *Bezugsrahmen*. Der Einzelne interpretiert seine Gesundheit in Abhängigkeit zu seinem eigenen Leben, beispielsweise zu seinem Geschlecht, Alter, Beruf, seiner momentanen Lebensphase und seinen Vorstellungen und Erwartungen allgemein. Empirische Studien zeigen, dass Gesundheit eine selbst eingeschätzte Grösse ist, die aus einem Konglomerat von Wissen über Gesundheit besteht und auf Beurteilungen beruht, die sich aus unterschiedlichen Teilbereichen des Gesundheitszustandes zusammensetzen (Abel, Duetz & Niemann, 2000). Ein selbstständig Erwerbender wird trotz Taggeldversicherung im Durchschnitt weniger krank sein als ein Angestellter, dessen Firma den Lohn weiter zahlt. Dieser wird Krankheit also anders definieren als jener. Erziehungspersonen werden mit Krankheit bei Kindern anders umgehen als bei sich selbst. Krankenkassen definieren Krankheit anders als die WHO. Krankheit in der Ersten Welt unterscheidet sich von Krankheit in der Dritten und Vierten Welt. Im Kriegszustand eines Landes hat Krankheit eine andere Bedeutung als in Zeiten des Friedens.

Ich möchte diesen dritten Abschnitt mit einem Zitat abschliessen, das zeigt, dass sowohl die Diskussionen um Gesundheit und Krankheit des Einzelnen als auch die Überlegungen bezüglich der Beschaffenheit und Struktur der Gesellschaft heute auf Grund des ökonomischen Faktors von Wertvorstellungen geleitet sind.

„Rationierung medizinischer Leistungen", „Befürwortung von Sterbehilfe?" usw. sind nur einige Titel, die sich in den Medien finden lassen. Auch im Wort „Gesundheitsförderung" schwingt die Wertung mit. „Prinzipiell lässt sich sagen, dass zahlreiche frühzeitige Todesfälle durch entsprechende gesundheitsfördernde und präventive Massnahmen vermieden werden können. Was für ein beklagenswerter Verlust an Leben, zwischenmenschlichen Beziehungen, Schaffenskraft und Innovation" schreibt D. Hartmann, stellvertretender Direktor des Schweizerischen Bundesamtes für Gesundheit und Leiter der Facheinheit öffentliche Gesundheit im Oktober in der Neuen Zürcher Zeitung (1999).

5. Das Kohärenzgefühl angesichts der gesellschaftlichen Desintegration?

Überlegungen, wie sich die gesellschaftliche Wirklichkeit im Charakter des Einzelnen niederschlägt, stellt *T. W. Adorno* an. In seinen Studien zum autoritären Charakter (1949/50, zitiert nach Adorno, 1973) geht er davon aus, dass die

„politischen, wirtschaftlichen und gesellschaftlichen Überzeugungen eines Individuums häufig ein umfassendes und kohärentes, gleichsam durch die 'Mentalität' oder einen 'Geist' zusammenfassendes Denkmuster bilden und dass dieses Denkmuster Ausdruck verborgener Züge der individuellen Charakterstruktur ist" (1973, S. 1). Dieses Denkmuster ist „eine konsistente Struktur oder ein organisiertes Ganzes" (1973, S. 3) oder auch „eine Einheit, (insofern) als ihre Bestandteile in psychologisch sinnvoller Weise miteinander verbunden sind" (1973, S. 6). Es liegt nahe, die „konsistente Struktur" ähnlich wie das Kohärenzgefühl zu begreifen und zu fragen, was heute angesichts der gesellschaftlichen Desintegration im Subjekt geschieht. Wenn das Individuum das Gefühl hat, die gesellschaftlichen Zusammenhänge nicht zu verstehen, sie nicht beeinflussen und in ihnen keinen Sinn erkennen zu können, d.h. wenn das Subjekt überfordert ist, so ist anzunehmen, dass es dann entweder krank wird oder sich in seinen körperlichen und geistig-psychischen Ansprüchen auf eine niedrigere Stufe reduziert, wie wir dies beispielsweise in der Erkrankung der Depression finden.

Mit dem Ausdruck der *gesellschaftlichen Desintegration* diagnostiziert der Sozialphilosoph *A. Honneth* (1995), ein Vertreter der Postmodernen Frankfurter Schule, zentrale Transformationsprozesse unserer Gesellschaft. „Desintegration" meint sowohl die Situation der soziologischen Zeitdiagnose als auch den objektiven Zustand der Gesellschaft selbst, das Objekt dieser Zeitdiagnosen, also die hochentwickelten Gesellschaften der Gegenwart angesichts des aktuellen Grades der Privatisierung, Individualisierung und Vereinzelung, des Auflösungsprozesses traditioneller Familienformen, der ökonomischen Verelendung und der explosiven Ausbreitung konsumistischer Einstellungen. Welche Prozesse im Individuum müssen gestützt oder verstärkt werden, damit jemand „ein guter Schwimmer" wird? Oder anders ausgedrückt: Wie kann der Einzelne in sich zu einer Art Ganzheit gelangen, d.h. zu einem inneren Wissen von Werthaftigkeit, das zwischen Wesentlichem und Unwesentlichem unterscheiden kann und das Teile von sich vorübergehend suspendieren kann, um sich somit den gesellschaftlichen Forderungen anzupassen?

Honneth konstatiert: *Erstens wird das Subjekt seiner ästhetischen Potenziale beraubt.* Die technologischen Neuerungen der letzten Jahrhunderthälfte haben zu einer Medien- und Werbeindustrie geführt, die fast die ganze Welt mit einem Netz elektronisch produzierter Informationsflüsse überzieht. In diesem System, das vor allem im Fernsehen und im Computer seinen Ausdruck findet, werden zunehmend die kulturellen Leistungen, seien es Rockkonzerte, Fussball oder Kunstwerke, dem direkten Kommunikationszusammenhang der partizipierenden Laien entzogen. Was ursprünglich einen ästhetischen Wert hatte, z.B. die Gestaltung eines Fernsehprogramms, wird immer mehr zu einer Arbeit, die sich unter rein technisch-ökonomischen Gesichtspunkten rentieren muss. Die Welt wird den vereinzelten Subjekten als Objekt einer bloss noch passiven Betrachtung näher gebracht (Honneth, 1995, S. 12). Dies kann dazu führen, dass die kulturellen Aktivitäten den Charakter einer kommunikationsstiftenden Praxis innerhalb der gesellschaftlichen Interaktionswelt verlieren und die Kultur zur technischen Umwelt für die ihrer ästhetischen Potenziale beraubten Menschen wird. *Zweitens verständigt sich das Subjekt nur mehr in seiner Bezugsgruppe.* Mit dieser Auflösung des ästhetisch-kulturellen Vermittlungsmediums der Lebenswelt geht die Kraft ihrer normativen Bindung verloren. Wir erleben dies im zunehmenden Mangel narrativer Geschichten, mit denen wir uns kommunikativ auf eine gemeinsame Vergangenheit und eine entsprechend konstruierte Zukunft hin verständigen können (Honneth, 1995, S. 13). Die Folge ist, dass sich die Subjekte nicht mehr über die Grenzen ihrer jeweiligen Bezugsgruppen hinweg verständigen können. Hier muss eingewendet werden, dass es auf Grund der zunehmenden technischen Vernetzung der Menschen möglich ist, sich narrativ per E-Mail zu verhalten und so über die unmittelbare Bezugsgruppe hinweg zu kommunizieren. Gemeint sind allerdings nicht die einsilbigen Chatboxes, sondern die Diskussionszirkel qualifizierter Gesprächspartner. *Drittens wird das Subjekt zum atomisierten Einzelnen.* Die Kommunikationsfähigkeit der Subjekte wird geschwächt. Sie erleben den Verlust kultureller Bindungskräfte, mit deren Hilfe sich soziale Gruppen expressiv und normativ erhalten. Die Subjekte werden zu atomisierten Einzelnen, besonders dann, wenn sie sich nicht mehr in sinnstiftenden Arbeitszusammenhängen als produktive Kooperationspartner in einem gesellschaftlich nützlichen Aufgabenfeld wahrnehmen und wertschätzen. Hieraus sieht A. Honneth den Zustand wachsender Orientierungslosigkeit und Fragmentierung des einzelnen Subjekts entstehen. Dem muss entgegengehalten werden, dass unabhängig von Arbeitszusammenhängen die Qualität der Beziehung durch das entsprechende emanzipierte Bewusstsein steigt. Frauen z.B. ist es vermehrt möglich, aus der gesellschaftlichen Isolation und den persönlichen Gefühlen von Neid und Rivalität herauszukommen und tragende soziale Bindungen untereinander zu erschaffen.

Sieht A. Honneth im Zerfall interaktionsstiftender Bindungskräfte die Chance einer spielerischen Entfaltung von individuellen Besonderheiten und befürwortet er die Erweiterung der Freiheit des Einzelnen, so benennt *R. Sennett* (1998) in „Der flexible Mensch" (Orginaltitel: „The Corrosion of Character") die Kehrseite der Medaille und setzt sich u.a. auch mit dem Scheitern auseinander, dem Misslingen bzw. dem Kampf dafür, „das eigene Leben vor dem Auseinanderfallen zu bewahren, etwas Wertvolles in sich selbst zu entdecken, zu leben, statt einfach nur zu existieren" (Sennett, 1998, S. 160). „Drift" ist das Risiko des weiteren Lebensweges von gescheiterten Lebensplänen, während sich der Lebenslauf oder die „Karriere" der Erfolgreichen durch „Beherrschung" auszeichnet. Doch auch hier breitet sich Unsicherheit aus: Der „flexible Mensch" muss Gewissheiten und Verlässlichkeiten von Freundschaften aufgeben, um den Weg des ökonomischen Erfolgs zu gehen.

Beim Scheitern nennt R. Sennett, der ab 1994 eine Gruppe von bei IBM entlassenen Programmierern mittleren Alters über einige Zeit hinweg zu Gesprächen trifft, einige wichtige Phasen der Verarbeitung: Empfanden sich die Männer, die mit Grossrechnern bei IBM arbeiteten, über ein Jahr hinweg als passive Opfer der Firmenpolitik, so kamen sie alsbald zum Schluss, dass ein bewusster Betrug von Seiten der Firmenleitung logisch keinen Sinn machte. Dagegen gaben sie dem „Outsourcing" und den Programmierern in Indien, die nun viel billiger für die Firma arbeiteten, die Schuld und bewerteten die Tatsache hoch, dass der neue Chef von IBM, Louis Gerstner, ein Jude war. Doch auch diese Deutungen hielten nicht lange. Sie begannen, über ihre Karrieren zu diskutieren, besonders ihre professionellen Wertvorstellungen. Sie sahen die Vorteile der digitalen, globalen Kommunikation und anerkannten auch die Qualität der Arbeit, die aus Indien kam. Sie erlangten das Gefühl der Integrität als Programmierer wieder, und sie überlegten, was sie persönlich zu einem früheren Zeitpunkt ihrer Karriere hätten machen können. Sie setzten sich nun mit ihrem Scheitern auseinander. Zur Sprache kam der Erfolg anderer, die zehn Jahre zuvor in den PC-Sektor und in kleine riskante Unternehmen eingestiegen waren. Sie dagegen hatten sich an ihre Firma gebunden, hatten der Unternehmenskultur vertraut und sich auf eine Karriere eingelassen, die nicht sie kontrollierten. Sie erkannten rückblickend Signale, die sie als Aufforderung zum Aussteigen hätten deuten können. Man könnte dieses Beispiel als Ausdruck des wiedererlangten bzw. neuerworbenen Kohärenzgefühls verstehen. Bedeutung hatte, dabei auch - wie Sennett erwähnt - die kommunalpolitischen und kirchlichen Aktivitäten dieser Männer.

Das Kohärenzgefühl zu erhalten oder in einer neuen Lebenslage wieder zu gewinnen braucht Zeit und ist abhängig von der Persönlichkeit und der sozialen Integration. Es ist direkt verbunden mit der Gesundheit und Krankheit eines Subjekts. Der Psychiater *D. Hell* benennt die Anforderungen an den heutigen Menschen. Es sollte ein „starkes Subjekt" (Hell, 2000) sein, das einerseits zu Flexibilität, Mobilität und „kreativen Sprüngen" fähig ist, das aber andererseits die historisch gewachsenen Werte der Autonomie und Ich-Identität in sich trägt. Er beobachtet, dass wenn dieser Anspruch zu hoch ist, Menschen krank werden. „Psychiatrie und Psychotherapie sind heute (...) vermehrt mit Selbstwertproblemen (konfrontiert), die von Überforderung und von überhöhten Erwartungen an ein 'starkes Subjekt' zeugen" (Hell, 2000). So gesehen müsste das Antonovskysche Kohärenzgefühl zum Gradmesser des eben noch Verträglichen und Synthetisierbaren werden, einer Lebensform, die dem Menschen eine hohe Selbstverwirklichung ermöglicht und ihn schützt vor einem Zuviel.

Zusammenfassend kann gesagt werden, dass ich vier Gesichtspunkte von Antonovskys *Salutogenese* aufgegriffen und sie in einen philosophischen und interdisziplinären Kontext gestellt habe. Ich fragte mich *erstens*, wie das Kontinuum auf dem Hintergrund der Heterostase zu denken ist. Von der antiken Tradition her drängt sich einem wohl eher die Vorstellung der Homöostase auf, verbunden mit dem Gedanken an die Einheit der Welt. Auch noch in den philosophischen Systemen des Deutschen Idealismus, z.B. in Hegels Philosophie der Geschichte, zeigt sich der Versuch und der Wunsch, alle äusseren Vorgänge und Lebenswirklichkeiten zu durchdringen und systematisch darzustellen. Dieser Gedanke lebt in den Einzelwissenschaften weiter und kommt philosophisch in der „Metaphysik" bei der Wende zum 20. Jahrhundert, z.B. kunstgeschichtlich im Anliegen des „Gesamtkunstwerkes" eines R. Steiner zum Ausdruck. Nach den Grauen des Ersten und Zweiten Weltkrieges, nach der Erkenntnis der Macht des Unbewussten, dass der Mensch nicht Herr im eigenen Haus, sondern in vielerlei Hinsicht seinem Unbewussten ausgeliefert ist und nach der Erfahrung systematischer Vernichtung von Juden, Zigeunern, Geisteskranken und der Erkenntnis des technischen Könnens von Zerstörung und Auslöschung der Welt, leben Menschen in der Heterostase, dem Ungleichgewicht. Dies stellt den Kontext dar, sich über „Gesundheit" und „Krankheit" Gedanken zu machen. *Zweitens* boten sich mir Gedanken zum Wandel des Menschenbildes zur Zeit der Reformation an, um daran exemplarisch die Wirkung von Stressoren und Widerstandsressourcen darzulegen und das zerrissene Selbstkonzept der Individuen zu beschreiben. *Drittens* beschäftigte mich die Wertproblematik, von der ich denke, dass Antonovsky sie zu Unrecht beiseite lässt, denn „Gesundheit" und „Krankheit" können nur geklärt werden, wenn gesellschaftliche und individuelle Werte benannt werden. Dies zeigt sich *viertens* in sozialtheoretischen und -therapeutischen Überlegungen. Unterschiedliche Standpunkte (durch die Übersetzung) präsentieren sich im zitierten Buchtitel von Sennett: „Der flexible Mensch" oder „The Corrosion of Character", und es stellt sich weiterhin die Frage nach der Interpretation des Kohärenzgefühls.

Literatur

Abel, T., Duetz, M. & Niemann, S. (2000). Statistische Zusammenhänge selbst berichteter Gesundheitsindikatoren: eine explorative Analyse von Befragungsdaten bei 55–65-Jährigen. Jahrbuch der medizinischen Psychologie. Göttingen: Hogrefe (in Vorbereitung).

Adorno, T. W. (1973). Studien zum autoritären Charakter. Frankfurt a. M.: Suhrkamp.

Antonovsky, A. (1979). Health, stress, and coping: New perspectives on mental and physical well-being. San Fransisco: Jossey-Bass.

Antonovsky, A. (1993). Gesundheitsforschung versus Krankheitsforschung. In A. Franke & M. Broda (Hrsg.), Psychosomatische Gesundheit. Versuch einer Abkehr vom Pathogenese-Konzept (S. 3–14). Tübingen: dgvt.

Antonovsky, A. (1996). The sense of coherence. An historical and future perspective. Israel Journal of Medical Sciences, 32, 170–178.

Antonovsky, A. (1997). Salutogenese. Zur Entmystifizierung der Gesundheit. Dt. erweiterte Herausgabe von A. Franke. Tübingen: dgvt.

Aristoteles (1975). Die Nikomachische Ethik (2. überarbeitete Auflage). Zürich: Artemis.

Bengel, J., Strittmacher, R. & Willmann, H. (1998). Was erhält Menschen gesund? Antonoyskys Modell der Salutogenese - Diskussionsstand und Stellenwert. Im Auftrag der Bundeszentrale für gesundheitliche Aufklärung. Köln: BzgA.

Berghoff, E. (1947). Entwicklungsgeschichte des Krankheitsbegriffs. Wien: Maudrich.

Canguilhem, G. (1975). Krankheit, Genesung, Gesundheit. In K. E. Rothschuh (Hrsg.), Was ist Krankheit? (S. 154–174). Darmstadt: Wissenschaftliche Buchgesellschaft.

Gadamer, H.-G. (1996). Über die Verborgenheit der Gesundheit (4. Auflage). Frankfurt a. M.: Suhrkamp.

Hartmann, D. (1999). Gezielter Einsatz für die Erhaltung der Gesundheit. In Neue Zürcher Zeitung (235), 103.

Hell, D. (2000). Zeitdruck und Depression vor der Jahrtausendwende. In Neue Zürcher Zeitung (1), 34.

Hippokrates (1962). Schriften. In Die Anfänge der abendländischen Medizin. Übersetzt von H. Diller. Hamburg: rororo.

Holzhey, H. (Hrsg.) (1995). Gesundheit und Krankheit im 18. Jahrhundert. Clio Medica 31. Amsterdam: Editions Rodopi B.V.

Honneth, A. (1995). Desintegration. Bruchstücke einer soziologischen Zeitdiagnose. Frankfurt a. M.: Fischer.

Kant, I. (1978). Der Streit der Fakultäten. In Schriften zur Anthropologie, Geschichtsphilosophie, Politik und Pädagogik 1 (2. Auflage) (S. 265–393). Frankfurt a. M.: Suhrkamp.

Lammel, H.-U. (Hrsg.). (1996). Kranksein in der Zeit. Rostock: Universitätsdruckerei.

Lazarus, R. S. (1966). Psychological stress and the coping process. New York: McGraw.

Lazarus, R. S. (1981). Stress und Stressbewältigung - Ein Paradigma. In S.-H. Filipp (Hrsg.), Kritische Lebensereignisse, Bd. 1 (S. 198–232). München: Urban & Schwarzenberg.
Lazarus, R. S. & Folkman, S. (1987). Transactional theory and research of emotions and coping. In L. Laux & G.Vossel (Eds.), Special issue. European Journal of Personality, 1, 141–170.
Lotze, H. (1912). System der Philosophie. Zweiter Teil: Drei Bücher der Metaphysik. Herausgegeben von Georg Misch. Leipzig: Felix Meiner.
Montaigne, M. d. (1949). Sokrates/Über den Bürgerkrieg. In Montaigne. Dargeboten von André Gide. Zürich: Uto-Druck.
Platon (1974a). Meisterdialoge. Symposion. Zürich: Artemis.
Platon (1974b). Spätdialoge 2. Timaios. Zürich: Artemis.
Rudolph, G. (1995). La santé dans l'Encyclopédie de Diderot. In H. Holzhey (Hrsg.), Clio Medica 31 (117–140). Amsterdam: Editions Rodopi B.V.
Sennett, R. (1998). Der flexible Mensch. Berlin: Siedler.
Virchow, R. (1849). Die naturwissenschaftliche Methode und die Standpunkte in der Therapie. In Archiv für pathologische Anatomie und Physiologie und für klinische Medizin. 2. Band (3–37). Berlin: Georg Reimer.
Virchow, R. (1862). Vier Reden über Leben und Tod. Berlin: Georg Reimer.
Wimmer, J. (1991). Gesundheit, Krankheit und Tod im Zeitalter der Aufklärung. Wien: Böhlau.
Windelband, W. (1980). Lehrbuch der Geschichte der Philosophie. Tübingen: Mohr.
Wischhöfer, B. (1991). Krankheit, Gesundheit und Gesellschaft in der Aufklärung. Frankfurt a. M.: Campus.
Wolf, J. C. (1999). Nicht publizierter Text des Referenten während eines Symposiums zur Gesundheitspsychologie an der Universität Freiburg i. Ue. im Dezember. In Neue Zürcher Zeitung (298).

Andrea Welbrink & Alexa Franke

Zwischen Genuss und Sucht - das Salutogenesemodell in der Suchtforschung

Zusammenfassung
Der Beitrag befasst sich mit der Anwendung des salutogenetischen Paradigmas im Kontext von Abhängigkeit und Sucht und beschreibt dessen konkrete Umsetzung im Rahmen von zwei Forschungsvorhaben des Bundesministeriums für Gesundheit an der Universität Dortmund. Vor dem Hintergrund des Grundgedankens der Heterostase werden die Stress- und Anforderungsorientierung von Antonovskys Salutogenesemodell und die Rolle des Kohärenzgefühls als wesentlicher Prädiktor für gelungene Bewältigung diskutiert. Das Gesundheits-/Krankheitskontinuum wird einem orthogonalen Modell von Gesundheit und Krankheit gegenübergestellt. Die Bedeutung von direkt gesundheitsförderlichen Faktoren, deren Integration in das Salutogenesemodell sowie die Relevanz von euthymem Verhalten und Erleben werden dargelegt. Die Beschreibung der methodischen Umsetzung dieses Gedankens in der Konstruktion des Fragebogens „Euthymes Verhalten und Erleben" schliesst diesen Beitrag ab.

1. Einleitung

Im Jahre 1992 schrieb das Bundesministerium für Gesundheit ein Forschungsvorhaben zum Thema „Sexualität und Partnerschaft alkohol-, medikamenten- und drogenabhängiger Frauen" aus. Ich, A. F., sah die Möglichkeit, hier ein breit angelegtes salutogenetisch orientiertes Forschungsprojekt durchzuführen. Denn trotz der bisher nahezu ausschliesslich pathogenetischen Orientierung der Suchtforschung schien mir gerade dieser Bereich besonders geeignet für einen salutogenetischen Paradigmenwechsel.

Traditionell wird die pathogenetische Dichotomisierung in gesunde oder kranke Personen in wenigen Bereichen der Medizin so konsequent eingehalten wie im Bereich der Sucht. Menschen sind abstinent oder abhängig, und auch ein einmaliger „Rückfall" versetzt die abstinent Gewordenen direkt zurück in die Klasse der Abhängigen. Abhängigkeit entsteht aber nicht in einem qualitativen Sprung, und ebenso wenig gibt es den Sprung aus der Abhängigkeit zurück in die Abstinenz. In der Regel entwickelt sich Abhängigkeit über einen langen Zeitraum, wonach ein zunächst unauffälliger Konsum nach und nach gesteigert wird. Auch der Weg aus der Abhängigkeit heraus ist in der Regel lang und verläuft diskontinuierlich. Das geeignete Modell für die Suchterkrankung ist daher nicht die Dichotomie, sondern ein Kontinuum mit den Polen „abstinent/unauffälliger Konsum" und „abhängig". Zwischen diesen Polen können Menschen in unterschiedlichen Ausmassen auffälligen, hohen Konsum haben. Die Kernfrage der Salutogenese nach den Bedingungen für Gesundheit unter krank machenden Bedingungen lautet im Rahmen der Suchtforschung, ob sich Variablen finden lassen, hinsichtlich derer sich Menschen, die „adäquat" konsumieren und solche, die Abhängigkeitsprobleme entwickeln bzw. entwickelt haben, unterscheiden.

Die Umsetzung der allgemeinen Forschungsfrage in ein Design und eine Untersuchung war interessant, aber auch schwierig. Selbstkritisch ist einzuwenden, dass wir im Eifer unserer Bemühungen die Untersuchung sowohl mit Fragestellungen als auch mit Untersuchungsvariablen überfrachtet haben. Dies führte nicht nur zu zahlreichen methodischen Problemen, sondern auch dazu, dass viele interessante Einzelergebnisse nicht angemessen interpretiert werden konnten (Franke, Elsesser, Sitzler, Algermissen & Kötter, 1998). Das wichtigste Anliegen der Untersuchung konnte jedoch zweifelsfrei erreicht werden: Wir konnten zeigen, dass es sich bei abhängigen Frauen nicht um eine Gruppe von „anderen" handelt, sondern dass Frauen mit hohem und missbräuchlichem Konsum sich in wesentlichen soziodemografischen, psychologischen und sozialen Variablen nicht von den Frauen mit unauffälligem Konsum unterscheiden.

Glücklicherweise ermöglicht uns das Gesundheitsministerium, in einer Folgestudie unsere Arbeit fortzuführen. In dieser zweiten Untersuchung mit dem Titel „Lebensbedingungen, Ressourcen und Substanzenkonsum von Frauen" behalten wir den salutogenetischen Ansatz nicht nur bei, sondern wir entwickeln ihn konsequent, sowohl hinsichtlich der Fragestellungen als auch ihrer methodischen Umsetzung, weiter. Eine der wesentlichen Modifikationen betrifft die Erweiterung des Konzepts um die Dimension der Genussfähigkeit. Die diesbezüglichen theoretischen Überlegungen und das methodische Vorgehen möchten wir im Folgenden erläutern.

2. Heterostase als Grundannahme

Nach Antonovsky besteht der radikale Unterschied zwischen dem pathogenetischen Paradigma und dem salutogenetischen Paradigma darin, dass ersteres die Homöostase als Normalfall annimmt, Salutogenese hingegen Ungleichgewicht, Heterostase als Regelfall annimmt. Die Pathogenese geht davon aus, dass Menschen sich in der Regel im Gleichgewicht befinden. Nur in Ausnahmefällen wie bei kritischen Lebensereignissen oder Krankheiten kommt es zu Beeinträchtigungen dieses Zustandes. Dann muss Energie aufgewendet werden, um die Homöostase wieder herzustellen.

Den Unterschied zwischen Pathogenese/Homöostase und Salutogenese/Heterostase beschreibt Antonovsky mit der Metapher eines Flusses: Dieser fliesst nicht stetig und gerade, er hat Biegungen und unterschiedliche Fliessgeschwindigkeiten, Stromschnellen und Strudel. Pathogenese, so Antonovsky, beruht auf der Idee, es könne Menschen geben, die in der überwiegenden Zeit ihres Lebens trockenen Fusses den Verlauf des Flusses abschreiten und sich nur in Ausnahmefällen die Füsse nass machen.

Das salutogenetische Modell geht hingegen von Heterostase und Ungleichgewicht als Normalfall aus. Heterostase, Ungleichgewicht und Leid sind ebenso wie der Tod inhärente Bestandteile menschlicher Existenz. Wir alle sind von der Empfängnis bis zu dem Zeitpunkt, an dem wir die Kante des Wasserfalls passieren und sterben, im oben genannten Fluss und damit beschäftigt, kleine Wasserfälle, Stromschnellen, Angriffe von gefährlichen Wasserlebewesen zu bewältigen. Es mag Phasen geben, in denen der Fluss ruhig dahinfliesst, in denen das Schwimmen wenig Energie kostet, in denen wir uns treiben lassen können - dennoch würde auch dort das Einstellen aller Bewegungen zum Untergang führen.

Im salutogenetischen Modell wird der menschliche Organismus als System definiert, das wie alle lebenden Systeme der Kraft der Entropie ausgeliefert ist: „Das Wesen der Flüsse, in denen wir uns befinden, ist unterschiedlich. Äthiopier, Israelis und Schweden, gehobene und niedrigere Sozialschichten, Männer und Frauen sind alle in verschiedenen Flüssen, deren Strömungen und Strudel oder andere Gefahrenquellen variieren, aber niemand befindet sich jemals am sicheren Ufer. Kein Fluss ist sehr friedlich" (Antonovsky, 1993, S. 7). Für alle „Flüsse" gilt, dass der Entropie beständig negative Entropie entgegengesetzt werden muss. Pathogene sind ubiquitär, durchdringend, endemisch und weit verbreitet. Das eigentliche Rätsel ist somit nicht, warum Menschen krank werden und sterben, sondern warum es eigentlich so erstaunlich viele von uns trotz schwieriger Bedingungen, zahlreicher Anforderungen und zerstörerischer Umwelt schaffen, sich in einem beträchtlichen Ausmass physisch und psychisch eher gesund als krank zu erhalten.

3. Optimale Bewältigung als Grundvoraussetzung für Gesundheit

Die salutogenetische Frage, wodurch sich Menschen auf den positiven Pol des Gesundheits-/Krankheitskontinuums hin bewegen, wird von Antonovsky mit der Frage gleichgesetzt, was die Adaptation an eine mit Stressoren gefüllte Umwelt fördert. Er steht damit in der Tradition der Stressforschung, die seelische Gesundheit mit effektiver Bewältigung von inneren und äusseren Anforderungen gleichsetzt (vgl. Becker, 1982, 1985).

Als Anwort auf die Frage formuliert er das Konzept des Kohärenzgefühls als globale Orientierung, inwieweit Menschen davon ausgehen, dass die Anforderungen des Lebens verstehbar und handhabbar sind und die Mühe lohnen, bewältigt zu werden. Menschen mit einem starken Kohärenzgefühl bewältigen die Anforderungen und Stressoren, die das Leben bietet, nicht nur optimal, sie wachsen auch an ihnen und gehen durch die Erfahrung hoher oder gesteigerter Selbstkompetenz gestärkt aus belastenden Situationen hervor. Damit bewegen sie sich auf den positiven Pol des Gesundheits-/Krankheitskontinuums zu. Für diejenigen, deren Kohärenzgefühl weniger ausgeprägt ist und denen es damit an Ressourcen mangelt, um Belastungen und Anforderungen effektiv bewältigen zu können, haben diese gesundheitsschädigende Wirkung; es besteht die Gefahr, dass sie geschwächt aus dem Bewältigungsprozess hervorgehen und durch Misserfolge eher die Erfahrung verminderter Selbstkompetenz machen.

Abbildung 1 verdeutlicht das Modell.

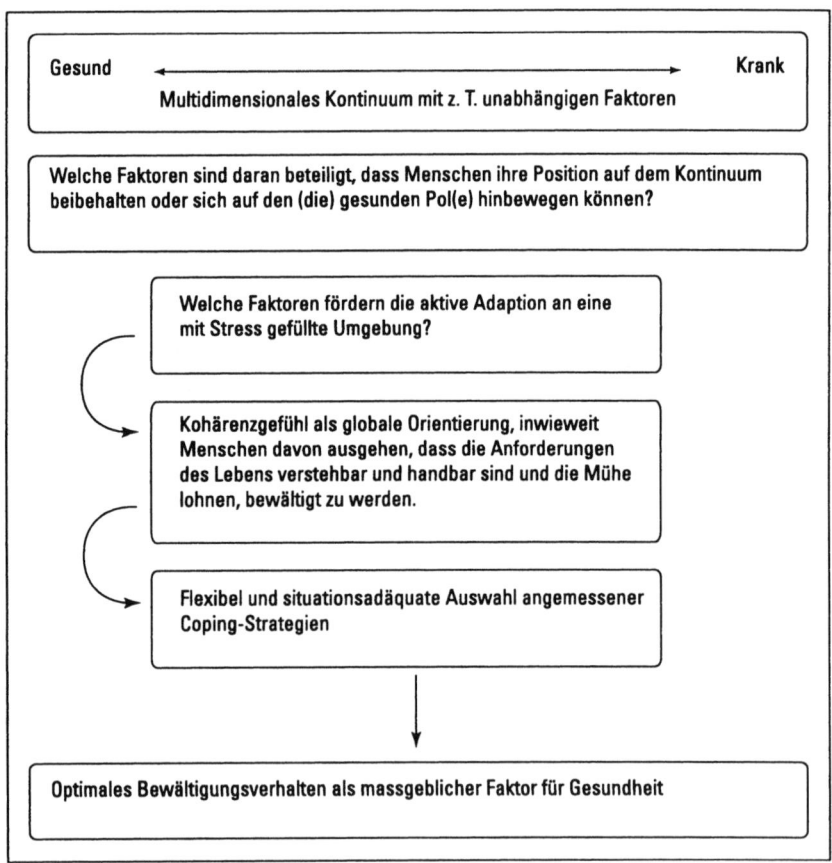

Abb. 1: Das Salutogenesemodell nach A. Antonovsky (1997)

Das Kohärenzgefühl kann damit als globale Stressbewältigungsressource betrachtet werden. Es ist jedoch kein bestimmter Coping-Stil. Es führt vielmehr sowohl zu günstigen Bewertungen von Situationen, die besondere Adaptationsleistungen erfordern als auch zu zielgerichteten Emotionen, die eine motivationale Handlungsbasis für gelungene Bewältigung schaffen. Ein starkes Kohärenzgefühl schafft eine kognitiv-emotional günstige Ausgangslage, die es den betreffenden Personen ermöglicht, flexibel solche Coping-Strategien auszuwählen, die sich für die Bewältigung der jeweiligen Anforderungen zu eignen scheinen oder - in Antonovskys Worten - eine Person befähigen, „aus dem Repertoire generalisierter und spezifischer Widerstandsressourcen, die ihr zur Verfügung stehen, die Kombination [auszuwählen], die am angemessensten zu sein scheint" (Antonovsky, 1997, S. 130).

Nach Antonovsky ist das Kohärenzgefühl der entscheidende Prädiktor für die gelungene Bewältigung von belastenden Situationen und damit für Gesundheit. Es liegen inzwischen einige empirische Befunde vor, die als Unterstützung für seine Annahme interpretiert werden können (vgl. Franke, 1997).

4. Gesundheit als gelungenes Wechselspiel zwischen Bewältigung und Genuss

Mit der Gleichsetzung von gelungener Bewältigung von Anforderungen und Gesundheit vernachlässigte Antonovsky die positiven Faktoren, die direkt, gleichsam per se, Gesundheit fördern, deren Berücksichtigung aber notwendig ist. Zwar erwähnt er in der Diskussion um gelungene Adaptation an die Umwelt auch Fantasie, Liebe und Spiel als förderliche Faktoren (Antonovsky, 1997, S. 27), doch wird deren Bedeutung und ihr Zusammenhang mit Gesundheit nicht weiter expliziert. Sie fliessen auch nicht in die Konzeption des Kohärenzgefühls ein. Die drei Komponenten des Kohärenzgefühls sind ausschliesslich reaktiv formuliert und zwar insofern, als jeweils die individuelle Reaktion auf einen Stressor im Mittelpunkt der Aufmerksamkeit steht. Antonovsky spricht in diesem Zusammenhang von einer individuellen Beziehung zwischen dem Kohärenzgefühl bzw. den Coping-Strategien einer Person und den sie umgebenden Stimuli. Diese Beziehung ist in unterschiedlichem Masse von Verstehbarkeit, Handhabbarkeit und Bedeutsamkeit geprägt.

Die Reaktivität des Konstrukts ergibt sich folgerichtig nicht nur aus den Grundannahmen der Stressforschung, sondern auch aus denen der Heterostase: Wenn soziale und menschliche Systeme ständig dem Druck der Entropie und damit der Tendenz zu Unordnung, Auflösung und Zerfall ausgesetzt sind, müssen sie dieser Tendenz ständig negative Entropie entgegensetzen, um das Chaos zu ordnen. Menschen müssen dem beständigen Bombardement mit Stimuli Coping-Strategien entgegensetzen, um handlungsfähig zu bleiben und sich weiterzuentwickeln. Ressourcen (bei Antonovsky „Widerstandsressourcen") dienen dazu, die Bewältigung zu optimieren. Persönliche und soziale Ressourcen, die nicht im Zusammenhang mit aktiver Bewältigung stehen, sondern eher im Sinne personimmanenter Bestrebungen positive Entwicklungen ermöglichen, wie etwa die Fähigkeit, ein positives Lebensgefühl und Wohlbefinden herzustellen, Zielgerichtetheit, Selbstaktualisierungstendenz, Motivation zum Lernen und zur Weiterentwicklung, werden von Antonovsky nicht berücksichtigt.

Abbildung 2 verdeutlicht diese Überlegungen.

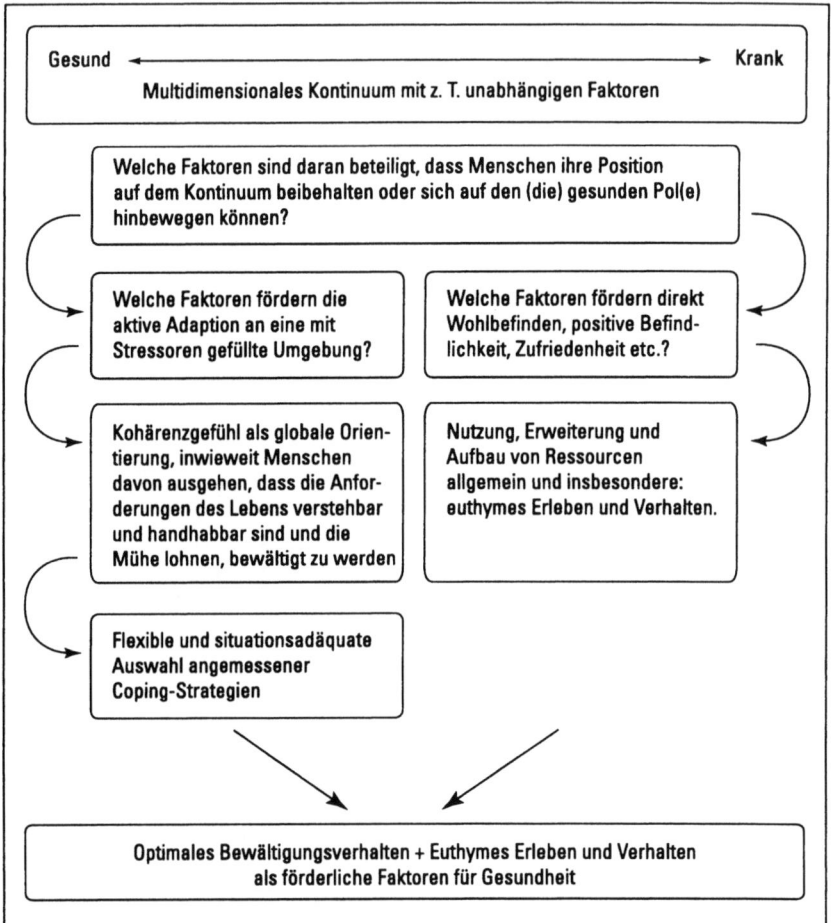

Abb. 2: Das erweiterte Salutogenesemodell

Damit ist Antonovskys Konzept zwar salutogenetisch, bleibt aber stress- und anforderungsorientiert. Personen bewegen sich durch optimales Bewältigen von Anforderungen auf den positiven Pol des Gesundheits-/Krankheitskontinuums zu. Faktoren, die ohne den „Umweg" über gelungene Bewältigung unmittelbar Gesundheit fördern, werden von ihm zwar postuliert, spielen aber in der Konzeptentwicklung keine Rolle.

Nimmt man jedoch den salutogenetischen Gedanken ernst, dass ein Weniger an Stress oder an Risikofaktoren nicht gleichzeitig eine Bewegung zum gesunden Pol bedeutet, und dass es verschiedene Faktoren sein können, die „weniger Krankheit" oder „mehr Gesundheit" bedeuten, erscheint es nur konsequent, sich gezielt mit Faktoren auseinander zu setzen, die *direkt* mehr Gesundheit bedeuten können. Wir gehen daher davon aus, dass Stressbewältigung nur ein Teil von gelungener aktiver Adaptation ist. Der andere Teil sind gesundheits- und adaptationsfördernde Kognitionen, Emotionen und Verhaltensweisen. Diese Faktoren wirken nicht nur als Puffer gegen Stress und Belastung, sondern sie tragen aktiv zu Gesundheit und Anpassung bei.

Überträgt man diese Überlegungen in Antonovskys Bild der Flussmetapher, ergeben sich folgende Ergänzungen:

Wir alle sind von unserer Geburt bis zum Tod im Fluss des Lebens. Dieser Fluss zeichnet sich durch schwer zu bewältigende Abschnitte wie Wasserfälle und Stromschnellen aus und es gibt Gebiete, in denen die gefährlichen Wasserlebewesen lauern. Dort kommt es darauf an, wachsam zu sein und alle verfügbaren Bewältigungsressourcen zu aktivieren, um den schwierigen Situationen gewachsen zu sein. Es gibt aber auch Abschnitte, in denen der Fluss kaum Strömung hat, sondern gemächlich an Wiesen und unter Bäumen entlangplätschert. Hier gibt es keine Notwendigkeit, um das eigene Überleben zu kämpfen. Man kann sich auf dem Rücken treiben lassen, die Blumen am Ufer bewundern, einen Baumstamm als Floss benutzen oder sich mit anderen Schwimmern und Schwimmerinnen bei Wasserspielen vergnügen. Dies alles dient in jedem Fall der Entspannung und Erholung, reaktiviert also Bewältigungsressourcen und erhöht das Gefühl der Belastungsbalance und damit der Handhabbarkeit, macht aber auch einfach Spass, steigert Lebensfreude und Lebensqualität und fördert damit die Gesundheit. Von der Quelle bis zur Mündung hat der Fluss einen wechselvollen Verlauf und es ist wichtig, zu erkennen, wann es zu kämpfen gilt und wann Erholen und Geniessen im Vordergrund stehen, da für die unterschiedlichen Phasen unterschiedliche Fähigkeiten notwendig sind. Für die gelungene Adaptation an die Umwelt scheint in jedem Fall beides ausschlaggebend zu sein.

5. Gesundheit und Krankheit als unabhängige Faktoren

Die Annahme, dass die Förderung von Gesundheit nicht gleichbedeutend sei mit dem Beseitigen von Krankheit, lässt sich in Antonovskys Modell des Gesundheits-/Krankheitskontinuums nicht angemessen darstellen. Geeigneter sind hier orthogonale Modelle (vgl. Braun, 1994; Lutz, 1991), die Gesundheit und Krankheit als unabhängige Faktoren konzipieren und damit krank machende Bedingungen einerseits und positive Lebensereignisse, gesundheitserhaltende Faktoren und heilsame Ressourcen andererseits als getrennte Dimensionen betrachten (Schmidt, 1998).

Im orthogonalen Modell können somit die Parameter gesondert untersucht werden, denen direkter Einfluss auf Gesundheit zugeschrieben wird. Auf der Ebene des Erlebens und Verhaltens gehört hierzu vor allem das euthyme Erleben und Handeln. Nach Lutz wird unter euthymem Erleben und Handeln „(...) all das verstanden, was der 'Seele' bzw. dem Gemüt gut tut. Euthymes Erleben und Handeln ist mit positiven Emotionen verknüpft wie Spass oder Freude, Entspannung oder Ausgeglichenheit, immer ist es mit Wohlbefinden verbunden" (Lutz, 1996, S. 115).

Durch die Annahme, dass Gesundheit und Krankheit unabhängige Faktoren seien, rückt die Möglichkeit stärker ins Blickfeld, phasenhafte Verläufe zu berücksichtigen. Stimmung und Befindlichkeit von Menschen unterliegen, neben der Beeinflussung durch äussere Ereignisse, bestimmten natürlichen rhythmischen Verläufen oder Schwingungen, die bewirken, dass Wohlbefinden und Gesundheit sich auch zeitbedingt verändern können (Lutz, 1996). Im Sinne des orthogonalen Modells von Gesundheit und Krankheit würde dann zur Aufrechterhaltung eines möglichst guten Gesundheitszustands die Fähigkeit, zu geniessen im Vordergrund stehen, während es in schlechteren Zeiten darum ginge, die Kompetenzen für Stressbewältigung und Emotionsregulation zu aktivieren. Weiterhin wäre hier die Fähigkeit relevant, zu unterscheiden, wann welche Kompetenzen gefordert sind und diese situationsangemessen einzusetzen.

6. Euthymes Verhalten und Erleben und Sucht

Euthymes Verhalten und Erleben erscheint gerade im Kontext von Suchtmittelabhängigkeit relevant: Zahlreiche potenzielle Suchtstoffe sind zunächst einmal Genussmittel. Dies gilt in besonderem Masse für Alkohol. Franke et al. (1998) konnten zeigen, dass Frauen, die Alkohol unauffällig, d.h. im Rahmen der als unschädlich geltenden Menge von bis zu 140 Gramm pro Woche konsumieren, dies vor allem in Situationen tun, in denen sie sich wohl fühlen, und dass sie den Alkohol zur Steigerung positiven Erlebens einsetzen.

Die Übergänge vom genussvollen Trinken zum Missbrauch und zum Konsum als Sucht sind fliessend, über die relevanten Einflussfaktoren ist wenig bekannt.

Wir gehen davon aus, dass der bewusste Umgang mit angenehmen Dingen sowie die Fähigkeit, euthymes Verhalten gemäss den eigenen Bedürfnissen selbst zu initiieren und zu beenden, Genuss von missbräuchlichem Konsum unterscheidet. Genuss bedeutet immer, sich selbst etwas Gutes zu tun. Dies setzt Wahrnehmungsfähigkeit voraus; anders gesagt: Genuss ist an innere Achtsamkeit geknüpft (vgl. Lutz, 1983). Verhaltensweisen von Süchtigen dagegen sind nicht durch einen sorgsamen Umgang mit sich selbst gesteuert, sie dienen vielmehr der unmittelbaren Beseitigung eines Mangels. Ein weiterer wesentlicher Unterschied zwischen Genuss und missbräuchlichem Konsum besteht darin, dass Genuss keine Funktion erfüllt: Euthymes Verhalten ist per se sinnvoll, es bedeutet Wohlbefinden (vgl. das Konzept des Flow-Erlebnisses, Czikshentmihalyi, 1975) und ist damit zweckfrei. Missbräuchlicher Konsum dagegen hat meist eine hohe Funktionalität, so dient er z.b. dem Dämpfen negativer Gefühle oder dem Aushalten von nicht gewünschter Sexualität (vgl. Scherer & Scherer, 1994; Schröder, 1997; Vogt, 1994).

Unseres Wissens gibt es keine quantitativen Daten über den Zusammenhang zwischen innerer Achtsamkeit bzw. Selbstsorgsamkeit und Suchtmittelabhängigkeit. Klinische Studien und qualitative Interviews zeigen jedoch, dass die Lebensgeschichten von Suchtkranken häufig wenig Gelegenheit bieten, zu lernen, sorgsam mit sich umzugehen. Das Gegenteil ist der Fall: Personen, die als Erwachsene eine Abhängigkeit entwickeln, haben eher negative Beziehungserfahrungen, sie erlebten wenig positiven Körperkontakt oder Zärtlichkeit, die Nahrungsaufnahme wurde selten genussvoll erlebt, sie waren als Kinder entweder mit Aufgaben, die ihrem Alter nicht entsprachen, überfordert oder sich selbst überlassen und unterfordert. Angemessene Belohnungen waren kaum vorhanden (vgl. Thomas, 1989; Leppin, 1996).

Menschen mit Suchtproblemen erfüllen somit möglicherweise wesentliche innerpsychische Bedingungen für einen sorgsamen Umgang mit sich selbst nicht. Als wesentliche Faktoren sind hier zu nennen: der Zugang zu den eigenen Gefühlen, differenzierte Bedürfniswahrnehmung, die Wahrnehmung von Bedürfnissättigung oder die Freiheit von Angstgefühlen (vgl. Thomas, 1989). Da diese Fähigkeiten auch die Basis für Genussfähigkeit bilden, können Menschen mit Suchtproblemen häufig nicht geniessen. Darüber hinaus wird es ihnen schwer fallen, genussförderliche Einstellungen oder übergeordnete Pläne zu entwickeln, die euthymes Verhalten überhaupt erst ermöglichen: Eine Einstellung, die Genuss als etwas wertet, das einer Person nicht zusteht oder nicht notwendig ist, dürfte z.B. dafür sorgen, dass euthymes Verhalten, selbst wenn die konkreten Genussverhaltensweisen verfügbar sind, nicht stattfindet.

7. Fragebogenentwicklung

Um euthymes Verhalten im Rahmen unserer Studie erfassen zu können, entwickelten wir einen aus zwei Teilen bestehenden Fragebogen: Im ersten Teil geht es um Einstellungen zum Genuss; der zweite Teil befasst sich mit konkretem Genussverhalten.

Der erste Fragebogenteil orientiert sich an den sieben Genussregeln aus der „kleinen Schule des Geniessens" (Koppenhöfer, 1995):
1. Genuss braucht Zeit.
2. Genuss muss erlaubt sein.
3. Genuss geht nicht nebenbei.
4. Genuss ist Geschmackssache.
5. Weniger ist mehr.
6. Ohne Erfahrung kein Genuss.
7. Genuss ist alltäglich.

Zu jeder Regel wurden zustimmende bzw. ablehnende Items formuliert: z.B. „Ich nehme mir Zeit, etwas für mich und mein Wohlbefinden zu tun" als Zustimmung zu Regel 1 oder „Es kommt mir übertrieben vor, etwas zu tun, um mich selbst zu verwöhnen" als Ablehnung von Regel 2.

Mittels eines ExpertInnen-Ratings wurden die Items ausgewählt, die jeweils einer Regel eindeutig zuzuordnen waren. Die Regeln 1 und 3 wurden zusammengefasst, Regel 4 wurde nicht weiter berücksichtigt, da es nicht möglich war, entsprechend eindeutige Items zu formulieren. Für jede Regel wurde nach Möglichkeit ein positiv und ein negativ formuliertes Item ausgewählt.

Die verbliebenen Regeln wurden um zwei weitere ergänzt, die sich in einer schriftlichen Vorbefragung von Frauen zum Thema Genuss und Wohlbefinden als besonders zentral herausgestellt hatten: „Der eigene Genuss ist genauso wichtig wie der der anderen" und „Genuss ist gerade dann wichtig, wenn Stress und Belastungen bestehen." Diese Regeln tragen dem Umstand Rechnung, dass Frauen sozialisationsbedingt eher das Wohlbefinden anderer (z.B. der Familienangehörigen) als das eigene Wohlbefinden in den Vordergrund stellen. Darüber hinaus gaben die meisten Frauen in den Interviews an, dann am ehesten geniessen zu können, wenn sie viel Zeit haben und wenn es ihnen sowieso schon gut geht. Gerade in der Rolle der sozialen Versorgerin fällt es vielen Frauen schwer, sich in Stresssituationen auch Raum für das eigene Wohlbefinden zu nehmen.

In dieser vorläufigen Form wurden die Items in einem weiteren Schritt von 15 ExpertInnen im Rahmen einer Arbeitstagung diskutiert und in der Folge teilweise stärker pointiert und alltagssprachlicher formuliert. Im Fragebogen wird dann mittels eines fünfstufigen Ratings der Grad der Zustimmung zu den Items erfasst.

Die verwendeten Regeln sowie die Zuordnung der Items[1] stellen sich wie aus Tabelle 1 ersichtlich dar.

Der zweite Teil des Instrumentes konzentriert sich auf konkretes Verhalten zur Herstellung von Wohlbefinden: Es wird gefragt, was Frauen für ihr Wohlbefinden tun und wie häufig sie dies tun.

In der Fragebogenauswertung wird das von den Teilnehmerinnen beschriebene Verhalten mittels Inhaltsanalysen zu Kategorien zusammengefasst und mit der Häufigkeit des jeweiligen Verhaltens verrechnet. Da dieser Teil der Erhebung im Rahmen des Projekts „Lebensbedingungen, Ressourcen und Substanzenkonsum von Frauen" eindeutig exploratorischen Charakter hat, sind mit dieser Erhebung keine konkreten Hypothesen verbunden. Die Ergebnisse sollen auf beschreibender Ebene mit dem unterschiedlich ausgeprägten Alkohol- und Me-

---

[1] Franke, Mohn, Sitzler, Welbrink & Witte (2000); bitte nur mit Erlaubnis der Autorinnen verwenden.

dikamentenkonsum der Teilnehmerinnen sowie mit anderen Daten zu den Lebensbedingungen von Frauen in Verbindung gesetzt werden.

Tab. 1: Einstellungen zum Genuss (Item-Beispiele)

Regel	*positives Item*	*negatives Item*
Genuss braucht Zeit.	Ich nehme mir viel Zeit für Dinge, die mir Spass machen.	Ich habe einfach keine Zeit für Dinge, die nur zu meinem Vergnügen sind.
Genuss muss erlaubt sein.	Ich habe nie ein schlechtes Gewissen dabei, mir selber etwas zu gönnen.	Es kommt mir übertrieben vor, etwas zu tun, um mich selbst zu verwöhnen.
Weniger ist mehr.	---	Wenn ich etwas geniesse, merke ich oft nicht, wann es genug ist.
Ohne Erfahrung kein Genuss.	Ich weiss sehr genau, was mir gut tut.	Ich habe nie gelernt, so richtig zu geniessen.
Genuss ist alltäglich.	Eigentlich gibt es für mich jeden Tag etwas, das ich geniessen kann.	Geniessen kann ich nur richtig, wenn ich Abstand vom Alltag habe.
Der eigene Genuss ist genauso wichtig wie der der anderen.	Ich tue mir selbst mindestens so viel Gutes wie anderen.	Es fällt mir leichter, für das Wohlbefinden anderer zu sorgen als für mein eigenes.
Genuss ist gerade dann wichtig, wenn Stress und Belastung bestehen.	Wenn ich mich belastet fühle, achte ich immer darauf, mir zum Ausgleich etwas Gutes zu tun.	Wenn ich mich gestresst fühle, finde ich es schwer, die schönen Seiten des Lebens zu geniessen.

Auf den Fragebogen haben wir äusserst positive Reaktionen aus der Suchtkrankenhilfe erhalten. Viele der Praktikerinnen und Praktiker und viele Mitglieder von Abstinenzverbänden zeigten sich erfreut über die ungewohnte Art der Fragerichtung. Viele äusserten die Erwartung, dass durch unsere Untersuchung Erkenntnisse gewonnen werden können, die für die Therapie, und insbesondere die Prävention, von grossem Nutzen sein können.

Der Fragebogen wurde von 850 Frauen ausgefüllt und und liegt bei der Drucklegung dieses Bandes dem Bundesministerium für Gesundheit vor.

Literatur

Antonovsky, A. (1993). Gesundheitsforschung versus Krankheitsforschung. In A. Franke & M. Broda (Hrsg.), Psychosomatische Gesundheit. Versuch einer Abkehr vom Pathogenese-Konzept (S. 3–14). Tübingen: dgvt.

Antonovsky, A. (1997). Salutogenese. Zur Entmystifizierung der Gesundheit. Dt. erweiterte Herausgabe von A. Franke. Tübingen: dgvt.

Becker, P. (1982). Psychologie der seelischen Gesundheit, Band 1: Theorien, Modelle, Diagnostik. Göttingen: Hogrefe.

Becker, P. (1985). Bewältigungsverhalten und seelische Gesundheit: Zeitschrift für klinische Psychologie, 14, 169–184.

Braun, H. (1994). Gesundheitssysteme und Sozialstaat. In P. Schwenkmezger & L. R. Schmidt (Hrsg.), Lehrbuch der Gesundheitspsychologie (S. 247–263). Stuttgart: Enke.

Czikshentmihalyi, M.(1987). Das flow - Erlebnis: Jenseits von Angst und Langeweile: im Tun aufgehen. Stuttgart: Klett-Cotta.

Franke, A., Elsesser, K., Sitzler, F., Algermissen, G. & Kötter, S. (1998). Gesundheit und Abhängigkeit bei Frauen: Eine salutogenetische Verlaufsstudie. Cloppenburg: Runge.

Franke, A., Mohn, K., Sitzler, F., Welbrink, A. & Witte, M. (2000). Lebensbedingungen, Ressourcen und Substanzkonsum von Frauen. Projektbericht, Dortmund/Berlin (in Vorbereitung).

Koppenhöfer, E. (1995). Aufbau positiven Erlebens und Handelns bei psychiatrischen Patienten: Die kleine Schule des Geniessens. In R. Lutz & N. Mark (Hrsg.), Wie gesund sind Kranke? Zur seelischen Gesundheit psychisch Kranker (S. 217–222). Göttingen: Verlag für angewandte Psychologie.

Leppin, A. (1996). Suchtgefahren im Jugendalter - Ursachen und Häufigkeit. In G. Längle, K. Mann & G. Buchkremer (Hrsg.), Sucht. Die Lebenswelten Abhängiger (S. 110–125). Tübingen: Attempo-Verlag.

Lutz, R. (1991). Vorhersagbarkeit der Interkorrelation psychodiagnostischer Skalen. Psychologische Beiträge, 33, 47–61.

Lutz, R. (1996). Gesundheit und Genuss: Euthyme Grundlagen der Verhaltenstherapie. In J. Margraf (Hrsg.), Lehrbuch der Verhaltenstherapie, Band 1 (S. 113–128). Berlin: Springer.

Lutz, R. & Koppenhöfer, E. (1983). Kleine Schule des Geniessens. In R. Lutz (Hrsg.), Genuss und Geniessen (S. 112–125). Weinheim: Beltz.

Scherer, U. & Scherer, K. (1994). Emotionale Reagibilität, Bewältigungsstrategien und Alkoholismus. In E. Heim & M. Perrez (Hrsg.), Krankheitsverarbeitung (S. 74–96). Göttingen: Hogrefe.

Schmidt, L. (1998). Zur Dimensionalität von Gesundheit und Krankheit. Zeitschrift für Gesundheitspsychologie, 6, 161–178.

Schröder, H. (1997). Die Gefühle sind immer dabei. Emotionalität des Menschen als Regulations- und Interventionsziel bei Abhängigkeitserkrankungen. In K. Reschke, H. Petermann & M. Weyandt (Hrsg.), Von der Technoparty zur Sucht (S.145–165). Regensburg: Roederer.

Thomas, G. (1989). Soziotherapeutische und freizeitpädagogische Aspekte in der Therapie Suchtkranker am Beispiel des Lernziels Genussfähigkeit. Suchtgefahren, 35, 397–401.

Vogt, I. (1994). Alkoholikerinnen. Eine qualitative Interviewstudie. Freiburg: Lambertus.

Renate Höfer

Kohärenzgefühl und Identitätsentwicklung

Überlegungen zur Verknüpfung salutogenetischer und
identitätstheoretischer Konzepte

Zusammenfassung
Ziel meiner Überlegungen ist der Versuch, auf der Grundlage eines handlungsorientierten Belastungs-/Bewältigungsmodells *unterschiedliche Erklärungsmodelle - das Modell der Salutogenese von Antonovsky und ein Identitätsentwicklungsmodell - zu verknüpfen* und daraus einen Beitrag zur Entstehung des Kohärenzgefühls zu leisten. Auf der Basis dieser Verknüpfung lässt sich zeigen, dass *Identität als Quelle des Kohärenzgefühls* konzeptualisiert werden kann. Das Kohärenzgefühl entwickelt sich über Selbstorganisationsprozesse und selbstrelevante Bewertungsprozesse. Der Ort, an dem das Subjekt solche Erfahrungen verarbeitet, ist das *Identitätsgefühl*. Dieses enthält Bewertungen über die Qualität und Art der Beziehung zu sich selbst *(Selbstgefühl)* und Bewertungen darüber, wie eine Person die Anforderungen des Alltags bewältigen kann *(Kohärenzgefühl)*. In beiden Fällen geht es um hochkomplexe Verdichtungsprozesse vielfältiger alltäglicher Erfahrungen. Bei beiden Konstrukten handelt es sich um dynamische Konzepte, die zwar übersituativ wirken und als solche auch eine gewisse Konstanz haben, sich aber über gut beziehungsweise nicht gut bewältigte, identitätsrelevante Stressoren (positiv/negativ) verändern können.

1. Einleitung

Anschliessend an die philosophischen Überlegungen zum Kohärenzgefühl setzt sich dieser Beitrag mit einer psychologischen, genauer gesagt sozialpsychologischen Perspektive zum Kohärenzgefühl auseinander. Den Hintergrund meiner Überlegungen bildet die in der Jugendgesundheitsforschung übereinstimmend konstatierte Zunahme der gesundheitlichen Belastungen in der Altersgruppe der 12- bis 24-Jährigen (vgl. Kolip, Hurrelmann & Schnabel, 1995; Kolip, 1997). Im Mittelpunkt des Interesses steht für mich hier weniger die Frage, wie sich diese Zunahme erklären lässt, als vielmehr jene, wie es Jugendlichen gelingen kann, in einer sich verändernden Welt, die in den Sozialwissenschaften oft als fragmentiert und widersprüchlich beschrieben wird, handlungsfähig und gesund zu bleiben.

Die Verknüpfung von identitätstheoretischen Überlegungen mit dem Modell der Salutogenese von Antonovsky resultierte aus der Erfahrung unterschiedlicher Forschungskontexte.[1] Im Rahmen eines Public-Health-Forschungskontextes stand die Auseinandersetzung mit der Frage, warum auch benachteiligte Jugendliche gesund bleiben, im Mittelpunkt. Damit gerieten jene Faktoren in den Blickpunkt, die Krankheit nicht nur verhindern, sondern Gesundheit erhalten und fördern. Auch wenn das Modell der Salutogenese ein offenes und an manchen Punkten auch revisionsbedürftiges Konzept darstellt, so formulierte Antonovksy m. E. nicht nur ein alternatives, sondern auch ein deutlich weiterführendes Paradigma zu dem der Pathogenese. Dies spiegelt sich bereits in seiner Analyseperspektive wider. Seine zentrale Fragestellung geht eben nicht davon aus, nach den spezifischen Ursachen zu suchen, die Menschen krank machen, sondern die eigentlich neue Fragestellung ist, wie und warum Menschen trotz Belastungen gesund bleiben beziehungsweise wieder gesund werden. Der Mensch wird in einem solchen Belastungs-/Bewältigungsmodell nicht länger als passives Wesen aufgefasst, das externen Kräften ausgesetzt ist, sondern als Subjekt, das im Rahmen vorhandener Bewältigungsressourcen sein eigenes Leben aktiv „beeinflusst". Damit geht es nicht mehr primär um die Frage nach Belastungen und deren Vermeidung, sondern wichtiger und theoretisch interessanter wird die Frage, wie Subjekte diesen Prozess der Bewältigung steuern. Im Modell der Salutogenese kommt nach Antonovsky dabei dem Kohärenzgefühl zentrale Steuerungsfunktion zu. Seine Ausführungen zur Entstehung des Kohärenzgefühls beziehen sich vor allem auf die Widerstandsressourcen, die Erfahrungen enthalten, die dem Individuum ein hohes Mass an Kohärenzgefühl vermitteln.

In der Identitätsdebatte spielte die Frage der Kohärenz als zentrale Anforderung der Identiätsarbeit schon immer eine wichtige Rolle und wurde in der aktuellen Identitätsdebatte wieder aktualisiert (vgl. Keupp, Ahbe, Gmür, Höfer, Mitzerlich, Kraus et al., 1999). Im Rahmen eines 10-jährigen Längsschnittprojekts wurde u.a. die Frage diskutiert, ob nicht alle Gegenwartsanalysen einer individualisierten, globalisierten Risikogesellschaft gegen das Deutungsmuster einer kohärenten Sicht der eigenen Biografie und Identität sprechen. Oder anders formuliert: Wäre es nicht gut, sich von einer Idee von Kohärenz zu verabschieden, die als Harmonie oder innere Einheitlichkeit verstanden wird und Kohärenz vielmehr als prozessuales Ergebnis zu fassen, in dem die Verknüpfungsarbeit für die Subjekte, trotz aller fragmentierten Erfahrungen und Widersprüchlichkeit, eine authentische (kohärente) Gestalt behält?

---

1 Seit 1995 arbeitete ich im Public-Health-Forschungsverbund im Projekt „Gesundheitsrisiken und Gesundheitsbewusstsein von institutionsauffälligen Jugendlichen" (vgl. Höfer, 1999). Von 1989 bis 1998 war ich Mitarbeiterin im Sonderforschungsbereich 333 an der Universität München im Projekt „Identitätsentwicklung von Jugendlichen" (vgl. Keupp & Höfer, 1997; Keupp et al., 1999).

Ausgehend von diesen Überlegungen lag es nahe, beide Diskurse von Identität und Salutogenese zu verknüpfen und die Frage zu stellen, inwieweit eine gelingende Identitätsarbeit eine zentrale Voraussetzung für Kohärenz und Gesundheit darstellt.

Erste Ansätze einer solchen konzeptionellen Verknüpfung finden sich auch in Antonovskys Arbeiten selbst. Auch er geht, zwar ohne ihn ausführlicher zu thematisieren, von einem solchen Zusammenhang aus. In seinen Überlegungen zu den Widerstandsressourcen (vgl. Antonovsky, 1979) stellt er die Vermutung auf, dass die Ich-Identität für die emotionale Ebene zentral ist und einen wichtigen Stellenwert innerhalb der allgemeinen Widerstandsressourcen einnimmt. Antonovsky bezieht sich in seinen Ausführungen dabei vor allem auf Erikson und dessen Vorstellung einer gelungenen Identität, „die der Person das Gefühl vermittelt, integriert und stabil, aber doch dynamisch zu sein, so dass die Person flexibel auf die soziale und kulturelle Welt reagieren kann, so dass weder Narzissmus noch eine Schablone für die äussere Realität benötigt werden" (zit. n. Antonovsky 1979, S. 108).

Ich-Identität wird von Antonovsky als emotionale Widerstandsressource, als personales Kapital aufgefasst, das der Person Erfahrungen von persönlichen Sicherheiten und Klarheiten vermittelt, die dazu führen, dass man seine äussere Umgebung als sinnvoll, vorhersagbar und geordnet erlebt. Dabei unterscheidet er zwischen dem Konzept der Ich-Identität, die sich, wie er argumentiert, auf das Bild von einem Selbst richtet, während das Kohärenzgefühl sich auf das Bild richtet, das man von der Welt hat, das aber, wie er meint, das Selbst umschliesst. Weiter nimmt er an, dass eine starke Ich-Identität sich als entscheidende oder sogar notwendige Bedingung für ein starkes Kohärenzgefühl erweisen wird.

Erikson (1959, 1973) geht dabei von einem Stufenmodell aus, in dem man ein gesichertes Identitätsniveau erreicht, wenn man die verschiedenen Entwicklungsstufen adäquat durchlaufen, d.h. die jeweils anstehenden (Entwicklungs-) Aufgaben gelöst hat. Gerade diese Auffassung, dass das Subjekt mit Ende der Adoleszenz einen stabilen Kern, ein „inneres Kapital" ausgebildet hat, das eine erfolgreiche Lebensbewältigung sichern wird, wurde in den 80er-Jahren teilweise stark kritisiert (vgl. Keupp et al., 1999).

Die neuere Identitätsforschung argumentiert dagegen, dass diese Betonung von Kontinuität, Kohärenz und Entwicklungslogik auf Grund der gesellschaftlichen Wandlungsprozesse ihre Passförmigkeit verloren hat, dass jede gesicherte oder essenzialistische Konzeption der Identität der Vergangenheit angehört. Identität wird nicht mehr als Entstehung eines inneren Kerns aufgefasst, sondern als Prozessgeschehen kontinuierlicher „alltäglicher" Identitätsarbeit, als permanente Passungsarbeit zwischen inneren und äusseren Welten. In der Folge versteht man die Identität auch nicht mehr als eine fortschreitende und abschliessbare Kapitalbildung, sondern als „Projektidentitäten", als Projektentwürfe des eigenen Lebens, die auch die gleichzeitige Verfolgung unterschiedlicher und teilweise sogar widersprüchlicher Projekte beinhalten können.

2. Identität und Kohärenzgefühl

Identität stellt im Modell der alltäglichen Identitätsarbeit (vgl. Straus & Höfer, 1997; Keupp et al., 1999; Höfer, 2000) einen reflexiven Bezugsrahmen dar, innerhalb dessen eine Person ihre Lebenserfahrungen interpretiert und Fragen der Bedeutung, des Zwecks, der Stimmigkeit und der Richtung des eigenen Lebens retrospektiv bewertet. Diese Erfahrungen bilden die Basis für die jeweiligen aktuellen Identitätsprojekte. Identität ist aber nicht nur ein Produkt der eigenen Erfahrungen, sondern ein Prozess des eigenen Werdens, der wiederum etwas bewirkt. Identitäten enthalten nicht nur Werte, Ziele und Vorstellungen, wer man ist, sondern auch Vorstellungen (Selbst-Theorien) über das eigene Funktionieren und über die Bewältigung des eigenen Alltagslebens. Die Identitätsarbeit sucht in spezifischen Identitätsprojekten stimmige Passungen von inneren und äusseren Anforderungen zu entwickeln. Mit dieser Passungsarbeit sucht sich das Subjekt seine gesellschaftliche Handlungsfähigkeit herzustellen und zu sichern.

Dieser Prozess der Passungsarbeit (der inneren Strukturbildung der Subjekte) verläuft im Wesentlichen auf drei Strukturebenen ab (vgl. Abbildung 1):

1. über die Reflexion situationaler Selbsterfahrungen,
2. über deren Integration zu Teilidentitäten,
3. auf einer Metaebene, über die Bildung von dominierenden Teilidentitäten, Kernnarrationen und dem Identitätsgefühl.

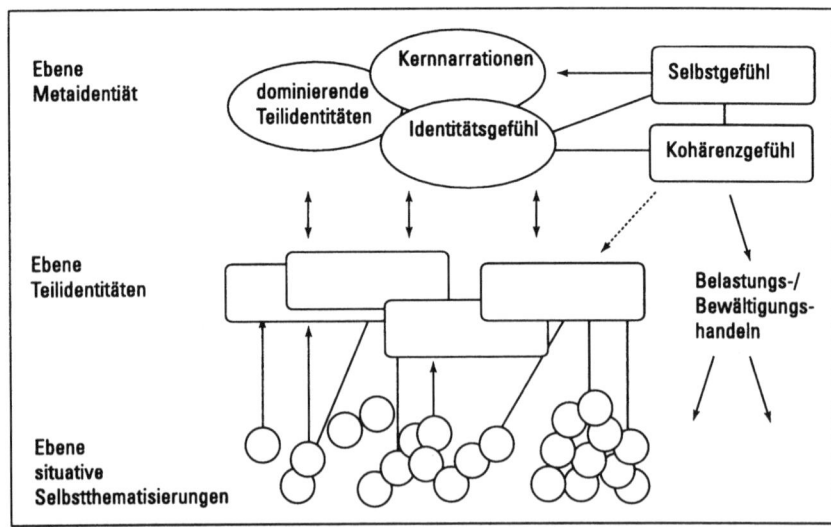

Abb. 1: Modell der Identitätsarbeit

In diesem Prozess der alltäglichen Identitätsarbeit werden permanent situative Selbstthematisierungen der alltäglichen Erfahrungen vorgenommen, die auf zweierlei Weise verarbeitet werden. Zum einen werden sie unter gesellschaftlich mitbestimmten Perspektiven (beispielsweise Erwerb einer beruflichen Identität) zu Teilidentitäten (beispielsweise ich als junge berufstätige Frau) verdichtet. Zum anderen werden sie und die Teilidentitäten auf einer Metaebene reflektiert.

Im Folgenden werde ich besonders auf das *Identitätsgefühl* eingehen, da es die Schnittstelle zum Kohärenzgefühl bildet. Das Identitätsgefühl entsteht als Verdichtung biografischer Erfahrungen in den Identitätsprojekten und den Bewertungen der eigenen Person und zwar auf der Folie zunehmender Generalisierung der Selbstthematisierungen und der Teilidentitäten. Hinter der Annahme eines solchermassen generalisierten Selbsterfahrungsrahmens steckt die These, dass Subjekte bestimmte Aspekte situationaler Selbsterfahrungen nicht nur im Rahmen einer Teilidentität verarbeiten, sondern zusätzlich auch in ihrem Kerngehalt im „Identitätsgefühl" abspeichern. Zu diesem Konzept des Identitätsgefühls gibt es eine Reihe einschlägiger Vorarbeiten. So sprechen beispielsweise Greenwood (1994, S. 106) und Harré (1983, S. 36) von einem Set von relativ andauernden und integrierten fundamentalen Überzeugungen, Prinzipien und Entscheidungen. Diese Prinzipien bestimmen die Dinge, die wir achten und wertschätzen, und sie bestimmen die Handlungen, über die wir stolz, verletzt oder beschämt sind, die wir zu erreichen hoffen und für die wir Revanche wollen. Bohleber (1997, S. 113) definiert das Identitätsgefühl als ein aktives, inneres Regulationsprinzip, das übergeordnet ist und dem einzelne Selbstthematisierungen (er spricht von Selbstrepräsentanzen) unterliegen. Dieses Identitätsgefühl prüft Handlungen und Erfahrungen dahin gehend, ob sie zu einem passen, das heisst, ob sie in die zentralen Selbstrepräsentanzen, die für das Identitätsgefühl den Rahmen geben, integrierbar sind. Dabei verweist er auch darauf, dass es nicht nur einen Cluster von zentralen Selbstrepräsentanzen als Bezugsrahmen gibt, sondern mehrere, falls diese nicht integrierbar sind.

Die Verdichtung dieser Selbstthematisierung erfolgt - so meine Annahme - nicht als einfacher Generalisierungsvorgang, sondern entlang zentraler Identitätsziele (wie beispielsweise Anerkennung, Autonomie, Selbstachtung, soziale Integration, Selbstwirksamkeit, Originalität). Dies hat den Vorteil, dass über das Identitätsgefühl auch wichtige Aspekte der identitätsbezogenen Motivation von Handlungen (Identitätsanpassungen, Veränderungen etc.) erklärt werden können. So gehen beispielsweise Entwicklungstheorien und Motivationstheorien (vgl. Compas & Wagner, 1991, S. 80) davon aus, dass bedeutsames Handeln im menschlichen Leben dadurch motiviert ist, Ziele zu erreichen. Diese müssen dabei nicht immer reflektiert sein, sondern fliessen auch als unbewusste Erwartungen und Fantasien mit ein.

Das Identitätsgefühl entsteht also in der alltäglichen Identitätsarbeit, indem das Subjekt alltägliche Erfahrungen verarbeitet und „Passungen" herstellt zwischen äusseren und inneren Anforderungen. Es geht, wie auch Anselm (1997) betont, um beides, die Innenbeziehung, das Selbstverhältnis und die Beziehung zum Anderen, zur Welt. Beide zusammen bilden die „ineinander verschlungenen und einander bedingenden Bestandteile von Identität" (ebd. S. 138). Das Identitätsgefühl speist sich demnach aus zwei Quellen: dem Selbstgefühl, das Bewertungen über die Qualität und die Art der Beziehung zu sich selbst enthält und dem Kohärenzgefühl, das sich über die Bewertungen der Bewältigung alltäglicher Anforderungen bildet und in dem sich, wie Antonovsky es formuliert, die Beziehung zur Welt ausdrückt (Antonovsky, 1979).

Beim *Selbstgefühl* geht es vereinfacht gesagt darum, wie gut, wie stimmig, wie nützlich usw. ich mich allgemein fühle. Diese Selbstgefühle drücken die Art beziehungsweise die Entfernung (Nähe oder Distanz) der Selbstbeurteilung entlang der vom Individuum gesetzten Referenzpunkte (Standards) aus. Die in diesen Standards verkörperten Werte können auch als symbolischer Ausdruck für wünschenswerte Erfahrungen gesehen werden. In diesem Sinne repräsentieren sie Bedürfnissysteme der Individuen. Erfahrungen werden also auf der emotionalen Ebene als positive oder negative Urteile bezüglich der Selbsteinschätzung abgespeichert. Positive Gefühle wie Selbstakzeptanz, Selbstwertschätzung, Zufriedenheit entstehen dann, wenn wichtige selbstevaluative Standards, beispielsweise das subjektive Bedürfnis nach Autonomie oder Anerkennung, erfüllt worden sind. Negative Selbstgefühle wie Selbsthass und Selbstherabsetzung entstehen, wenn solche Standards verfehlt worden sind.

Je stärker es nun gelingt - so meine These - diese individuellen Identitätsbedürfnisse zu erfüllen, umso mehr entwickelt das Subjekt einen positiven Bezug zu sich selbst, also ein positives Selbstgefühl. Dieses Gefühl wird - nach Kaplan (1996) - von den Individuen als selbstprotektiv und selbstverstärkend wahrgenommen. Als solche beeinflussen sie dann den Bewältigungsprozess, denn inwieweit ein Individuum Werte entwickeln und verwirklichen kann, ist eine Funktion seines (positiven) Selbstgefühls.

Darüber hinaus gewinnt ein Subjekt über die Identitätsbewertungsprozesse auch ein Gefühl seiner Beziehung zur Welt, also ein Gefühl dafür, wie es ihm gelingt, die Identitätsprojekte bzw. das Alltagsleben zu bewältigen. Es erlangt Einschätzungen über die Sinnhaftigkeit seiner Projekte sowie darüber, wie gut es gelingt, Identitätsentwürfe zu Identitätsprojekten weiterzuentwickeln und diese auch zu realisieren. Das Subjekt gewinnt ein Gefühl dafür, inwieweit es versteht, was mit ihm passiert (inwieweit es selbst seine Identität gestaltet, welchen Einfluss dabei äussere Prozesse ausüben). Diese Bewertungsprozesse bilden die Grundlage für das, was Antonovsky mit seinem *Kohärenzgefühl* thematisiert hat. Indem das Subjekt also seine Selbsterfahrungen entlang der Identitätsziele bewertet und generalisiert/verdichtet, entsteht

- ein Gefühl von Sinnhaftigkeit, vor allem, wenn es gelingt, Identitätsziele in Entwürfe und Projekte zu übersetzen, die in der Lage sind, Erfahrungen von authentischer/positiver Selbstwertschätzung zu vermitteln,

- ein Gefühl von Machbarkeit, vor allem, wenn es gelingt, aus Entwürfen Projekte und aus Projekten realisierte Identitätsprojekte zu machen,
- ein Gefühl von Verstehbarkeit, vor allem, wenn es gelingt, den Prozess der Zielübersetzung in Entwürfe, Projekte und realisierte Prozesse als einen Prozess zu reflektieren, der Ausseneinflüssen unterliegt, letztlich aber selbst bestimmt ist.

Meine These ist, dass Kohärenz heute nicht mehr über eine innere Einheitlichkeit beziehungsweise über eine Anpassung an äussere Vorstellungen hergestellt wird, sondern, dass in der „reflexiven Moderne" die Selbstreferenzialität eine weit wichtigere Rolle zur Bewertung der eigenen Person spielt. Es geht also - vereinfacht formuliert - weniger um Kohärenz als Inhalt, als vielmehr um Kohärenz als Prozess. Allein über die Teilhabe an sozialen Rollen und die Anpassung können Individuen nicht mehr genügend Selbstwert und Handlungsfähigkeit gewinnen. Die eigenen Ziele, Referenzpunkte und die damit verbundenen Bewertungsprozesse werden zu einem Motor der Identitätsarbeit. Je mehr selbstreflexive Prozesse mit dieser Qualität ein Subjekt erfährt - so meine weitere Annahme - desto stärker wird das Selbst- und Kohärenzgefühl.

Das Kohärenzgefühl und das Selbstgefühl sind so das Ergebnis des Identitäts-Managementprozesses, wirken aber auch auf diesen in zweifacher Weise zurück: Erstens über die Art der Bewältigung identitätsrelevanter Stressoren (Thoits, 1991) und zweitens auf die Art der Identitätsarbeit selbst.

In dem Ausmass, in dem es den Individuen gelingt, immer wieder eine Balance herzustellen zwischen den eigenen Zielen und Bedürfnissen und den äusseren Anforderungen, wird auch das Identitätsgefühl positiver sein. Gelingt es der alltäglichen Identitätsarbeit nicht mehr bzw. nicht genügend, solche Passungen herzustellen, können die Identitätsziele nicht ausreichend in den Projekten realisiert werden. In der Folge kommt es zu negativen Veränderungen im Selbst- und später auch im Kohärenzgefühl.

Damit erklärt sich, warum das Kohärenzgefühl ein relativ stabiler und einflussreicher Faktor für die Gesundheit ist. Es entsteht als Ergebnis vieler gelungener Identitätsprozesse: Je besser es dabei dem Subjekt gelingt, in seinen individuellen Projekten und Projektentwürfen Verknüpfungen herzustellen, die als subjektiv stimmig und authentisch erlebt werden, umso mehr entsteht ein positives Identitätsgefühl und umso stärker wird das Gefühl der Kohärenz sein (vgl. auch Höfer, 2000). Es wird auch deutlich, dass immer dann, wenn zentrale Aspekte der Identität einer Person bedroht sind bzw. identitätsrelevanter Stress über längere Zeit nicht konstruktiv bewältigt werden kann, auch das Kohärenzgefühl sich negativ verändern kann.

3. Empirische Ergebnisse

Die bisher formulierten theoretischen Überlegungen werden im Folgenden durch einige empirische Ergebnisse aus vergleichenden Fallanalysen von Jugendlichen mit stärkerem bzw. schwächerem Kohärenzgefühl[2] exemplarisch illustriert. Dabei bestätigt sich, dass die alltägliche Identitätsarbeit dieser Jugendlichen sich vor allem im Spannungsfeld zwischen Autonomie/Selbstbestimmung und Anerkennung/sozialer Integration bewegt.

Basale Voraussetzung für ein positives Identitätsgefühl sind, wie die Ergebnisse zeigen, die Erfahrungen von sozialer Anerkennung und Zugehörigkeit. Mit dem Wegfall traditioneller Institutionen, die allgemein verbindende Vermittlungsformen darstellten, wird die Frage der Anerkennung zu einem der zentralsten Identitätskonflikte der reflexiven Moderne. Früher bildete die soziale Rolle, ihre Erfüllung und ihre Anerkennung tendenziell eine unverbrüchliche Einheit. Dieser Anerkennungsraum hat an Konturen verloren und verweist das Subjekt auf eigene selbstreferenzielle Anerkennungskriterien. Dies zeigte sich beispielsweise auch an den sehr unterschiedlichen Standards, an denen Jugendliche die Frage sozialer Anerkennung verorten: Einige wollen ganz normal sein, andere wollen in ihrer Besonderheit erkannt/anerkannt werden, etwa durch ihre geistige Überlegenheit, durch ein besonderes künstlerisches Talent, durch hohe Ideale oder aber auch im Wunsch, unentbehrlich für andere zu sein.

Der Vergleich der beiden Gruppen zeigt, dass Jugendliche mit einem schwächeren Kohärenzgefühl Anerkennungsstandards entwickeln, die so hoch sind, dass sie kaum erreichbar sind: Sie fühlen sich beispielsweise nur anerkannt, wenn sie in allen sozialen Bezügen als Mittelpunkt wahrgenommen werden. Ihre Bemühungen nach Anerkennung sind folglich eher zum Scheitern verurteilt und führen dazu, dass sich die Jugendlichen permanent zu wenig geschätzt, nicht ausreichend von anderen wahrgenommen oder aber unfähig, den Anforderungen der anderen gerecht zu werden, fühlen.

Durch die Erosion des Einflusses traditioneller Institutionen werden die eigenen Annerkennungsräume in Form von Projekten und Entwürfen immer wichtiger. Denn erst die Entscheidung für ein Projekt macht dieses auch als Anerkennungsfolie relevant. So haben auch Jugendliche mit einem stärkeren Kohärenzgefühl deutlich mehr Identitätsprojekte und Identitätsentwürfe in verschiedenen Lebensbereichen, die sie als bedeutend erleben und in denen sie Anerkennung erfahren.

Eine weitere wesentliche Voraussetzung für ein positives Identitätsgefühl bildet das Gefühl der Selbstgestaltung. Jugendliche mit einem stärkeren Kohärenzge-

---

2 Die Fallanalysen basieren auf den qualitativen Interviews, die im Rahmen des Public-Health-Forschungsprojektes „Gesundheitsbewusstsein und Gesundheitsrisiken von institutionsauffälligen Jugendlichen" erhoben wurden (N=60 männliche und weibliche 15- bis 24-jährige Jugendliche).

fühl erleben ihre Projekte als selbst bestimmt und selbst gewählt (auch wenn sie beispielsweise das Ergebnis von Kompromissen darstellen). „Gescheiterte Projekte" werden von dieser Gruppe vor allem einer falschen Entscheidung zugeschrieben, die wieder revidiert und durch neue/andere Projekte ersetzt werden können. Jugendliche mit einem schwächeren Kohärenzgefühl dagegen erzählen vorwiegend von Projekten, die sie als entfremdet betrachten (weil ihnen beispielsweise keine andere Wahl blieb oder/und die Eltern sie überredet haben). „Gescheiterte Projekte" schreiben sie ihrer eigenen Unfähigkeit und Unzulänglichkeit zu. Diese Konnotation mindert ihr Selbstgefühl und erhöht die Demoralisierung. Sie zweifeln daran, dass sie überhaupt ihr gegenwärtiges Leben positiv beeinflussen können. Auch lassen sie Dinge auf sich zukommen, da sie kaum mehr daran glauben etwas bewirken zu können. Typisch ist auch, dass sie in ihren alltäglichen Lebenszusammenhängen nur wenig subjektiven Sinn entdecken können.

4. Diskussion

Abschliessend möchte ich noch einige Überlegungen anstellen, inwieweit die Verknüpfung von Identität und Kohärenz in der Lage ist, das Modell der Salutogenese von Antonovsky weiterzuentwickeln.

Versteht man Gesundheit als dynamisches Gleichgewicht, das vom Individuum immer wieder durch Selbstorganisationsprozesse im Austausch mit der Umwelt hergestellt wird, gewinnt eine subjektive Identitätskonstruktion als Herstellungs- und Steuerungsmodus eine besondere Bedeutung. Eine solche Konzeption von Identität weist über die Bedeutung der Ich-Identität als Potenzial, das die Lebensbewältigung sichert, hinaus. Gesundheit wird - wie ich annehme - nicht nur über die Bewältigung von Anforderungen, Stressoren oder in der Vermeidung von Stressoren hergestellt, was im Modell von Antonovsky vor allem betont wird, sondern Individuen gestalten, indem sie handeln, ihre lebensweltlichen Erfahrungsräume auch aktiv über die von ihnen verfolgten (Identitäts-) Entwürfe und Projekte mit. Gesundheit kann als Ausdruck einer individuellen Lebensgeschichte, als Ergebnis einer tätigen Auseinandersetzung mit den inneren Bedürfnissen und äusseren Anforderungen aufgefasst werden.

Das Kohärenzgefühl stellt nach Antonovsky gewissermassen das zentrale salutogene Selbstorganisations- und Selbststeuerungsprinzip des Menschen dar. Es befähigt die Menschen, flexibel auf die jeweiligen Anforderungen einzugehen, zu reagieren, wirksam erscheinende Gesundheitsressourcen auszusuchen, zu nutzen, geeignete Strategien auszuwählen und im Prozess der Salutogenese wirksam werden zu lassen. Das Kohärenzgefühl als Handlungsorientierung neutralisiert oder reduziert nach Antonovsky nicht nur die pathogene Wirkung von externen oder internen Anforderungen, sondern mobilisiert Steuerungs- und Regulierungsprozesse, welche die Gesundheit des Individuums fördert. Antonovsky betont zwar, dass Individuen mit einem starken Kohärenzgefühl ihre Gesundheit „aktiv" fördern, indem sie bestimmte Stresssituationen meiden, die nicht zu bewältigen oder zu ändern sind. Implizit drückt sich darin aber auch die Vorstellung eines Individuums aus, das auf bestimmte Belastungen und Anforderungen reagiert. Vernachlässigt wird dabei aber das aktive Moment der Erfahrungsgestaltung. Individuen gestalten, indem sie Ziele, Bedürfnisse sowie Wünsche entwickeln und danach handeln, ihre lebensweltlichen Erfahrungsräume aktiv mit. Sie steuern den Prozess, welche Lebensfelder sich zu subjektiv bedeutsamen Lebenswelten wandeln und welche Optionen dabei wahrgenommen werden.

Dieses Verständnis eines aktiv gestaltenden Subjekts lässt sich auch auf den bewussten Prozess der Gesunderhaltung, der nach Faltermaier (1994) in seiner Relevanz (auch von Antonovsky) unterschätzt wird, beziehen. Dieser bewusste Prozess vollzieht sich im Modell alltäglicher Identitätsarbeit in einer direkt auf Gesundheit bezogenen Lebensführung, die als der praktische Ausdruck von Identität erfahren werden kann (vgl. Behringer, 1998). Gesundheitskonzepte gewinnen erst einen Sinn vor dem Hintergrund der handlungsleitenden Orientierungen und Wertigkeiten der Identitätskonstruktionen. Die gesundheitsbezogenen Erfahrungen, die sie über die gegenwärtig zahlreichen, gesellschaftlich vermittelten Gesundheitsdiskurse zu Selbstbildern und Teilidentitäten (als gesunde, ernährungsbewusste, sportliche Person usw.) verdichten, beeinflussen nachhaltig die Lebensführung und das im engeren Sinne konkrete Gesundheitsverhalten (wie beispielsweise gesunde Ernährung oder genügend Bewegung). Dies gilt allerdings nur dann, wenn diesen gesundheitsbezogenen Identitätsentwürfen im Verhältnis zu den anderen Identitätsentwürfen und -projekten auch funktionale (Identitäts-)Bedeutung zukommt. Trifft dies nicht zu, werden diese Identitätsentwürfe nicht lebensstilrelevant.

Auch die Frage der Stabilität des Kohärenzgefühls lässt sich differenzierter beantworten.

Antonovsky geht von der Annahme aus, dass das Kohärenzgefühl eine relativ stabile Persönlichkeitseigenschaft ist, die sich nach dem Abschluss der Adoleszenz nur noch unter bestimmten Bedingungen verändert. Als eher stabile Persönlichkeitseigenschaft verliert das Kohärenzgefühl als statische Variable auf konzeptueller Ebene seine dynamische Kompetenz. Das Kohärenzgefühl als Potenzial, das einer Person zur Verfügung steht und das durch die Erfahrungen aus der Lebenswelt „permanent" restabilisiert wird, abstrahiert jedoch davon, dass Individuen Erfahrungen (re-)strukturieren, evozieren, mobilisieren, abweisen oder nicht wahrnehmen können. Antonovsky geht wie Erikson noch von einem Entwicklungsmodell aus, das für die relativ stabile Phase der 50er- bis 70er-Jahre des letzten Jahrhunderts typisch war. Er übersieht, dass Menschen sich weiterentwickeln, neue Wünsche haben, sich Perspektiven im Lauf der Zeit verändern können und dass Individuen in sich rasch entwickelnden Phasen gesellschaftlicher Entwicklung immer wieder neue Balancen finden müssen bzw. neue Identitätskonfigurationen entwickeln. Auch gesellschaftliche Zeitdiagnosen widersprechen dem Bild, dass Erfahrungsräume über längere Zeit gleich bleiben und Individuen nur kontinuierliche Erfahrungen machen können. Dies zeigt sich in den wesentlichen Bereichen von Arbeit und Beruf ebenso wie in Ehe und Familie, die heute alle keine Garantien auf Lebenszeit mehr bedeuten. Individuen müssen permanent Identitätsarbeit leisten, um mit Veränderungen zurechtzukommen. So gesehen ist das Kohärenzgefühl als generalisierte Bewältigungsstrategie eine Ressource für diesen Identitätsprozess, in dem die Individuen permanent ihre inneren und äusseren Anforderungen in ein Balanceverhältnis bringen. Dabei muss auch das Kohärenzgefühl - so meine These - immer wieder neu hergestellt werden. Individuen müssen in ihrer Identitätsarbeit Erfahrungsräume „konstruieren", die sie als „kohärent" erleben können.

Allerdings darf man bei dieser Diskussion nicht vergessen, dass die Qualität und das Ergebnis der Identitätsarbeit entscheidend von der Verfügbarkeit und der subjektiven Nutzung von Ressourcen abhängt. Denn was nützt es den Subjekten, wenn sie aus den gesellschaftlich sich bietenden Optionen und Möglichkeiten für sich keine Wirklichkeiten machen können. Identitätsarbeit findet in einem machtbestimmten Raum statt, der aus dem Potenzial möglicher Identitätsentwürfe einige erschwert und andere favorisiert. So können beispielsweise Jugendliche, denen der Zugang zur Erwerbsarbeit verweigert wird, in einer Gesellschaft, in der über die Teilhabe an jener Status, Anerkennung und soziale Integration vermittelt wird, nur schwerlich eine selbst bestimmte und befriedigende Identität entwickeln.

Will man dieses Verhältnis zwischen Selbstgestaltung und den dazu notwendigen Ressourcen allerdings näher bestimmen, braucht es weitergehende Überlegungen. Die Abbildung der Ressourcen auf einem Kontinuum, das implizit die Vorstellung „je mehr Ressourcen, desto besser" beinhaltet, wie Antonovsky es beispielsweise vorschlägt, reicht dazu m. E. nicht aus. Es braucht eine Theorie der Ressourcen, die die Beziehung beziehungsweise auch Wechselwirkungen zwischen „inneren" und „äusseren" Ressourcen und deren Funktionalität in Hinblick auf Selbstorganisationsprozesse systematisieren und klären hilft.

Literatur

Anselm, S. (1997). Identifizierung und Selbstbehauptung. Überlegungen zu einer aktuellen Dimension des Anerkennungskonflikts. In H. Keupp & R. Höfer (Hrsg.), Identitätsarbeit heute: Klassische und aktuelle Perspektiven der Identitätsforschung (S. 135–148). Frankfurt a. M.: Suhrkamp.

Antonovsky, A. (1979). Health, stress, and coping: New perspectives on mental and physical well-being. San Fransisco: Jossey-Bass.

Behringer, L. (1998). Lebensführung als Identitätsarbeit der Menschen im Chaos des modernen Alltags. Frankfurt a. M.: Campus.

Bohleber, W. (1997). Zur Bedeutung der neueren Säuglingsforschung für die psychoanalytische Theorie der Identität. In H. Keupp & R. Höfer (Hrsg.), Identitätsarbeit heute. Klassische und aktuelle Perspektiven der Identitätsforschung (S. 93–119). Frankfurt a. M.: Suhrkamp.

Compas, B. E. & Wagner, B. M. (1991). Psychosocial stress during adolescence: Intrapersonal and interpersonal processes. In M. E. Colten & S. Gore (Eds.), Adolescence stress: Causes and consequences (pp. 67–85). New York: Aldine.

Erikson, E. H. (1959). Growth and crisis of the healthy personality. Psychological Issues, 1, 50–100.

Erikson, E. H. (1973). Identität und Lebenszyklus. Frankfurt a. M.: Suhrkamp.

Faltermaier, T. (1994). Gesundheitsbewusstsein und Gesundheitshandeln. Weinheim: Beltz.

Giddens, A. (1991). Modernity and self-identity. Cambridge: Polity Press.

Greenwood, J. D. (1994). Realism, identity and emotion. London: Sage.

Harré, R. (1984). Personal being. Cambridge, Mass.: Harvard University Press.

Höfer, R. (1999). Kohärenzgefühl als Widerstandsressource: Warum bleiben benachteiligte Jugendliche gesund? In Deutsche Gesellschaft für Public Health (Hrsg.), Public-Health-Forschung in Deutschland (S. 166–170). Bern: Hans Huber.

Höfer, R. (2000). Jugend, Gesundheit und Identität. Studien zum Kohärenzgefühl. Opladen: Leske + Budrich.

Kaplan, H. B. (1996). Psychosocial stress from the perspective of self theory. In H. B. Kaplan (Eds.), Psychosocial stress (pp. 175–244). San Diego: Academic Press.

Keupp, H. & Höfer, R. (Hrsg.). (1997). Identitätsarbeit heute: Klassische und aktuelle Perspektiven der Identitätsforschung. Frankfurt a. M.: Suhrkamp.

Keupp, H., Ahbe,T., Gmür,W., Höfer, R., Mitzerlich, B., Kraus, W., Straus, F. (1999). Identitätskonstruktionen. Das Patchwork der Identität in der Spätmoderne. Reinbek: Rowohlt.

Kolip, P. (1997). Geschlecht und Gesundheit im Jugendalter. Die Konstruktion von Geschlechtlichkeit über somatische Kulturen. Opladen: Leske & Budrich.

Kolip, P., Hurrelman, K. & Schnabel, P. E. (Hrsg.). (1995). Jugend und Gesundheit. Weinheim: Juventa.

Straus, F. & Höfer, R. (1997). Entwicklungslinien alltäglicher Identitätsarbeit. In H. Keupp & R. Höfer (Hrsg.), Identitätsarbeit heute. Klassische und aktuelle Perspektiven der Identitätsforschung (S. 270-307). Frankfurt a. M.: Suhrkamp.

Thoits, P. (1991). On merging identity theory and stress research. Social Psychology Quarterly, 54, 101-112.

Siegfried Geyer

Antonovsky's sense of coherence - ein gut geprüftes und empirisch bestätigtes Konzept?

Zusammenfassung
Antonovsky's sense of coherence (SOC) erlangte nach seiner Veröffentlichung schnell grosse Popularität. Das Konstrukt und die darauf bezogenen Fragebogeninstrumente wurden allerdings kaum hinterfragt, sondern eher im Sinne von „Werkzeugen" verwendet. Die unzureichenden Investitionen in die Grundlegung führten zu einer Reihe von Problemen. Die von Antonovsky entwickelten Fragebögen erbringen durchwegs sehr hohe inverse Korrelationen (bis $r=-.85$) zwischen dem SOC und gesundheitsbezogenen Kriteriumsvariablen. Es liegt deshalb der Verdacht nahe, dass die Instrumente nicht den SOC messen, sondern dass sie inverse Masse für Angst und Depression erbringen.

Studien zum SOC sind mit wenigen Ausnahmen Querschnittsstudien, deren Zusammenhänge nicht im Sinn von Ursache-/Wirkungsbeziehungen interpretiert werden dürfen; die einzige prospektive Untersuchung erbringt keine klaren Ergebnisse.

Die soziologische Seite des SOC ist nicht hinreichend spezifiziert. Aus einer theoretischen Perspektive kann angenommen werden, dass ein stark ausgeprägter SOC auf Grund von günstigen Sozialisationsbedingungen eher in höheren sozialen Schichten zu erwarten ist. Die empirischen Befunde sind nicht eindeutig und die Probleme des SOC-Fragebogens verhindern auch hier eine fundierte Beurteilung.

Der derzeitige Stand der Kenntnis erfordert eine Neubearbeitung der Messinstrumente sowie eine Untersuchung der zeitlichen Stabilität und der Sozialisationsbedingungen für die Entwicklung des SOC.

1. Einleitung

Im Kontext des steigenden Interesses an Fragestellungen zu Prävention und Gesundheitsförderung bot sich mit Antonovskys „sense of coherence" (SOC) ein viel versprechender Ausgangspunkt für die Planung gesundheitsförderlicher Massnahmen (Frankenhoff, 1998). Dies ist insofern erstaunlich, als mit dem SOC doch ein Konstrukt in den Mittelpunkt des Interesses rückt, das als Persönlichkeitsdisposition konzipiert ist (Antonovsky, Sagy, Adler & Visel, 1990, S. 19; Sagy, Antonovsky & Adler, 1990, S. 12, 20). Einmal ausgebildet - so

Antonovsky - sei der SOC relativ änderungsresisistent, was jedoch gewisse situationsabhängige Variabilitäten nicht ausschliesse (Antonovsky, 1987, S. 124). Ein starker SOC als stabile Eigenschaft lasse sich für Präventions- und Gesundheitsförderungsmassnahmen zwar nutzen, die Ausformung eines hohen SOC als Ziel gesundheitsförderlicher Interventionen sei jedoch zumindest bei Erwachsenen - so Antonovskys Einschätzung (s. Antonovsky, 1987, S. 119) - wenig Erfolg versprechend. Es kann angenommen werden, dass die von ihm mehrfach hervorgehobene Änderungsresistenz letztlich dazu führt, dass nur Individuen mit einem starken SOC von Massnahmen zur Förderung der Gesundheit profitieren. Im Fall schwächerer individueller Ausprägungen sollten Interventionen weitgehend wirkungslos bleiben, da sie wegen einer nicht hinreichend entwickelten Überzeugung eigener Wirksamkeit und Kompetenz nicht in Handeln umgesetzt werden. In diesem Zusammenhang wäre zu klären, ob sich dies auf spezifische soziale Gruppen bezieht, oder ob für unterschiedliche Ausprägungen des SOC eine unsystematische Verteilung in der Bevölkerung angenommen werden kann. Hinweise auf die Berechtigung dieser Fragestellung geben z.B. Studien zu unterschiedlichen Ausprägungen von Kontrollerwartungen über berufliche Positionsgruppen (Kohn & Schooler, 1983; Häfeli, Kraft & Schallberger, 1988; Hoff, 1992).

In den folgenden Abschnitten soll die These belegt werden, dass die erfahrungswissenschaftliche Begründung von Antonovskys SOC noch nicht hinreichend ist, so dass praktische Schlüsse daraus gezogen werden könnten und dass es zu früh erscheint, heute, auf den SOC als Theorie aufbauend, Massnahmen zur Gesundheitsförderung oder zur Prävention vorzuschlagen (vgl. dazu Geyer, 1997).

Zunächst wird gezeigt, welche Messinstrumente zur empirischen Erfassung des SOC existieren und wie diese zu bewerten sind. In einem zweiten Schritt wird untersucht, welche Zusammenhänge zwischen SOC und Gesundheitsmassen vorliegen und wie diese Befunde methodisch zu bewerten sind. Als letztes wird die oben angesprochene Frage nach der sozialschichtspezifischen Verteilung des SOC behandelt.

2. Die Messung des „sense of coherence"

Zur empirischen Erfassung des SOC lagen bis vor einigen Jahren nur drei Fragebögen vor, nämlich Antonovskys eigene Langversion mit 29 Items (SOC-29; Antonovsky 1987, S. 189), die daraus abgeleitete Kurzfassung mit 13 Items (SOC-13) und eine von Antonovsky beschriebene, nicht von ihm stammende Version mit 22 Items (Antonovsky, 1987, S. 83), die jedoch im deutschen Sprachraum kaum bekannt ist. Mittlerweile steht potenziellen Anwendern eine relativ grosse Zahl von Fragebögen zur Verfügung, die je nach Länge, Item-Gehalt und Skalierung auf verschiedene Einsatzzwecke ausgerichtet sind. Die beiden von Antonovsky konstruierten Fragebögen mit 29 bzw. 13 Items sind die am weitesten verbreiteten Messinstrumente. Wie in den folgenden Abschnitten noch zu zeigen sein wird, sind beide, da sie aus dem gleichen Item-Pool hervorgegangen sind, nicht unproblematisch, und es ist nicht eindeutig klar, was sie messen. Ursprünglich nur in hebräischer und englischer Sprache vorhanden, liegen sie mittlerweile auch in Deutsch vor (Noack, Bachmann & Oliveri, 1991; Abel, Kohlmann & Noack, 1995; Bengel, Strittmatter & Willmann, 1998) und wurden u.a. zur Verwendung in telefonischen Umfragen modifiziert (Abel et al., 1995; Knesebeck, 1997).

Mit zunehmender Verbreitung des Fragebogens wurde Kritik geäussert, die sich an den psychometrischen Eigenschaften und den nicht immer logisch konsistenten Item-Formulierungen entzündete (Sack & Lamprecht, 1997; Schmidt-Rathjens, Benz, Van Damme & Feldt, 1997; Lutz, Herbst, Iffland & Schneider, 1998). Dies führte zur Neuentwicklung zweier SOC-Instrumente: Der SOC-HD von Schmidt-Rathjens et al. (1997) mit 19 Items und der Verwendung eines einheitlichen 5-Punkte-Antwortformats stellt die erste Alternativlösung dar. Eine zweite ist ein Instrument mit 22 Items und einem 4-Punkte-Antwortformat (Lutz et al., 1998). Mit den beiden neuen Instrumenten wurden folgende Verbesserungen angestrebt: Gegenüber dem Originalinstrument sollten inhaltliche Redundanzen beseitigt werden; die Items sollten präziser einer der drei Subdimensionen zugeordnet werden können, und schliesslich sollten die Item-Formulierungen einer salutogenetischen Betrachtungsweise angepasst werden, da Antonovsky nach Lutz' Ansicht bei der Item-Konstruktion eine eher pathogenetische Perspektive eingenommen hatte (Lutz et al., 1998, S. 173ff.).

Für epidemiologische Studien mit grossen Stichproben wurde von Lundberg und Nyström Peck (1994, 1995) ein Fragebogen mit drei Items entwickelt, wobei jeweils eines für eine SOC-Dimension steht. Die Items lauten (in deutscher Übersetzung):

1. Dimension Handhabbarkeit: „Sehen Sie üblicherweise eine Lösung für Probleme, die andere Menschen als hoffnungslos empfinden?"

2. Dimension Bedeutsamkeit: „Betrachten Sie üblicherweise Ihr Leben als Quelle persönlicher Zufriedenheit?"

3. Dimension Verstehbarkeit: „Finden Sie üblicherweise, dass Dinge, die Ihnen in Ihrem Alltagsleben passieren, schwer zu verstehen sind?"

Die Items sind mit drei Antwortkategorien versehen, deren Werte zur Ermittlung eines individuellen SOC-Scores aufaddiert werden. Lundberg (1997, S. 829) gibt an, dass der Kurzfragebogen mit dem Gesamt-Score des 29 Items umfassenden Originalfragebogens mit $r=-.66$ korreliert. Es ist jedoch zweifelhaft, ob die Komplexität des Konstrukts durch einen solch kurzen Fragebogen hinreichend gut abgebildet wird, da angenommen werden kann, dass ein Instrument eine Eigenschaft umso besser misst, je länger es ist (Lienert, 1969, S. 294ff.).

Bei Verwendung sowohl des langen als auch des kurzen SOC-Fragebogens von Antonovsky ergeben sich fast durchwegs hohe bis sehr hohe Korrelationen zwischen den SOC-Scores einerseits und Massen für Angst, Depression sowie beeinträchtigter Gesundheit andererseits. Die empirischen Zusammenhänge sind in Tabelle 1 dargestellt.

Tab. 1: Korrelationen zwischen SOC und Depressivität, Angst sowie Indikatoren beeinträchtigter Gesundheit

Depressivität/depressive Stimmung	
$r=-.42^*/-.53^{**}$	(Larsson & Kallenberg, 1996)
$r=-.55$	(Büchi, Sensky, Allard, Stoll, Schnyder, Klaghofer et al., 1998)
$r=-.63$	(Schmidt-Rathjens et al., 1997)
$r=-.69$	(Hawley & Wolfe, 1992)
$r=-.71/-.66$	(Carstens & Spangenberg, 1997)
$r=-.75$	(Flannery & Flannery, 1990)
$r=-.76$	(Sack & Lamprecht, 1994)
Trait-Angst	
$r=-.52$	(Mlonzi-Ezra & Struempfer, 1998)
$r=-.63/r=-.69$	(Hawley, Wolfe & Cathey, 1992)
$r=-.75$	(Hart, Hittner & Paras, 1991)
$r=-.85$	(Frenz, Carey, Jorgensen & Randall, 1990)
Allgemeine (vorwiegend seelische) Gesundheit, gemessen über Symptomlisten	
$r=-.64$	(Lundman & Norberg, 1993)
$r=-.70$	(Dahlin, Cederblad, Antonovsky & Hagnell, 1990)
$r=-.80$	(Dangoor & Florian, 1994)
*Männer; **Frauen	

Die dargestellten inversen Assoziationen stimmen mit der Theorie überein, doch ihre Grössenordnungen bedürfen der Erklärung. Die standardisierten Korrelationen liegen durchwegs zwischen $r=-.55$ und $r=-.85$ und hier liegt der Verdacht nahe, dass die verwendeten SOC-Instrumente inverse Masse für Angst, Depression und Gesundheitsbeeinträchtigung liefern. Wenn die Korrelationen Grössenordnungen um $r=-.80$ erreichen, messen die eingesetzten Instrumente fast das gleiche und wären somit inhaltlich tautologisch. In einer weiteren Studie (Tishelman, Taube & Sachs, 1990) zeigten sich standardisierte Regressionseffekte zwischen $\beta=-.57$ und $\beta=-.79$, was im Fall multivariater Betrachtung auf noch höhere bivariate Korrelationen schliessen lässt.

Bei der Validierung eines Tests (t) an einem Kriterium (c) wird in der Psychologie eine Korrelation von über $r_{tc}>.60$ als „akzeptabel" angesehen, Werte von über $r_{tc}>.70$ werden als „gut" angenommen (Lienert, 1969, S. 310ff.). Die in Tabelle 1 berichteten Zusammenhänge beziehen sich jedoch nicht auf die Validierung eines Masses durch die Messung eines darauf bezogenen Merkmals, sondern auf die Prädiktion einer Variable (Depression, Angst oder Gesundheitsbeeinträchtigung) durch eine andere (SOC). Die Korrelationen sind demnach wenigstens teilweise zu hoch, als dass sie noch als Messung zweier getrennter Merkmale akzeptiert werden könnten. Wenigstens ein Teil der Zusammenhänge könnte sich auch durch Überschneidungen auf der Item-Ebene erklären lassen. So fanden Flannery und Flannery (1990, S. 419) Übereinstimmungen in den Item-Formulierungen des SOC-Instruments und des von ihnen eingesetzten Depressionsinventars. Sie waren teilweise identisch, weshalb kaum angenommen werden kann, dass unterschiedliche Konstrukte gemessen werden.

Die genannten Befunde können in Unkenntnis der Probleme der SOC-Skalen auch zu Fehlschlüssen führen. Eine solche Studie, die anfällig für eine derartige Kritik sein könnte, wurde von Büchi et al. (1998) veröffentlicht. Im Rahmen einer Querschnittstudie untersuchten die Autoren Rheumapatienten mit einem Depressionsinventar und Antonovskys Fragebogen (SOC-29). Sie fanden zwischen beiden Massen eine Korrelation von $r=-.55$, was zu dem Schluss führte, dass mit Hilfe des SOC Patienten identifiziert werden können, die besonders anfällig für Depressionen sind. Für diese Patientengruppe könnten auf der Basis eines SOC-Screenings präventive Interventionen vorgeschlagen werden. Vor dem Hintergrund der oben berichteten engen Zusammenhänge zwischen dem SOC und Depressionsmassen erweist sich eine präventionsbezogene Nutzung der so gewonnenen Erkenntnisse als nicht angezeigt, da es durch die Anlage der Untersuchung als Querschnittstudie es lediglich möglich ist, Patienten zu identifizieren, bei denen bereits depressive Reaktionen feststellbar sind.

Die Operationalisierung des SOC erweist sich damit als problematisch. Hohe negative Korrelationen zwischen SOC-Scores und Massen beeinträchtigter Gesundheit sowie Überschneidungen in den Item-Formulierungen lassen es fraglich erscheinen, ob das Konstrukt tatsächlich gemessen wird.

3. Der SOC als Determinante von Gesundheit

Antonovsky ging von der Frage aus, wie Individuen trotz auftretender Belastungen ihre Gesundheit erhalten. Der SOC wurde als stabile Persönlichkeitsdisposition konzipiert; diese solle - so Antonovsky - über die Wahrnehmung eigener Bewältigungskompetenzen und effizientem Problemlösungsverhalten zu geringerem Distress und damit zu verringerten Erkrankungsrisiken führen.

Damit diese Überlegungen geprüft werden können, ist es erforderlich, den SOC zeitlich unabhängig von Krankheitssymptomen zu erfassen und ihn auf seine prädiktive Bedeutung hin zu untersuchen. Bei näherer Betrachtung zeigt sich jedoch, dass in kaum einer der vorliegenden Studien alle drei Elemente (SOC, Belastungen und Gesundheitsbeeinträchtigungen) erfasst wurden; zusätzlich findet sich kaum eine Studie mit prospektivem Design. Es überwiegen Querschnittdesigns mit simultaner Erfassung von SOC und Gesundheits-/Krankheitsindikatoren, wobei letztere meist auf die Erfassung von Angst, Depression und Indikatoren für gesundheitliche Beeinträchtigungen (z.B. Symptomlisten) abzielen. Bei Querschnittdesigns ist es immer möglich, Ergebnisse in zwei Richtungen zu interpretieren: Eine aktuelle SOC-Ausprägung kann, da die Stabilitätsannahme nicht hinreichend untersucht ist, durchaus die Folge einer Erkrankung sein. Der SOC kann aber auch theoriekonform über unzureichende Bewältigungsstrategien zu einem starken Anstieg des Distress-Erlebens führen und damit indirekt die Prädisposition für Erkrankungen erhöhen. Die entsprechenden Untersuchungen weisen durchwegs in die durch die Theorie prädizierte Richtung. Für Studien, die Funktionsstatus, manifeste Erkrankungen (Hölzl & Reiter, 1992; Langius, Bjorvell & Antonovsky, 1992; Lundman & Norberg, 1993), Trinkverhalten (Midanik, Soghikian, Ransom & Polen, 1992) oder subjektive Belastungsindikatoren (Kivimäki, Kalimo & Toppinen, 1998) als abhängige Variablen untersuchen, gilt das gleiche, aber auch hier sind Ursachen und Wirkungen nicht genau voneinander zu trennen. Die übliche Studienanordnung bei der Untersuchung von Erkrankungen beinhaltet die Befragung einer Patientenstichprobe, wobei Symptome oder Gesundheitsindikatoren mit dem SOC in Zusammenhang gesetzt werden (Hawley et al., 1992; Dangoor & Florian, 1994; Büchi et al., 1998). Das gleiche Vorgehen wurde in Bevölkerungsstudien gewählt (Langius et al., 1992; Larsson & Kallenberg, 1996).

Auch Langzeitstudien zum SOC sind nicht immer deutlich interpretierbar, z.B. wenn der SOC nur zu einem von mehreren Zeitpunkten gemessen wird (Lundberg, 1997). In Antonovskys Studie zur Gesundheit alter Menschen wurden in zwei Erhebungswellen Daten erhoben, aber in den Publikationen werden jeweils nur Querschnittsergebnisse berichtet (Antonovsky et al., 1990; Sagy et al., 1990).

Petrie und Azariah (1990) befragten dagegen in einer Interventionsstudie 107 Schmerzpatienten zu mehreren verschiedenen Zeitpunkten. Die psychologischen Masse wurden jedoch nur einmal vor der Intervention erfasst, was es unmöglich macht, Veränderungen und Stabilitäten der interessierenden Merkmale zu untersuchen.

Die im vorangegangenen Abschnitt dargestellten Zusammenhänge zwischen dem SOC und diversen Massen beeinträchtigter Gesundheit erweisen sich als problematisch; Schmidt-Rathjens et al. (1997) berichten, dass in ihrer Bevölkerungsstudie kein Zusammenhang zwischen SOC und Gesundheitszustand besteht, wenn für Angst und Depression kontrolliert wird.

Eine prospektive Studie zum Zusammenhang zwischen dem SOC und Erkrankungsrisiken wurde von Poppius, Tenkanen, Kalimo & Heinsalmi (1999) anhand einer Stichprobe mit $N=4.405$ berufstätigen Männern zwischen 18 und 55 Jahren durchgeführt. Im Gegensatz zu den oben aufgeführten Querschnittstudien fallen die Ergebnisse jedoch weniger deutlich aus. Bei den Studienteilnehmern aus der Fertigungsindustrie sowie aus den unteren Positionen des

Dienstleistungssektors zeigten sich entweder keine oder kontrahypothetische Zusammenhänge zwischen dem SOC und Indikatoren koronaren Risikos. Bei Befragten aus dem Dienstleistungsbereich zeigte sich, dass Männer im obersten Fünftel der SOC-Verteilung in Übereinstimmung mit der Theorie zwar die niedrigste Inzidenz koronarer Beschwerden aufwiesen, Männer aus dem zweitobersten Fünftel jedoch die Gruppe bildeten, die am stärksten durch Erkrankung betroffen war (Poppius et al., 1999, S. 115). Da die Theorie es zwar zulässt, dass der SOC in verschiedenen sozialen Gruppen spezifische Ausprägungen aufweist, in ihren Aussagen jedoch Gültigkeit über soziale Gruppen und sogar Kulturen hinweg beansprucht, stehen die berichteten Ergebnisse kaum in Übereinstimmung mit Antonovskys Formulierungen.

4. Sozialstrukturelle Aspekte des SOC

Antonovsky erwähnte in seinem Buch von 1987, dass der SOC auf gesellschaftliche Bedingungen bezogen sei (Antonovsky, 1987, S. 91, 109). Erfahrungen situativer Kontrollierbarkeit und die Möglichkeit, bestimmte Ergebnisse und Konsequenzen zu antizipieren, seien wesentliche Entwicklungsbedingungen für einen starken SOC. In diesem Zusammenhang werden drei für die Entwicklung des SOC relevanten Dimensionen der Lebenserfahrung unterschieden. Ein starker SOC wird sich dann ausprägen, wenn die individuellen Lebenserfahrungen gekennzeichnet sind durch 1) Widerspruchsfreiheit, 2) Anforderungen, die angesichts der verfügbaren Ressourcen als angemessen erscheinen und weder durch Unter- noch Überforderung gekennzeichnet sind, und 3) die Möglichkeit der Einflussnahme auf die Gestaltung zentraler Bereiche des eigenen Lebens (Antonovsky, 1987, S. 89). Er stellte weiterhin einen Bezug zwischen der Ausprägung des SOC und der Zugehörigkeit zu sozialen Schichten her. Jenseits dieser allgemeinen Bemerkungen gibt es jedoch nur wenige spezifische Hinweise darauf, ob der SOC typische sozialstrukturelle Muster aufweist. Dies ist eigentlich ungewöhnlich, denn in Antonovskys früheren Arbeiten (Antonovsky, 1967, 1968; Antonovsky & Bernstein, 1977) nehmen Untersuchungen zur schichtungsbezogenen Verteilung von Krankheit einen zentralen Stellenwert ein.

Aus der Basis sozialisationstheoretischer Befunde kann die Hypothese formuliert werden, dass hohe Handlungskompetenz und eine relativ grosse Zahl von Entscheidungsoptionen charakteristisch sind für ein soziales Milieu, das geeignete Modelle für die Ausbildung eines starken SOC bietet. Dieses Umfeld sollte also dominiert werden von Individuen, die typischerweise ein hohes Erziehungs- und Ausbildungsniveau aufweisen sowie berufliche Positionen innehaben, in denen routinemässige Entscheidungen getroffen und Anforderungen aktiv bewältigt werden müssen. In unteren sozialen Schichten sind derartige Möglichkeiten eher selten gegeben, ebenso wenig Optionen zu entsprechendem Handeln im privaten und beruflichen Leben. Damit verringern sich die Möglichkeiten zur Entwicklung eines stark ausgeprägten SOC, d.h. Chancen zur aktiven Einflussnahme auf die soziale Umwelt und zur Stabilisierung von Kontrollüberzeugungen (als Determinante des SOC) sinken (vgl. Geyer, 1997, S. 1775).

Aus den obigen Überlegungen ergibt sich, dass der SOC mit steigender sozialer Schichtzugehörigkeit zunehmen sollte. Antonovsky behandelte die Thematik in seinen Publikationen nicht empirisch, aber in letzten Jahren wurde eine Reihe von Arbeiten veröffentlicht, die es erlauben, die sozialstrukturelle Verteilung des SOC zu untersuchen. In einer epidemiologischen Studie aus Finnland (Kaplan, 1995), in der die 13-Items-Kurzversion des SOC-Instruments verwendet wurde, nahm der SOC-Score parallel zur Einkommenshöhe als Indikator sozialer Schichtzugehörigkeit zu. In der oben bereits erwähnten Untersuchung von Lundberg und Nyström Peck (1995) zeigte sich ebenfalls, dass Un- und Angelernte einen deutlich niedrigeren Score aufwiesen als Inhaber höherer Statuspositionen. Ähnliche Befunde zeigten sich bei Lundberg (1997) in einer epidemiologischen Studie anhand einer grossen Stichprobe. Hier lag die Wahrscheinlichkeit eines niedrigen SOC-Scores bei Un- und Angelernten im Vergleich zu Befragten aus den höchsten beruflichen Statuspositionen (als Referenzkategorie) um das 3,9fache höher; für Befragte mit Facharbeiterpositionen war die Wahrscheinlichkeit um das 3fache erhöht, bei Personen in mittleren Führungspositionen immer noch um das 2,1fache. Die beschriebenen Befunde stehen in Übereinstimmung mit den vorausgegangenen theoretischen Überlegungen. Ein Studie von Knesebeck (1997) erbrachte dagegen keine Unterschiede zwischen den untersuchten Statusgruppen. Es handelt sich um eine Stichprobe ($N=436$) alter Menschen über 60 Jahren, die nach ihrem Status vor der Pensionierung klassifiziert wurden. Es ist jedoch möglich, dass der SOC verschiedener sozialer Schichten sich über die Lebensspanne angleicht; es kann auch die Hypothese formuliert werden, dass die gesundheitsbezogenen Effekte des SOC zu einem frühzeitigen Versterben geführt haben, was eine Angleichung der Scores über die Statusgruppen zur Folge haben sollte. Dem widersprechen aber Befunde einer Bevölkerungsstudie Schmidt-Rathjens (1997). Gruppierungskriterium war die abgeschlossene Schulbildung; es wurden sowohl Antonovskys Originalfragebogen mit 29 Items als auch der neu entwickelte SOC-HD verwendet (Schmidt-Rathjens, 1997). Das Sample bestand aus 4.780 Personen zwischen 40 und 65 Jahren; der Vergleich beider Fragebögen erbrachte keine interpretierbaren SOC-Differenzen zwischen den Qualifikationsgruppen.[1]

Die Befunde sind damit nicht einheitlich, obwohl in der summarischen Bewertung aller vorliegender Studien auf eine Schichtabhängigkeit des SOC geschlossen werden kann. Der Schluss steht aber wiederum unter einem methodischen Vorbehalt, der sich aus den im letzten Abschnitt dargestellten Über-

---

[1] Die hier berichteten Ergebnisse sind nicht veröffentlicht; sie wurden mir von Frau Schmidt-Rathjens zur Verfügung gestellt. Ich danke ihr für ihre freundliche Unterstützung.

schneidungen zwischen SOC- und Gesundheits-/Krankheitsmassen herleitet. Aus einer Vielzahl epidemiologischer Studien ist bekannt, dass Depression und Angst in unteren sozialen Schichten stärker ausgeprägt sind (z.B. Gallo, Royal & Anthony, 1993; Lenzi, Lazzerini, Raffaeli & Cassano, 1993). Wenn die engen Zusammenhänge zwischen SOC einerseits und Depression/Angst andererseits in Rechnung gestellt werden, kann nicht ausgeschlossen werden, dass der Zusammenhang zwischen sozialer Schichtzugehörigkeit und SOC über den Zusammenhang mit Depression/Angst zu Stande kommt. Es wäre deshalb notwendig, in einer Studie alle drei Variablen gemeinsam zu betrachten, bevor eine abschliessende Bewertung vorgenommen werden kann.

5. Zusammenfassung und abschliessende Überlegungen

Die Ausgangsfragen dieses Aufsatzes bezogen sich auf die empirische Fundierung des sense of coherence sowie auf den von Antonovsky nicht sehr ausführlich ausgearbeiteten Aspekt der schichtenspezifischen Verteilung des Merkmals. Für empirische Untersuchungen stehen mittlerweile mehrere Fragebögen zur Verfügung, die zur Messung des SOC entwickelt wurden. Am meisten verbreitet sind die beiden von Antonovsky entwickelten Instrumente, die mehrfach übersetzt und an verschiedene Verwendungsmethoden adaptiert wurden.

Bei ihrer Anwendung tritt jedoch das schwerwiegende Problem auf, dass die SOC-Masse hohe Korrelationen mit Angst, Depression und allgemeinen Gesundheitsmassen aufweisen, die es als fraglich erscheinen lassen, ob hier tatsächlich der SOC gemessen wird; wenigstens liegen substanzielle Konfundierungen mit anderen Konstrukten vor.

Studien, die den Zusammenhang zwischen dem SOC und Gesundheit/Krankheit zum Gegenstand haben, sind in ihrer Aussagekraft eingeschränkt, da es bei Querschnittdesigns kaum möglich ist, zwischen Ursache und Wirkung zu unterscheiden. Bei der Verwendung adäquater Untersuchungsansätze waren die Befunde jedoch weniger deutlich, als man es von der Theorie und den Querschnittstudien her erwarten würde; bei Kontrolle von Angst und Depression kann der Zusammenhang zwischen dem SOC und anderen Gesundheitsindikatoren verschwinden.

Eine soziologische Dimension ergibt sich aus der theoretisch begründbaren Hypothese, dass der SOC eine sozialschichtabhängige Verteilung aufweist. Die empirischen Ergebnisse sind aber aus mehreren Gründen nicht eindeutig.

Daraus ergibt sich die Frage nach dem bisherigen Ertrag der SOC-Forschung.

Sicherlich gerechtfertigt ist der Schluss, dass der sense of coherence sowohl als Theorie als auch in Gestalt der Messinstrumente zu früh als „Werkzeug" verwendet und angewandt wurde, ohne dass hinreichend in die Grundlagenforschung investiert wurde. Dies betrifft primär Fragen nach der Genese des SOC in der individuellen Entwicklung und damit verbunden die Frage nach der situationsübergreifenden Stabilität des Konstrukts, obwohl Befunde dazu vorliegen (z.B. Sack & Lamprecht, 1994; Carmel & Bernstein, 1990). Als Hauptproblem auf der empirischen Ebene kann aber der Fragebogen gelten, dessen Defizite eine komplette Revision erforderlich macht, wobei mittlerweile Neuentwicklungen verfügbar sind (Schmidt-Rathjens et al., 1997; Lutz et al., 1998). Eine Neukonstruktion muss mindestens die Anforderung erfüllen, keine hohen Zusammenhänge mit Angst und Depression zu produzieren, damit der Verdacht ausgeräumt werden kann, der SOC könnte als inverses Mass für die genannten Merkmale betrachtet werden.

Zusammengefasst erweist sich das empirische Fundament als schwach. Es wäre jedoch vorschnell, den SOC als Theorie vollständig zurückzuweisen; beim derzeitigen Kenntnisstand gilt es zunächst, valide Operationalisierungen für das Konstrukt zu entwickeln, um den substanziellen Gehalt beurteilen zu können. Neben dem SOC gibt es weitere Theorien, die beanspruchen, gesundheitliche Unterschiede vor dem Hintergrund von Einstellungs- und Persönlichkeitsmerkmalen zu erklären. Das „Hardiness"-Konzept (Kobasa, 1979, 1982) entstand etwa zur gleichen Zeit wie die Theorie des SOC, und beide überschneiden sich stark in ihrem theoretischen Gehalt (siehe dazu Geyer, 1997). Die von Bandura (1977, 1997) entwickelte Theorie der „Self-Efficacy" (Selbstwirksamkeit) weist Überlappungen zu Hardiness und zum SOC auf, ist aber stärker lerntheoretisch fundiert (Bandura, 1977, 1997). In der Sozialpsychologie schliesslich werden Zusammenhänge zwischen „Self-Esteem" und Gesundheit untersucht, und auch hier gibt es konzeptuelle Überschneidungen mit dem SOC (s. dazu auch Geyer, 1997).

Es gibt also Hoffnung.

Literatur

Abel, T., Kohlmann ,T. & Noack, H. (1995). SOC-Fragebogen, 13-Items CATI-Version (unveröffentlichter Arbeitsbericht). Bern: Universität Bern, Abteilung für Gesundheitsforschung.

Adler, N. & Matthews, K. (1994). Health Psychology: Why do some people get sick and some stay well? Annual Review of Psychology, 45, 229–259.

Antonovsky, A. (1967). Social class, life expectancy and overall mortality. Milbank Memorial Fund Quarterly, 43, 31–73.

Antonovsky, A. (1968). Social class and the major cardiovascular diseases. Journal of Chronic Diseases, 21, 65–106.

Antonovsky, A. (1987). Unraveling the mystery of health. How people manage stress and stay well. San Francisco: Jossey-Bass.

Antonovsky, A. (1993). The structure and properties of the Sense of Coherence Scale. Social Science and Medicine, 36, 725–733.

Antonovsky, A. & Bernstein, J. (1977). Social class and infant mortality. Social Science and Medicine, 11, 453–470.

Antonovsky, A. & Sagy, S. (1986). The development of a sense of coherence and its impact on stress situations. Journal of Social Psychology, 126, 213–225.

Antonovsky, A., Sagy, S., Adler, I. & Visel, R. (1990). Attitudes toward retirement in an Israeli cohort. Journal of Aging and Human Development, 31, 57–77.

Bandura, A. (1977). Self-efficacy: toward a unifying theory of behavioral change. Psychological Review, 84, 191–215.

Bandura, A. (1997). Self-efficacy. The exercise of control. New York: W. H. Freeman.

Baumeister, R. F., Heatherton, T. F. & Tice, D. (1993). When ego threats self-regulation failure: negative consequences of high self-esteem. Journal of Personality and Social Psychology, 64, 141–156.

Bengel, J., Strittmacher, R. & Willmann, H. (1998). Was erhält Menschen gesund? Antonoyskys Modell der Salutogenese - Diskussionsstand und Stellenwert. Im Auftrag der Bundeszentrale für gesundheitliche Aufklärung. Köln: BzgA.

Büchi, S., Sensky, T., Allard, S., Stoll, T., Schnyder, U., Klaghofer, R. & Buddeberg, C. (1998). Sense of Coherence - a protective factor for depression in rheumatoid arthritis. Journal of Rheumatology, 25, 869–875.

Carmel, S. & Bernstein, J. (1990). Trait anxiety, sense of coherence and medical school stressors: observations at three stages. Anxiety Research, 3, 51–60.

Carmel, S., Anson, O., Levenson, A., Bonneh, D. Y. & Maoz, B. (1991). Life events, sense of coherence and health: gender differences on the kibbutz. Social Science and Medicine, 32, 1089–1096.

Carstens, J. A. & Spangenberg, J. J. (1997). Major depression: A breakdown in sense of coherence? Psychological Reports, 80, 1211–1220.

Dahlin, L., Cederblad, M., Antonovsky, A. & Hagnell, O. (1990). Childhood vulnerability and adult invincibility. Acta Psychiatrica Scandinavica, 82, 228–232.

Dangoor, N. & Florian, V. (1994). Women with chronic disabilities: correlates of their longterm psychosocial adaptation. International Journal of Rehabilitation Research, 17, 159–168.

Flannery, R. B. & Flannery, G. J. (1990). Sense of coherence, life stress, and psychological distress: a prospective methodological inquiry. Journal of Clinical Psychology, 46, 415–420.

Frankenhoff, C. (1998). Antonovsky's sense of coherence concept: an instrument for primary prevention in social work services. International Social Work, 41, 511–522.

Frenz, A., Carey, W., Jorgensen, M. P. & Randall, S. (1993). Psychometric evaluation of Antonovsky's Sense of Coherence Scale. Psychological Assessment, 5, 145–153.

Gallo, J. J., Royall, D. R. & Anthony, J. C. (1993). Risk factors for the onset of depression in middle and later life. Social Psychiatry and Psychiatric Epidemiology, 28, 101–108.

Geyer, S. (1997). Some conceptual considerations on the sense of coherence. Social Science and Medicine, 44, 1771–1780.

Häfeli, K., Kraft, U. & Schallberger, U. (1988). Berufsausbildung und Persönlichkeitsentwicklung, Bern: Huber.

Hart, K. E., Hittner, J. B. & Paras, K. C. (1991). Sense of coherence, trait anxiety, and the perceived availability of social support. Journal of Research in Personality, 25, 137–145.

Hawley, D. J., Wolfe, F. & Cathey, M. A. (1992). The sense of coherence questionnaire in patients with rheumatoid disorders. Journal of Rheumatology, 19, 1912–1918.

Hölzl, M. & Reiter, L. (1992). Kohärenzerleben, Stressverarbeitung und Partnerschaft. System Familie, 5, 121–123.

Hoff, E. H. (1992). Arbeit, Freizeit und Persönlichkeit. Freiburg: Asanger.

Kaplan, G. (1995). Where do shared pathways lead? Psychosomatic Medicine, 57, 208–212.

Kobasa, S. (1979). Stressful life events, personality and health. Journal of Personality and Social Psychology, 37, 1–11.

Kobasa, S. (1982). The hardy personality: toward a social psychology of stress and health. In G. S. Sanders & J. Suls (Eds.), Social psychology of health and illness (pp. 3–32). Hillsdale: Erlbaum.

Kivimäki, M., Kalimo, R. & Toppinen, S. (1998). Sense of coherence as a modifier of occupational stress exposure, stress perception, and experienced strain: A study of industrial managers. Psychological Reports, 83, 971–981.

Knesebeck, O. v. d. (1997). Subjektive Gesundheit im Alter. Münster: Lit-Verlag.

Kohn, M. L. & Schooler, C. (1983). Work and personality. An inquiry into the impact of social stratification. Norwood: Ablex.

Langius, A., Bjorvell, H. & Antonovsky, A. (1992). The sense of coherence concept and its relation to personality traits in a Swedish sample. Scandinavian Journal of Caring Sciences, 6, 165–171.

Larsson, G. & Kallenberg, Kjell O. (1996). Sense of coherence, socioeconomic conditions and health. Interrelationships in a nation-wide Swedish sample. European Journal of Public Health, 6, 175–180.

Lenzi, M., Lazzerini, F., Raffaeli, F., Rossi, G. & Cassano, G. B. (1993). Social class and mood disorders: Clinical features. Social Psychiatry and Psychiatric Epidemiology, 28, 56–59.

Lienert, G. A. (1969). Testaufbau und Testanalyse. Weinheim: Beltz.

Lundberg, O. (1997). Childhood conditions, sense of coherence, social class and adult ill health: exploring their theoretical and empirical relations. Social Science and Medicine, 44, 821–831.

Lundberg, O. & Nyström Peck, M. (1994). Sense of coherence, social structure and health: evidence from a population survey in Sweden. European Journal of Public Health, 4, 252–257.

Lundberg, O. & Nyström Peck, M. (1995). A simplified way of measuring sense of coherence: experiences from a population survey in Sweden. European Journal of Public Health, 5, 56–59.

Lundman, B. & Norberg, A. (1993). The significance of sense of coherence for subjective health with persons with insulin-dependent diabetes. Journal of Advances in Nursing, 18, 381–386.

Lutz, R., Herbst, M., Iffland, P. & Schneider, P. (1998). Möglichkeiten der Operationalisierung des Kohärenzgefühls von Antonovsky und deren theoretische Implikationen. In J. Margraf, J. Siegrist & S. Neumer (Hrsg.), Gesundheits- oder Krankheitstheorie? (S. 172–185). Berlin: Springer.

Midanik, L. T., Soghikian, K, Ransom, I. J. & Polen, M. R. (1992). Alcohol problems and sense of coherence among older adults. Social Science and Medicine, 34, 43–48.

Mlonzi-Ezra, N. & Struempfer, D. J. W. (1998). Antonovsky's Sense of Coherence Scale and 16PF second-order factors. Social Behavior and Personality, 26, 39–50.

Noack, R. H., Bachmann, N. & Oliveri, N. (1991). Fragebogen zum Kohärenzgefühl (SOC-Fragebogen). Autorisierte Übersetzung des sense of coherence questionnaire. Graz: Universität Graz, Abteilung Sozialmedizin.

Petrie, K. & Azariah, R. (1990). Health-promoting variables as predictors of response to a brief pain management program. The Clinical Journal of Pain, 6, 43–46.

Poppius, E., Tenkanen, L., Kalimo, R. & Heinsalmi, P. (1999). The sense of coherence, occupation and the risk of coronary heart disease in the Helsinki Heart Study. Social Science and Medicine, 49, 109–120.

Sack, M. & Lamprecht, F. (1997). Lässt sich der „sense of coherence" durch Psychotherapie beeinflusssen? In F. Lamprecht & R. Johnen (Hrsg.), Salutogenese. Ein neues Konzept in der Psychosomatik? 3. Auflage (S. 186–193). Frankfurt a. M.: Verlag für Akademische Schriften.

Sagy, S., Antonovsky, A. & Adler, I. (1990). Explaining life satisfaction in later life: the sense of coherence model and activity theory. Behavior, Health, and Aging, 1, 11–25.

Schmidt-Rathjens, C., Benz, D., Van Damme, D. & Feldt, K. (1997). Über zwiespältige Erfahrungen mit Fragebögen zum Kohärenzsinn sensu Antonovsky. Diagnostica, 43, 327–346.

Tishelman, C., Taube, A. & Sachs, L. (1991). Self-reported symptom distress in cancer patients: reflections of disease, illness or sickness. Social Science and Medicine, 33, 1229–1240.

Margreet Duetz, Thomas Abel,
Franziska Siegenthaler & Steffen Niemann

Zur Operationalisierung des Gesundheitsbegriffs in empirischen Studien zum Kohärenzgefühl

Zusammenfassung

Das Kohärenzgefühl nach Antonovsky hat in der Gesundheitsforschung eine grosse Bedeutung als Ressource für die Gesundheit. Ziel dieses Beitrages ist es aufzuzeigen, dass abhängig von der Operationalisierung von Gesundheit unterschiedliche Ergebnisse für Zusammenhangsmasse zwischen Kohärenzgefühl und Gesundheit zu erwarten sind. Im Rahmen des Berner Lebensstil-Panels (BLP) wurden 55- bis 65-jährige Personen dreimal im Abstand von 12 Monaten telefonisch zu Gesundheit sowie gesundheitsrelevanten Orientierungen und Verhaltensweisen befragt. Das Kohärenzgefühl wurde in einer Kurzversion (13 Items), adaptiert für Telefoninterviews, eingesetzt. Als Gesundheitsindikatoren dienten die selbst eingeschätzte Gesundheit, psychische Symptome (Langner-Skala), Anzahl chronischer Krankheiten, Einschränkungen durch chronische Krankheiten, körperliche Fitness, Einschränkungen durch leichtere Erkrankungen, Medikamentenkonsum und Häufigkeit der Arztbesuche. Die Ergebnisse zeigen für die Mehrzahl der Gesundheitsindikatoren einen signifikanten Zusammenhang mit dem Kohärenzgefühl auf. Die stärksten Zusammenhänge finden sich für die psychischen Symptome und für die selbst eingeschätzte Gesundheit, die Zusammenhangsmasse mit somatischen Gesundheitsindikatoren sind weniger stark. Bei den Frauen finden sich insgesamt etwas deutlichere Zusammenhänge zwischen Kohärenzgefühl und Gesundheitsindikatoren als bei den Männern. Die Langzeiteffekte des Kohärenzgefühls, kontrolliert für Alter und Bildung, sind teilweise signifikant, aber gering. Diskutiert werden die problematische konzeptuelle Überlagerung von Kohärenzgefühl und psychischer Gesundheit sowie Geschlechtsunterschiede in den Ausprägungen und den Ressource-Effekten des Kohärenzgefühls.

1. Einleitung

Im Rahmen der Theorie der Salutogenese erörtert Aaron Antonovsky eine globale Orientierung, die er als Kohärenzgefühl (sense of coherence, SOC) bezeichnet und die sich aus den Komponenten Verstehbarkeit, Handhabbarkeit und Sinnhaftigkeit zusammensetzt (Antonovsky, 1987). Dem Kohärenzgefühl wird eine wichtige Rolle bei der Aufrechterhaltung bzw. der Wiederherstellung der Gesundheit zugeschrieben. Zahlreiche empirische Studien konnten diese These im Grossen und Ganzen bestätigen (für eine Übersicht: Bengel, Strittmatter & Willmann, 1998). Die Konzepte der Salutogenese und des Kohärenzgefühls sind bis heute auf grosses Interesse bei ForscherInnen und PraktikerInnen im Bereich der Gesundheitsförderung gestossen. Bezüglich der empirisch-quantitativen Erfassung des Kohärenzgefühls, und somit zur Validität der berichteten empirischen Zusammenhänge, bestehen dennoch erhebliche Bedenken. Zum einen sind die entsprechenden Kritikpunkte methodischer Natur und betreffen insbesondere die Operationalisierung des Konzepts (Rimann & Udris, 1998; Siegrist, 1994). Zum anderen kam schon früh die Grundsatzfrage auf, ob Antonovskys Theorie sich generell auf die heutige Zeit und die hiesigen gesellschaftlichen Umstände übertragen oder sich darin sogar praktisch umsetzen lasse (Geyer, 1997).

Im derzeitigen Diskurs um Antonovskys Salutogenese-Ansatz steht, zumindest im deutschsprachigen Raum, das Konstrukt des Kohärenzgefühls im Mittelpunkt. Da das Kohärenzgefühl in erster Linie als Gesundheitsressource definiert ist (Antonovsky, 1987), sind Argumentation und Schlussfolgerungen der oben genannten Auseinandersetzungen stark vom häufig nur implizit verwendeten Gesundheitsbegriff geprägt. Das Ziel des vorliegenden Beitrages ist es, die Bedeutung unterschiedlicher Operationalisierungen des Gesundheitsbegriffs in ihren Konsequenzen für die empirischen Zusammenhänge mit dem Kohärenzgefühl aufzuzeigen.

In Antonovskys Gesundheitsbegriff spielte die psychische Gesundheit eine zentrale Rolle. Die relativ gute psychische Verfassung einzelner Holocaust-Überlebender veranlasste ihn bekanntlich dazu, Lebensgeschichte und Persönlichkeitsmerkmale dieser Menschen zu untersuchen (Antonovsky, 1979). Dem Kohärenzgefühl schrieb er aber eher eine Rolle als Determinante der körperlichen Gesundheit als der psychischen Gesundheit zu (Antonovsky, 1987). Bisherige Ergebnisse empirischer Untersuchungen deuten darauf hin, dass die psychische Gesundheit enger mit dem SOC in Verbindung steht als die körperliche Gesundheit (Lundberg, 1997; Larsson & Kallenberg, 1996). Antonovsky berücksichtigt in seinen Überlegungen darüber hinaus die soziale Dimension von Gesundheit, diese wird aber von ihm primär als Grundbedingung zur Entstehung des Kohärenzgefühls beschrieben.

Leider finden sich in Antonovskys Theorie nur wenige konkrete Hinweise dafür, wie Gesundheit in empirischen Studien zum Einfluss des Kohärenzgefühls zu operationalisieren sei. Der jeweils verwendete Gesundheitsbegriff und seine praktische Umsetzung könnten aber entscheidend dafür sein, ob Zusammenhänge des Kohärenzgefühls mit Gesundheit in empirischen Studien bestätigt oder widerlegt werden.

Ein weiteres Problem bei der Wahl der Gesundheitsindikatoren bzw. bei der Operationalisierung von Gesundheit ist, dass das Kohärenzgefühl inhaltlich nicht strikt von der Gesundheit, insbesondere der psychischen Gesundheit, abzugrenzen ist. Die heute vorliegenden Fragebogen zur Erfassung des Kohärenzgefühls schliessen Items ein, die von Befragten mit klinischen Symptomen, z.b. einer Depression, oder mit ängstlicher Persönlichkeit „auffällig" beantwortet werden und daher auch als Indikatoren für psychische Krankheiten gelten können (für einen Überblick siehe Bengel et al., 1998; Frenz, Carey & Jorgensen, 1993). Diese Konfundierung erschwert die Interpretation der gefundenen statistischen Zusammenhänge zwischen Kohärenzgefühl und Gesundheit.

Im vorliegenden Beitrag befassen wir uns mit zwei Fragestellungen zu den Konsequenzen der Operationalisierung des Gesundheitsbegriffs in empirischen Studien für dessen Zusammenhänge mit dem Kohärenzgefühl. Zum einen werden wir untersuchen, mit welchen unterschiedlichen Aspekten des Gesundheitszustands das Kohärenzgefühl in Zusammenhang steht. Dazu werden wir das empirische Konstrukt Gesundheit in mehrere Indikatoren differenzieren bzw. operationalisieren und, gestützt auf Daten aus einem Projekt zu gesundheitsrelevanten Lebensstilen (BLP) (Abel, Walter, Niemann & Weitkunat, 1999) die Zusammenhänge des Kohärenzgefühls mit den einzelnen Teilbereichen überprüfen. Wir erwarten, dass bedeutende Zusammenhänge zwischen dem Kohärenzgefühl und körperlichen sowie psychischen Gesundheitsindikatoren nachweisbar sind. Ausserdem vermuten wir, dass sich diese Zusammenhänge stärker bei denjenigen selbst berichteten Indikatoren zeigen, die von Selbsteinschätzung und Subjektivität geprägt sind, als bei Indikatoren, die selbst berichtete Häufigkeitsschätzungen sind. Die subjektive Einschätzung des Gesundheitsstatus kann verstanden werden als eine „Gesamtbilanz" des Individuums bezüglich seiner Gesundheit, in welche objektive Gegebenheiten sowie Vergleiche mit Gleichaltrigen und mit Personen des eigenen Geschlechts in relativierter Form einfliessen (Faltermaier, Kühnlein & Burda-Viering, 1999). Darüber hinaus vermuten wir, dass die individuelle „Bilanzierung" der eigenen Gesundheit in bedeutendem Masse von der Ausprägung des Kohärenzgefühls beeinflusst sein kann. Zudem erwarten wir eine unterschiedliche Ausprägung der verschiedenen Gesundheitsindikatoren und des Kohärenzgefühls für Männer und Frauen (Verbrugge & Wingard, 1987), weshalb die Geschlechtsunterschiede überprüft und getrennte Analysen für Männer und Frauen vorgenommen werden.

Zum anderen werden wir der Frage nachgehen, inwiefern das Kohärenzgefühl eine Determinante verschiedener Aspekte des gesamten Gesundheitszustandes ist (siehe auch Rimann & Udris, 1998). In der oben genannten Lebensstilstudie (BLP) wurden zu drei Messpunkten, im Abstand von je 12 Monaten, sowohl das Kohärenzgefühl als auch mehrere Teilbereiche der Gesundheit erhoben. In der vorliegenden Arbeit untersuchen wir nun, ob das Kohärenzgefühl, gemessen zum ersten Messzeitpunkt (t1), die Gesundheit resp. deren Einzelaspekte „selbst eingeschätzte Gesundheit", „Einschränkungen durch Krankheit" und „chronische Krankheiten", gemessen zum dritten Messpunkt (t3), massgebend beeinflusst hat. Wir erwarten, diese These bestätigen zu können. Allerdings könnte die determinierende Wirkung des Kohärenzgefühls auf die Gesundheitsmasse variieren, je nach dem Anteil psychosozialer oder somatischer Aspekte im betreffenden Gesundheitsmass.

2. Methoden

Im Rahmen einer Berner Bevölkerungsstudie zu gesundheitsrelevanten Lebensstilen wurden zu drei Messpunkten im Abstand von 12 Monaten telefonische Befragungen zu den Themen Gesundheit, gesundheitsrelevante Ressourcen, Orientierungen und Verhaltensweisen durchgeführt (Abel et al., 1999).

2.1 Stichprobe

Das anfängliche Sample umfasste 1 751 Personen, die Abschlussquoten der drei Erhebungen betragen in der Folge für die erste Befragung 64.4 % (n=1.120), für die zweite Befragung 82.9 % (n=924) und 92.0 % zum dritten Befragungszeitpunkt (n=838, davon 471 Frauen und 367 Männer). Die Befragten waren beim ersten Messzeitpunkt 55 bis 65 Jahre alt.

Für die Analysen zur ersten Forschungsfrage nach den Zusammenhängen des Kohärenzgefühls mit verschiedenen Gesundheitsmassen verwendeten wir die Daten aus der dritten Erhebung, da in dieser Befragung der Gesundheitszustand am ausführlichsten erfasst wurde. Für die zweite Forschungsfrage zur Wirkung des Kohärenzgefühls auf die Gesundheit im Verlauf der Zeit sind Gesundheitsindikatoren des dritten Messpunktes als abhängige Variablen ausgewählt worden, die Werte der prädiktiven Indikatoren stammen aus der ersten Erhebung.

2.2 Variablen

Kohärenzgefühl

Das *Kohärenzgefühl* wird durch den Summenwert der 13 Fragen umfassenden Kurzversion des Fragebogens von Antonovsky in der deutschen Bearbeitung von Abel, Kohlmann und Noack (1995) abgebildet. Dabei handelt es sich um eine für Telefoninterviews angepasste Version mit einer fünfstufigen Antwortskala. Eine eher hohe Ausprägung des Kohärenzgefühls gilt als gesundheitsförderlich und eine tiefe Ausprägung als gesundheitsschädlich. Für die vorliegende Untersuchung werden Resultate von zwei Messungen (das Kohärenzgefühl erhoben zum Zeitpunkt t1 sowie zum Zeitpunkt t3) verwendet.

Gesundheitsindikatoren

In der Folge werden neun verschiedene Gesundheitsindikatoren beschrieben.

Die *selbst eingeschätzte Gesundheit* wurde mit der Frage „Wie geht es Ihnen zur Zeit gesundheitlich?" erfasst. Die fünf Antwortmöglichkeiten reichten von „sehr gut" (5) bis „sehr schlecht" (1). Zur Erfassung *psychischer Symptome* diente der Summenwert einer für das BLP gekürzten Fassung (acht Fragen) der Langner-Skala (Langner, 1962). Gefragt wurde beispielsweise nach der Häufigkeit von grossen Sorgen, schlechter Stimmung und von Schlafproblemen während der letzten 12 Monate. Eine hohe Ausprägung bedeutet keine Belastung durch psychische Symptome, eine tiefe Ausprägung steht für das Vorhandensein vieler psychopathologischer Symptome. In der Variable *chronische Krankheiten* werden die folgenden selbst berichteten Krankheitsdiagnosen zusammengefasst: Diabetes mellitus, Bluthochdruck, chronisches Lungenleiden, Angina pectoris/Herzinfarkt, andere Krankheiten oder Behinderungen (36-Monats-Prävalenzen), Krebs (36-Monats-Inzidenz), sowie Migräne, Rückenleiden und Gelenkerkrankungen (24-Monats-Prävalenzen). Die Kriterien zur Erfassung der selbst berichteten Erkrankungen sind unterschiedlich (Inzidenz- und Prävalenzraten). Dies führt dazu, dass solche Krebs- oder Koronarerkrankungen nicht erfasst werden, die mehr als 36 Monate vor der Befragung aufgetreten sind, nicht als geheilt betrachtet werden können, aber in dieser Zeitspanne symptomfrei verliefen. Die Skala geht von „keine Erkrankung"(0) bis „Erkrankungen in acht Bereichen" (8).

Die Variable *Neuerkrankungen seit t1* fasst dieselben Krankheiten zusammen wie die Variable „chronische Krankheiten", allerdings nur die zwischen t1 und t3 aufgetretenen Neuerkrankungen. Für Diabetes mellitus, Bluthochdruck, chronisches Lungenleiden und Angina pectoris wurde zu den Messpunkten t2 und t3 die Inzidenz abgefragt („Sind Sie in den letzten 12 Monaten neu an ... erkrankt?"). Migräne, Rückenleiden, Gelenkerkrankungen und sonstige Erkrankungen wurden erfasst, sofern sie zu Zeitpunkt t2 und/oder t3 aufgetreten waren, nicht aber schon zu Zeitpunkt t1. Die *Einschränkungen durch chronische Krankheiten* wurden mit folgender Frage erfasst: „Von kurzen Krankheiten einmal abgesehen: Wie stark sind Sie in den letzten 12 Monaten bei der Erfüllung Ihrer alltäglichen Aufgaben wegen Krankheit eingeschränkt gewesen, z.B. im Haushalt, Beruf oder in der Freizeit?". Antworten konnten auf einer fünfstufigen Skala von „gar nicht" (1) bis „sehr stark" (5) angegeben werden. Die *körperliche Fitness* wurde über den motorischen Funktionsstatus erhoben, welcher durch 12 Items aus dem FFB-Mot (Boes, Abel, Woll, Niemann, Rühl & Tittlbach, 2000) abgefragt wird. Zu den vier Dimensionen Muskelkraft, Ausdauer, Beweglichkeit und Koordination werden je drei Fragen gestellt. Die Antwortmöglichkeiten liegen auf einer fünfstufigen Skala zwischen „kann ich gar nicht" (1) und „gar keine Probleme" (5), die körperliche Fitness wird als Mittelwert der Summe aller Items ausgedrückt.

Mit der Frage „Fühlen Sie sich häufig durch leichtere Erkrankungen wie Schnupfen, Husten oder Halsweh eingeschränkt?" wurden die *Einschränkungen durch leichtere Erkrankungen* abgefragt. Vorgegeben wurde ein dichotomes Antwortformat (ja/nein). Mit der Variable *Medikamentenkonsum* wird auf einer Skala von 0 bis 6 die regelmässige Einnahme von Medikamenten aus sechs Bereichen (Blutdruckmittel, Herz- und Kreislaufmedikamente, Blutzucker senkende Medikamente, Abführmittel, Schmerz- und Rheumamittel, andere Medikamente) erfasst. Die dichotome Variable *Arztbesuche* drückt aus, ob in den 12 Monaten vor der Befragung Haus- oder FachärztInnen aufgesucht wurden. Vorsorgekonsultationen sind nicht eingeschlossen.

Weitere Einflussvariablen
Zwei weitere Variablen, deren möglicher Einfluss in den Regressionsanalysen kontrolliert werden soll, sind das *Alter* der Befragten (ausgedrückt in Jahren) und die *Sozialschicht*, welche durch drei Bildungsstufen (obligatorische Schule; Lehre/Matura etc.; HTL/Universität etc.) abgebildet wurde.

Statistische Verfahren
Die statistischen Kennwerte (Mittelwert, Standardabweichung, minimale und maximale Ausprägung) der Gesundheitsindikatoren und des Kohärenzgefühls sind in Tabelle 1 aufgeführt. Mittelwertsunterschiede zwischen Männern und Frauen wurden mit Mann-Withney-Tests bei rangskalierten Daten oder Chi^2-Tests im Falle von dichotomen Merkmalen auf statistische Signifikanz geprüft und sind ebenfalls in Tabelle 1 vermerkt. Die Spearmans-Koeffizienten, die als Masse für die Zusammenhänge des Kohärenzgefühls mit den Gesundheitsindikatoren eingesetzt wurden, sind nach Geschlecht getrennt in Tabelle 2 aufgeführt. Die Wirkung des Kohärenzgefühls wurde mittels Regressionsrechnungen im Längsschnitt überprüft. Dies bedingte, dass Gesundheitsindikatoren, die als abhängige Variablen geprüft wurden, uns für beide Messpunkte t1 und t3 zur Verfügung stehen mussten, was u.a. für den Fitnessparameter und für den Indikator der psychischen Gesundheit nicht der Fall war. Somit gehen die Werte der selbst eingeschätzten Gesundheit, der Anzahl Erkrankungen und der Einschränkungen durch Krankheit des letzten Messpunkts als abhängige Variablen in die Regressionsrechnung ein. Die Resultate werden in den Tabellen 3 bis 5 für Männer und Frauen getrennt dargestellt. In einem ersten Schritt werden die Werte der entsprechenden Gesundheitsindikatoren zum ersten Messpunkt t1 sowie Alter und Bildung als Kontrollvariablen eingeführt. In einem zweiten Schritt wird der zusätzliche Effekt des Kohärenzgefühls zum ersten Messpunkt auf die Gesundheitswerte zum letzten Messpunkt untersucht.

3. Ergebnisse

Es zeigen sich für sämtliche Variablen, mit Ausnahme der Einschränkungen durch leichtere Krankheiten und des Alters, zum Messzeitpunkt t3 statistisch signifikante Unterschiede zwischen Männern und Frauen (Tabelle 1). Die selbst eingeschätzte Gesundheit wird von den Frauen leicht niedriger eingestuft als von den Männern, und Frauen zeigen mehr psychische Symptome als Männer. Frauen berichten eine grössere Zahl von chronischen Krankheiten und deutlichere Einschränkungen in ihrem Alltag durch die chronischen Krankheiten. Frauen geben eine grössere Anzahl Neuerkrankungen an, konsumieren mehr Medikamente und gehen eher zum Arzt resp. zur Ärztin als die Männer. Frauen haben zudem ein etwas niedrigeres Kohärenzgefühl als Männer, dies gilt für die beiden Messzeitpunkte t1 und t3. Lediglich bei den Einschränkungen durch leichtere Erkrankungen finden sich keine Unterschiede zwischen Männern und Frauen.

Tab. 1: Gesundheitsindikatoren und Kohärenzgefühl, statistische Kennwerte und Mittelwertsdifferenzen t3

Gesundheitsindikatoren	N	SD	M	p der Mittelwertsdifferenzen[a], (Test)
selbst eingeschätzte Gesundheit				
Frauen	471	.86	3.98	.02
Männer	367	.77	4.13	(Mann-Whitney)
Psychische Symptome				
Frauen	471	.67	2.17	.00
Männer	360	.57	1.93	(Mann-Whitney)
chronische Krankheiten				
Frauen	471	1.92	2.41	.01
Männer	367	1.71	2.04	(Mann-Whitney)
Erkrankungen seit t1				
Frauen	471	1.32	2.03	.00
Männer	367	1.28	1.62	(Mann-Whitney)
Einschränkung durch chronische Krankheiten				
Frauen	471	1.13	1.79	.00
Männer	367	.95	1.55	(Mann-Whitney)
Fitness				
Frauen	471	.89	3.22	.00
Männer	367	.81	3.90	(Mann-Whitney)
Einschränkung durch leichtere Erkrankungen				
Frauen	470	.34	.13	.20
Männer	366	.30	.10	(Chi^2-Test)
Medikamentenkonsum				
Frauen	471	.86	.64	.01
Männer	367	.81	.50	(Mann-Whitney)
Arztbesuche				
Frauen	471	.43	.76	.03
Männer	367	.46	.69	(Chi^2-Test)

Kohärenzgefühl				
Frauen	471	.44	3.97	.00
Männer	367	.42	4.07	(Mann-Whitney)
Kohärenzgefühl t1				
Frauen	471	.45	3.93	.00
Männer	367	.43	4.02	(Mann-Whitney)
Alter t1				
Frauen	471	3.2	60.2	.06
Männer	367	3.3	59.7	(Mann-Whitney)
Bildung t1				
Frauen	469	.63	1.68	.00
Männer	367	.73	2.11	(Mann-Whitney)

[a] Mittelwertsdifferenzen: Unterschiede zwischen Frauen und Männern

Die Zusammenhänge zwischen dem Kohärenzgefühl und den verschiedenen Gesundheitsparametern, alle erfasst zum dritten Messzeitpunkt, sind in Tabelle 2 aufgeführt. Die stärksten Zusammenhänge bei Frauen und Männern treten zwischen dem Kohärenzgefühl und den psychischen Symptomen auf: Ein hohes Ausmass an psychischen Symptomen geht mit einem tiefen, ein niedriges Ausmass an psychischen Symptomen mit einem hohen Kohärenzgefühl einher. Als zweitstärksten Zusammenhang finden wir die positive Korrelation des Kohärenzgefühls mit der selbst eingeschätzten Gesundheit, gefolgt von den negativen Korrelationen mit den Neuerkrankungen und den chronischen Erkrankungen. Ausser für die Arztbesuche zeigen sich bei den Frauen signifikante Zusammenhänge für alle Gesundheitsindikatoren. Bei den Männern finden sich für Einschränkungen durch chronische Krankheiten, Medikamentenkonsum und Arztbesuche keine Zusammenhänge mit dem Kohärenzgefühl.

Tab. 2: Korrelationen von Gesundheitsindikatoren und Kohärenzgefühl, Messzeitpunkt t3

Gesundheitsindikatoren t3		*Kohärenzgefühl t3*	
		Frauen	*Männer*
Selbst eingeschätzte Gesundheit	r	*.31***	*.20***
	N	471	367
Psychische Symptome	r	*-.58***	*-.56***
	N	461	360
Chronische Krankheiten	r	*-.23***	*-.17***
	N	471	367
Chronische Krankheiten, Erkrankungen seit t1	r	*-.20***	*-.16***
	N	471	367

Einschränkung durch chronische Krankheiten	r	-.18**	-.02
	N	471	367
Fitness	r	.18**	.13**
	N	471	367
Einschränkung durch leichtere Erkrankungen	r	.18**	.14**
	N	470	366
Medikamentenkonsum	r	-.13**	.04
	N	471	367
Arztbesuche	r	-.08	-.08
	N	471	366

r: Spearman-Korrelationskoeffizient; *$p=.05$; **$p=.01$

In schrittweisen Regressionsanalysen wurde der Einfluss des Kohärenzgefühls (erfasst zum Zeitpunkt t1) auf drei verschiedene Gesundheitsindikatoren (erfasst zum Zeitpunkt t3) überprüft. Die Resultate sind in den Tabellen 3 bis 5 dargestellt. In einem ersten Schritt wurden Alter, Bildung und die jeweiligen Gesundheitsindikatoren in ihren Ausprägungen zum Zeitpunkt t1 als Kontrollvariablen eingeführt. In einem zweiten Schritt wurde das Kohärenzgefühl in die Gleichung aufgenommen.

Tab. 3: Regression auf selbst eingeschätzte Gesundheit t3

Variablen in der Gleichung	Frauen $N=468$		Männer $N=367$	
	standardisierte Regressions-Koeffizienten (β)			
	Schritt 1	Schritt 2	Schritt 1	Schritt 2
Alter	.04	.04	.08	.07
Bildung	.04	.04	.09	.09
selbst eingeschätzte Gesundheit t1	.48**	.44**	.44**	.40**
SOC t1		.15**		.10*
R^2, angepasst	.23	.25	.21	.22

*$p=.05$; **$p=.01$

Die selbst eingeschätzte Gesundheit zum Zeitpunkt t1 erklärt zum Zeitpunkt t3 bei den Frauen und Männern einen beachtlichen Anteil der Varianz. Für Frauen werden 2 %, für Männer wird 1 % der Varianz durch das Kohärenzgefühl zusätzlich erklärt.

Tab. 4: Regression auf Einschränkungen durch Krankheit t3

Variablen in der Gleichung	Frauen N=469		Männer N=367	
	standardisierte Regressions-Koeffizienten (β)			
	Schritt 1	Schritt 2	Schritt 1	Schritt 2
Alter	-.02	-.02	.06	.06
Bildung	-.03	-.02	.00	.00
Einschränkungen t1	.38**	.36**	.33**	.33**
SOC t1		-.13**		-.01
R^2, angepasst	.14	.16	.11	.10

*$p=.05$; **$p=01$

Die Einschränkungen durch Krankheit zum Zeitpunkt t3 werden im Modell vorwiegend durch die Einschränkungen durch Krankheit zum Zeitpunkt t1 erklärt. Das Kohärenzgefühl trägt ausschliesslich bei den Frauen statistisch signifikant zur Vorhersage von Einschränkungen durch Krankheit zum Zeitpunkt t3 bei, allerdings nur geringfügig.

Tab. 5: Regression auf chronische Krankheiten t3

Variablen in der Gleichung	Frauen N=469		Männer N=367	
	standardisierte Regressions-Koeffizienten (β)			
	Schritt 1	Schritt2	Schritt 1	Schritt 2
Alter	.04	.04	.02	.02
Bildung	-.02	-.02	-.01	-.01
Erkrankungen zwischen t1 und t3	.86**	.84**	.87**	.85**
SOC t1		-.07**		-.09**
R^2, angepasst	.74	.75	.76	.76

*$p=.05$; **$p=.01$

Die Erkrankungen zwischen t1 und t3 tragen zu einem grossen Teil zur Vorhersage der chronischen Krankheiten zum Zeitpunkt t3 bei. Das Kohärenzgefühl zeigt sowohl bei den Frauen als auch bei den Männern einen statistisch signifikanten Einfluss. Jedoch ist die prädiktive Stärke des Zusammenhangs, in Anbetracht des sehr schwachen Regressionskoeffizienten und der geringen Erhöhung der erklärten Varianz, als minimal einzustufen.

Zusammenfassend lässt sich feststellen, dass die Richtungen der Zusammenhänge zwischen dem Kohärenzgefühl und den Gesundheitsindikatoren unseren

Erwartungen entsprechen. Allerdings sind die Effekte des Kohärenzgefühls in den Regressionsanalysen mit β-Koeffizienten, die den Wert .15 nie übersteigen, insgesamt schwach.

4. Diskussion

Sowohl die in der vorliegenden Studie dargestellten Zusammenhangsmasse im Querschnitt als auch die prädiktiven Werte des Kohärenzgefühls im Längsschnitt unterscheiden sich nach dem jeweils untersuchten Gesundheitsaspekt und nach Geschlecht.

Vergleichen wir die Beziehungen des Kohärenzgefühls zu den verschiedenen Gesundheitsindikatoren im Querschnitt miteinander, so zeigt sich, dass das Kohärenzgefühl am stärksten mit der psychischen Symptomliste korreliert, ein Befund, der mit Ergebnissen anderer Studien übereinstimmt (Lundberg, 1997; Larsson & Kallenberg, 1996). Es stellt sich die Frage, ob dieser Zusammenhang auf eine gesundheitsförderliche Wirkung des Kohärenzgefühls zurückzuführen sei oder darauf, dass das Kohärenzgefühl im Grunde einen Teil der psychischen Verfassung ausmacht (vgl. u.a. Geyer, 1997). Die Korrelationskoeffizienten würden dann keine eigentlichen Zusammenhangsmasse, sondern den Grad der Begriffsüberlagerung darstellen. Insbesondere Angst als ein Persönlichkeitsmerkmal ist bekannt dafür, empirisch sehr stark mit dem Kohärenzgefühl assoziiert zu sein (Frenz et al., 1993). Da die benützte Skala für psychische Symptome auch Angstsymptome umfasst (De Marco, 1984), ist es wahrscheinlich, dass ihr Zusammenhang mit dem Kohärenzgefühl teilweise auf den oben genannten Aspekt der Angst zurückzuführen ist. Die vergleichsweise hohen Korrelationskoeffizienten mit psychischer Krankheit widerspiegeln somit eine Schwachstelle in der Operationalisierung des Kohärenzgefühls.

In der vorliegenden Studie zeigt sich des Weiteren ein bedeutsamer Zusammenhang des Kohärenzgefühls mit der selbst eingeschätzten Gesundheit. Aus qualitativen Studien ist bekannt, dass bei der Selbsteinschätzung der Gesundheit mehrere Aspekte des Gesundheitszustandes berücksichtigt werden (Faltermaier, Kühnlein & Burda-Viering, 1998). Zu diesen Aspekten gehört auch die psychische Gesundheit. Die problematische Überlagerung von Kohärenzgefühl und psychischen Symptomen betrifft also teilweise auch die selbst eingeschätzte Gesundheit. Die selbst eingeschätzte Gesundheit wird aber zu einem grossen Teil von körperlichen Gesundheitsaspekten gebildet (Abel, Duetz & Niemann, 2000), welche ebenfalls in die Korrelationen der selbst eingeschätzten Gesundheit mit dem Kohärenzgefühl eingehen. Inwiefern das Kohärenzgefühl darüber hinaus eine steuernde Rolle im Prozess der Selbsteinschätzung spielt, ist an den Korrelationskoeffizienten alleine nicht zu erkennen. Zu dieser Fragestellung wäre eine qualitative Studienanlage besser geeignet.

In den Regressionsanalysen erwies sich die Langzeitwirkung des Kohärenzgefühls insgesamt als gering und zeigte sich bei den Frauen etwas deutlicher als bei den Männern. Dieser Geschlechtsunterschied könnte teilweise auf methodische Schwierigkeiten zurückgeführt werden, zum Beispiel auf die unterschiedlichen Fallzahlen. Zum anderen zeigt sich in diesem Ergebnis womöglich eine reelle Eigenschaft des Kohärenzgefühls, nämlich, dass dieses nur für Frauen eine signifikante Bedeutung als Ressource für alle Gesundheitsbereiche hätte. Anders als zu Geschlechtsunterschieden in den Ausprägungen des Kohärenzgefühls an sich (Überblick in Bengel et al., 1998), gibt es unseres Wissens keine Forschung zu Geschlechtsunterschieden in der Ressourcewirkung des Kohärenzgefühls. Die vorliegenden Ergebnisse deuten darauf hin, dass es lohnend wäre, dieser Frage in einer weiteren longitudinalen Studie nachzugehen.

Zusammenfassend halten wir fest, dass das Kohärenzgefühl mit der Mehrzahl der Gesundheitsindikatoren einen signifikanten Zusammenhang aufweist, am stärksten jedoch mit dem Indikator für psychische Symptome und mit der selbst eingeschätzten Gesundheit. Diese Zusammenhänge sind bei den Frauen stärker ausgeprägt als bei den Männern. Auf Grund dieser von den Gesundheitsmassen abhängigen Nuancen in den Resultaten empfehlen wir, in empirischen Studien zu den Zusammenhangsfaktoren des Kohärenzgefühls mehrere Aspekte der Gesundheit zu berücksichtigen. Insbesondere ist die Verwendung der psychischen Gesundheit als alleiniger Gesundheitsindikator zu vermeiden, da die Abgrenzung zwischen beiden Begriffen und ihren Messgrössen bis heute unvollständig ist.

Literatur

Abel, T., Kohlmann, T. & Noack, R. H. (1995). Eine deutsche Übersetzung des SOC-13. Arbeitspapier der Abteilung für Gesundheitsforschung des Institutes für Sozial- und Präventivmedizin der Universität Bern (unveröffentlicht).

Abel, T., Duetz, M. & Niemann, S. (2000). Statistische Zusammenhänge selbst berichteter Gesundheitsindikatoren: eine explorative Analyse von Befragungsdaten bei 55–65-Jährigen. Jahrbuch der medizinischen Psychologie. Göttingen: Hogrefe.

Antonovsky, A. (1979). Health, stress, and coping: New perspectives on mental and physical well-being. San Francisco: Jossey-Bass.

Antonovsky, A. (1987). Unraveling the mystery of health. How people manage stress and stay well. San Francisco: Jossey-Bass.

Bengel, J., Strittmacher, R. & Willmann H. (1998). Was erhält Menschen gesund? Antonoyskys Modell der Salutogenese - Diskussionsstand und Stellenwert. Im Auftrag der Bundeszentrale für gesundheitliche Aufklärung. Köln: BzgA.

Boes, K., Abel, T., Woll, A., Niemann, S., Rühl, J. & Tittlbach, S. (2000). Der Fragebogen zur Erfassung des motorischen Funktionsstatus' (FFB-Mot). Bericht über die Entwicklung und Überprüfung. Diagnostica (in Vorbereitung).

De Marco, R. (1984). Relationships between physical and psychological symptomatology in the 22-item Langner's scale. Social Science and Medicine, 19, 59–64.

Faltermaier, T., Kühnlein, I. & Burda-Viering, M. (1998). Gesundheit im Alltag. Laienkompetenz in Gesundheitshandeln und Gesundheitsförderung. Weinheim: Juventa.

Faltermaier, T., Kühnlein, I. & Burda-Viering, M. (1999). Gesundheitsvorstellungen und Gesundheitskompetenz von Laien: Ergebnisse einer salutogenetischen Untersuchung. In U. Walter, H. Krappweis, J. Räbiger, G. Reschauer, S. Schneeweiss, M. Wildner & P. Wolters (Hrsg.), Public-Health-Forschung in Deutschland (S. 155–160). Bern: Hans Huber.

Frenz, A., Carey, M. & Jorgensen, R. (1993). Psychometric evaluation of Antonovsky's sense of coherence scale. Psychological Assessment, 5, 145–153.

Geyer, S. (1997). Some conceptual considerations on the sense of coherence. Social Science and Medicine, 44, 1771–1779.

Langner, T. S. (1962). A twenty-two item screening score of psychiatric symptoms indicating impairment. Journal of Health and Human Behaviour, 3, 269–276.

Larsson, G. & Kallenberg, K. O. (1996). Sense of coherence, socioeconomic conditions and health. European Journal of Public Health, 6, 175–180.

Lundberg, O. (1997). Childhood conditions, sense of coherence, social class and adult ill health: exploring their theoretical and empirical relations. Social Science and Medicine, 44, 821–831.

Rimann, M. & Udris, I. (1998). „Kohärenzerleben" (Sense of Coherence): Zentraler Bestandteil von Gesundheit oder Gesundheitsressource? In W. Schüffel, U. Brucks, R. Johnen, V. Köllner, F. Lamprecht & U. Schnyder (Hrsg.), Handbuch der Salutogenese (S. 351–373). Wiesbaden: Ullstein Medical.

Siegrist, J. (1994). Selbstregulation, Emotion und Gesundheit - Versuch einer sozialwissenschaftlichen Grundlegung. In F. Lamprecht & R. Johnen (Hrsg.), Salutogenese. Ein neues Konzept für die Psychosomatik? (S. 85–94). Frankfurt a. M.: VAS.

Verbrugge, L. & Wingard D. (1987). Sex differentials in health and mortality. Women and Health, 12, 103–143.

Esther Walter, Thomas Abel & Steffen Niemann

Gesundheit als Kontinuum: Eine explorative Analyse zu den Determinanten von Minder-, Normal- und Hochgesundheit

Zusammenfassung
Im vorliegenden Beitrag wird untersucht, in welchen Merkmalen eines gesundheitsrelevanten Lebensstils sich minder gesunde, normal gesunde und hoch gesunde Personen unterscheiden. Es wird der Frage nachgegangen, ob sich die Merkmale auf das ganze gesundheitliche Spektrum auswirken. Die Fragestellung hat Implikationen auf die Diskussion, ob es sich bei pathogenen Faktoren um inhaltlich andere Faktoren handelt als bei salutogenen Faktoren, oder ob sich pathogene und salutogene Faktoren lediglich hinsichtlich ihrer Polungsrichtung unterscheiden. Antonovsky liefert für beide dieser Thesen Argumente. Die Daten stammen aus der dritten Welle des Berner Lebensstil-Panels (BLP). Es wurden 838 Stadt-BernerInnen im Alter zwischen 57 und 67 zu den drei Dimensionen Verhalten, Orientierungen und soziale Bedingungen eines gesundheitsrelevanten Lebensstils befragt. Die Ergebnisse liefern eher für die erste These empirische Evidenz. Die in dieser Arbeit eingeführte begriffliche Unterscheidung von pathogenen bzw. salutogenen Faktoren, Gefährdungsfaktoren und Optimierungsfaktoren scheint daher berechtigt zu sein.

1. Einleitung

Antonovsky versteht Gesundheit als Kontinuum (1987). Gemäss der Fragestellung des vorliegenden Beitrags werden die im Berner Lebensstil-Panel (BLP) befragten Personen auf Grund ihrer selbst eingeschätzten Gesundheit in drei Subgruppen unterteilt; siehe auch den Beitrag von Duetz, Abel, Siegenthaler & Niemann in diesem Band. Personen, die sich selber eine gute, wenn auch nicht sehr gute Gesundheit zuschreiben, lassen sich als normal gesunde, d.h. durchschnittlich gesunde Personen bezeichnen. Die Mehrheit der Schweizer Bevölkerung gehört dieser Gruppe an (Niemann & Cadotsch, 1997; Bundesamt für Statistik, 1998). Personen, die ihre Gesundheit als eher schlecht bezeichnen, sich also eher nahe beim Krankheitspol sehen, können als minder gesunde Personen bezeichnet werden. Personen, die ihre Gesundheit als sehr gut bezeichnen, sich also nahe beim Gesundheitspol sehen, werden im Folgenden als hoch gesunde Personen bezeichnet[1]. In dieser Arbeit wird von Normalgesundheit ausgehend einerseits nach Merkmalen gesucht, die zu einer Abweichung in Richtung Mindergesundheit beitragen und andererseits nach Merkmalen, die zu einer Abweichung in Richtung Hochgesundheit beitragen. Dabei liegt der Fokus bei Merkmalen, die als Indikatoren für gesundheitswirksame Einflüsse unterschiedlicher Art gelten können. Zentrale Fragestellung ist, ob jene Merkmale, in denen sich minder Gesunde von hoch Gesunden unterscheiden dieselben oder aber andere Merkmale sind, als jene, in denen sich normal Gesunde von hoch Gesunden unterscheiden. Diese empirische Frage ist eng verknüpft mit der theoretischen Frage nach einer Definition von pathogenen bzw. salutogenen Faktoren: Sind pathogene Faktoren, also solche, die mit Mindergesundheit assoziiert sind, qualitativ andere Faktoren als salutogene Faktoren, also solche, die mit Hochgesundheit assoziiert sind? Oder unterscheiden sich pathogene und salutogene Faktoren lediglich quantitativ? Ist z.B. wenig soziale Unterstützung ein pathogener Faktor und viel soziale Unterstützung ein salutogener Faktor? Antonovsky - so können seine Ausführungen interpretiert werden - lässt beides zu. Einerseits schrieb er, dass zwischen salutogenen und pathogenen Faktoren ein fliessender Übergang bestehe und diese daher nicht konzeptionell unterschiedlich erfasst werden können, dass sie sich also lediglich in ihrer Quantität unterscheiden:

„If low autonomy is a stressor, is not high autonomy a resource? Cannot the same be said for low and high clarity, for high and low control? (...) If high involvement is a resource, is not low involvement a stressor? Cannot the same be said for high and low peer cohesion, for high and low supervisor support?" (1987, p. 31).

Andererseits betonte er, dass salutogene Faktoren nicht lediglich die Umkehrung pathogener Faktoren seien. Vielmehr postulierte er, dass salutogene und pathogene Faktoren sich qualitativ unterscheiden:

„The salutogenic orientation, in contrast, leads one to think in terms of factors promoting movement toward the healthy end of the continuum. The point is that these are often different factors. One moves toward it not only by being low on risk factors A, B, or C." (1987, p. 6).

Es scheint für die Theorie und die Empirie der Gesundheitsforschung sinnvoll, für diese zwei verschiedenen Vorstellungen auch verschiedene Begriffe zu verwenden. Im Folgenden wird von salutogenen bzw. pathogenen Faktoren gesprochen, wenn sie sowohl für eine Abweichung von Normalgesundheit in Richtung Mindergesundheit als auch in Richtung Hochgesundheit mitverantwortlich sind. Pathogene bzw. salutogene Faktoren unterscheiden sich gemäss

---

[1] In der Bezeichnung der Personengruppen als minder, normal und hoch gesund folgen wir Becker, Bös, Opper, Woll und Wustmans (, 1996). Während hier als Kriterium für die Gruppeneinteilung die selbst eingeschätzte Gesundheit eingesetzt wird, verwenden Becker et al. andere Kriterien.

dieser Definition qualitativ nicht voneinander. Ob von pathogenen bzw. salutogenen Faktoren gesprochen wird, kann von der Ausrichtung der Fragestellung abhängig gemacht werden: Von pathogenen Faktoren zu sprechen ist angebracht, wenn danach gefragt wird, was Krankheit beeinflusst und von salutogenen Faktoren, wenn danach gefragt wird, was Gesundheit beeinflusst (siehe Abbildung 1). Inhaltlich handelt es sich demzufolge bei pathogenen und salutogenen Merkmalen um dieselben Wirkungsfaktoren: Viel von etwas wirkt salutogen, während gleichzeitig wenig von diesem pathogen wirkt. Sollte sich z.B. zeigen, dass wenig soziale Unterstützung typisch ist für minder gesunde Personen, ein durchschnittliches Mass an sozialer Unterstützung typisch für normal gesunde Personen und viel soziale Unterstützung typisch für hoch gesunde Personen, so stellt das Merkmal soziale Unterstützung einen pathogenen und einen salutogenen Faktor in einem dar: Wenig soziale Unterstützung wirkt pathogen und viel soziale Unterstützung salutogen. Zeigt sich jedoch, dass z.B. soziale Unterstützung lediglich zwischen minder Gesunden und normal Gesunden differenziert, nicht jedoch zwischen normal Gesunden und hoch Gesunden, müsste für soziale Unterstützung ein anderer Begriff gefunden werden, da ein derartiger Wirkungsfaktor nicht der hier verwendeten Definition für pathogene bzw. salutogene Faktoren entspricht. Im Folgenden soll in diesem Zusammenhang von einem Gefährdungsfaktor gesprochen werden: Wenig soziale Unterstützung würde als Gefahr für die Gesundheit wirken, während gleichzeitig viel soziale Unterstützung nicht mit Hochgesundheit assoziiert wäre. Umgekehrt könnte soziale Unterstützung aber auch ausschliesslich zwischen normal Gesunden und hoch Gesunden differenzieren. In diesem Falle entspricht der Wirkungsfaktor der Konzeptualisierung eines Optimierungsfaktors: Viel soziale Unterstützung wäre assoziiert mit Hochgesundheit, während gleichzeitig wenig soziale Unterstützung nicht typisch für minder Gesunde wäre. Gefährdungsfaktoren und Optimierungsfaktoren unterscheiden sich qualitativ voneinander (siehe Abbildung 1)².

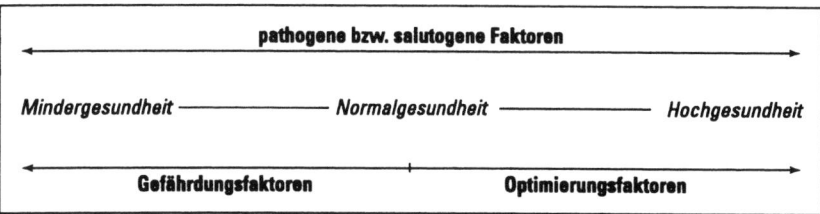

Abb. 1: Begriffliche Unterscheidung zwischen pathogenen bzw. salutogenen Faktoren, Gefährdungsfaktoren und Optimierungsfaktoren gemäss ihrer Bedeutung für die drei Personengruppen unterschiedlicher Gesundheit.

---

2 Becker et al. (1996) verwenden die Begriffe Ressourcenvariablen, gesundheitsabträgliche Faktoren und gesundheitsförderliche Faktoren. Da diese Begriffe in der Literatur auch auf andere Sachverhalte bezogen werden, werden der Klarheit wegen in diesem Beitrag neue Begriffe verwendet.

Dass die Abgrenzung der Optimierungs- und Gefährdungsfaktoren von pathogenen bzw. salutogenen Faktoren ein viel versprechender Ansatz ist, zeigen die Ergebnisse von Becker et al. (1996) wie auch jene von Maercker (1998). Becker et al. zeigten in ihrer Untersuchung von 800 Personen, dass spezifische gesundheitsrelevante Faktoren nur einen Einfluss auf bestimmte Bereiche und nicht auf das ganze gesundheitliche Spektrum aufweisen. So zeichneten sich hoch Gesunde z.b. durch stärker ausgeprägte internale Kontrollüberzeugungen bezüglich der Gesundheit aus als normal Gesunde. Normal gesunde und minder gesunde Personen unterschieden sich hingegen nicht in der Ausprägung internaler Kontrollüberzeugungen. Maercker lieferte mit der Dresdner Studie Hinweise, dass ehemals politisch Inhaftierte aus der DDR, die posttraumatische Symptome entwickelten und daher als minder gesund gelten, über ein geringeres Kohärenzgefühl und über geringere soziale Unterstützung verfügten als Personen, die in der Studie als mittel gesund bezeichnet wurden. Ebenso waren Frauen eher gefährdet, posttraumatische Symptome zu entwickeln. Hoch gesunde und mittel gesunde TeilnehmerInnen der Dresdner Studie unterschieden sich hingegen nicht bezüglich des Kohärenzgefühls, der sozialen Unterstützung oder des Geschlechts. Diese Faktoren wirkten in der Stichprobe der Dresdner Studie somit als Gefährdungsfaktoren. Als Optimierungsfaktoren identifizierten die Autoren nur geringe Werte für äusseres Bewältigen: Hoch gesunde StudienteilnehmerInnen zeigten ein geringeres Bedürfnis, mit ihren Erinnerungen nach aussen zu gehen, um Aufmerksamkeit und möglicherweise rechtliche Kompensation zu finden als mittel gesunde StudienteilnehmerInnen.

Vor diesem Hintergrund lauten die Fragestellungen für diese Arbeit:

- Welche Faktoren differenzieren zwischen minder Gesunden und normal Gesunden, nicht aber zwischen normal Gesunden und hoch Gesunden?

- Welche Faktoren differenzieren zwischen normal Gesunden und hoch Gesunden, nicht aber zwischen normal Gesunden und minder Gesunden?

- Welche Faktoren differenzieren zwischen minder Gesunden *und* normal Gesunden *und* hoch Gesunden?

Da die aktuelle Gesundheitsforschung die Bedeutung von Geschlechterunterschieden betont (Bird & Rieker, 1999; Kunkel & Atchley, 1996), werden die Fragestellungen getrennt nach Geschlecht analysiert.

2. Methodik

Die Analysen basieren auf dem Datensatz des Berner Lebensstil-Panels (BLP). In den Jahren 1996, 1997 und 1998 wurden im Abstand von je zwölf Monaten Stadt-BernerInnen im Alter zwischen 55 und 65 Jahren (1996) zu ihrem gesundheitlichen Lebensstil und dessen Determinanten (Abel & Rütten, 1994) befragt. Die Daten wurden mittels computergestützter Telefoninterviews (Cati) anhand eines Fragebogens aus rund 200 überwiegend geschlossenen Items erhoben. Die Samplegrösse beträgt 1.751 Personen. Die Abschlussquoten liegen bei 64.4 % für t_1 (n=1.120), bei 82.9 % für t_2 (n=924) und bei 92 % für t_3 (n=839). Die Analysen des vorliegenden Beitrages basieren auf den Daten des Zeitpunktes t_3 (1998).

Kriterium zur Bestimmung der Gruppenzugehörigkeit bildet in unseren Analysen die selbst eingeschätzte Gesundheit der Befragten (Frage: „Wie geht es Ihnen zur Zeit gesundheitlich?"; Antwortskala: fünfstufig von „sehr gut", „gut", „mittelmässig", „schlecht" bis „sehr schlecht"). Als minder gesunde Personen werden jene zusammengefasst, die ihre Gesundheit als mittelmässig bis sehr schlecht einschätzen. Jene Personen, die ihre Gesundheit als gut einschätzten, werden der Gruppe der normal Gesunden zugeordnet. Wer seine Gesundheit als sehr gut bezeichnet, gehört der Gruppe der hoch Gesunden an. Es ergibt sich die in Tabelle 1 dargestellt Verteilung. Über den Zusammenhang zwischen der selbst eingeschätzten Gesundheit und weiteren Gesundheitsparametern sei auf die Arbeit von Abel, Duetz und Niemann (2000) verwiesen.

Tab. 1: Anteil minder, normal und hoch gesunder Frauen und Männer

	Frauen n=471	Männer n=367
minder Gesunde	26 %	17 %
normal Gesunde	44 %	50 %
hoch Gesunde	30 %	33 %

Die drei Gruppen minder, normal und hoch Gesunde werden getrennt nach Geschlecht auf Mittelwertunterschiede bezüglich einer Auswahl potenziell gesundheitsrelevanter Merkmale getestet (Varianzanalyse und Post-Hoc-Test nach Bonferroni). Die Auswahl der Merkmale erfolgt nach dem Lebensstilmodell von Abel und Rütten (1994). Gemäss den Autoren können gesundheitsrelevante Lebensstile durch die drei Lebensstildimensionen Verhaltensweisen, Orientierungen und soziale Bedingungen abgebildet werden. Als gesundheitsrelevante Verhaltensweisen gelten in der hier vorliegenden Analyse Alkoholkonsum, Zigarettenkonsum, sportliche Betätigung, Bewegung im Alltag, Konsum von Fleisch, Wurst und Schinken, Konsum von rohem Gemüse, Obst, Salat und Kartoffeln sowie kognitives Coping, emotionales Coping und vermeidungsorientiertes Coping. Gesundheitsrelevante Orientierungen werden hier durch das Kohärenzgefühl und durch vier Dimensionen gesundheitlicher Kontrollüberzeugungen (internal, external, selbstbeschuldigend und schicksalsbedingt) erfasst. Als soziale Rahmenbedingungen wird der Einfluss der Bildung, des Haushaltseinkommens, der Berufsklasse des Haushalts und der sozialen Unterstützung überprüft. Im Anhang wird die Operationalisierung der Variablen und Indices aufgeführt.

3. Ergebnisse

Es werden im Folgenden nur Mittelwertsvergleiche zwischen den drei Gruppen diskutiert, die ein Signifikanzniveau von $p \leq .05$ aufweisen. Die Ergebnisse der Post-Hoc-Tests nach Bonferroni mit Angaben der Mittelwertsunterschiede und Signifikanzen für sämtliche Vergleiche finden sich im Anhang.

Frauen

Keine der untersuchten *Verhaltensweisen* zeigt sich als Gefährdungsfaktor für Frauen und lediglich eine als Optimierungsfaktor: Hoch gesunde Frauen reagieren signifikant weniger mit emotionaler Stressverarbeitung als normal gesunde Frauen (p=0.02).

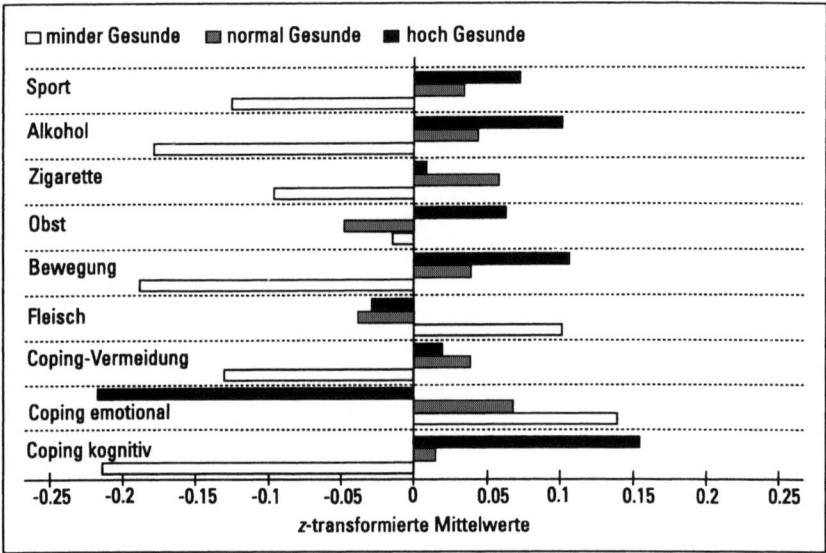

Abb. 2: Gesundheitsrelevante Verhaltensweisen - Mittelwertsvergleiche zwischen minder, normal und hoch gesunden Frauen

Von den untersuchten *Orientierungen* differenziert das Kohärenzgefühl sowohl zwischen minder und normal gesunden als auch zwischen normal und hoch gesunden Frauen. Das Kohärenzgefühl entspricht somit der Konzeptualisierung eines salutogenen bzw. pathogenen Faktors. Minder gesunde Frauen verfügen über ein signifikant geringeres Kohärenzgefühl als normal gesunde Frauen (p=.03), während gleichzeitig hoch gesunde Frauen über ein signifikant höheres Kohärenzgefühl als normal gesunde Frauen verfügen (p=.03). Minder gesunde Frauen unterscheiden sich von normal gesunden Frauen zusätzlich zum Kohärenzgefühl in drei weiteren Massen. Als Gefährdungsfaktoren wirken geringe internale gesundheitliche Kontrollüberzeugungen (p=.03), geringe selbstbeschuldigende gesundheitliche Kontrollüberzeugungen (p=.002) und stark ausgeprägte externale gesundheitliche Kontrollüberzeugungen (p=.04). Hoch gesunde und normal gesunde Frauen differieren lediglich hinsichtlich ihres Kohärenzgefühls.

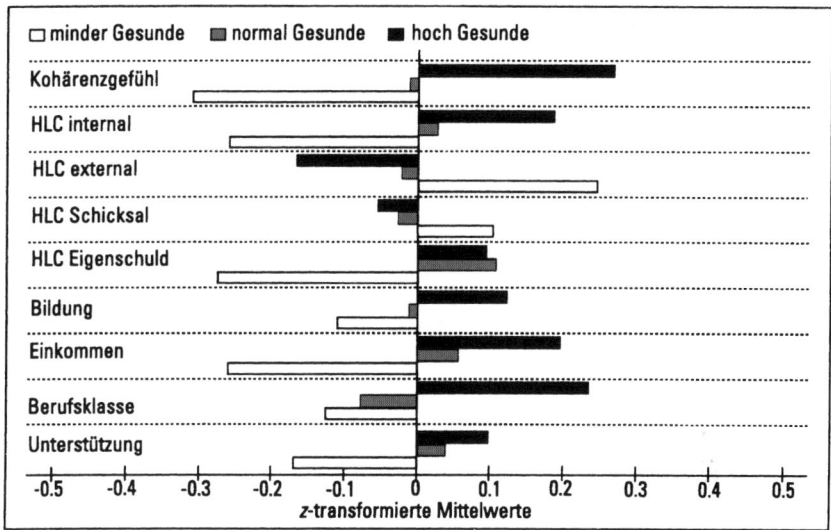

Abb 3: Gesundheitsrelevante Orientierungen und soziale Bedingungen -
Mittelwertsvergleiche zwischen minder, normal und hoch gesunden Frauen

Bezüglich der *sozialen Bedingungen* unterscheiden sich minder gesunde Frauen von normal gesunden hinsichtlich ihres Einkommens: Über ein geringes Haushaltseinkommen zu verfügen, gilt als Gefährdungsfaktor (*p*=.002). Als Optimierungsfaktor wirkt die Zugehörigkeit zu einer sozial gut gestellten Berufsklasse. Hoch gesunde Frauen leben signifikant häufiger in einem Haushalt, in dem ein Mitglied einer hohen sozialen Berufsklasse angehört als normal gesunde Frauen (*p*=.01).

Männer

Verhaltensweisen: Es lassen sich für die Männer keine Faktoren identifizieren, die sowohl zwischen minder Gesunden und normal Gesunden als auch hoch Gesunden differenzieren. Ausserdem gelten die erhobenen *Verhaltensweisen* für Männer weder als Gefährdungs- noch als Optimierungsfaktoren.

Unter den *Orientierungen* wirken starke externale gesundheitliche Kontrollüberzeugungen als Gefährdungsfaktor. Minder gesunde Männer glauben eher, dass ihre Gesundheit von der ärztlichen Versorgung abhängig ist als normal gesunde Männer (*p*=.002). Hoch gesunde Männer verfügen über ein höheres Kohärenzgefühl als normal gesunde Männer (*p*=.04). Das Kohärenzgefühl entspricht somit bei den Männern einem Optimierungsfaktor.

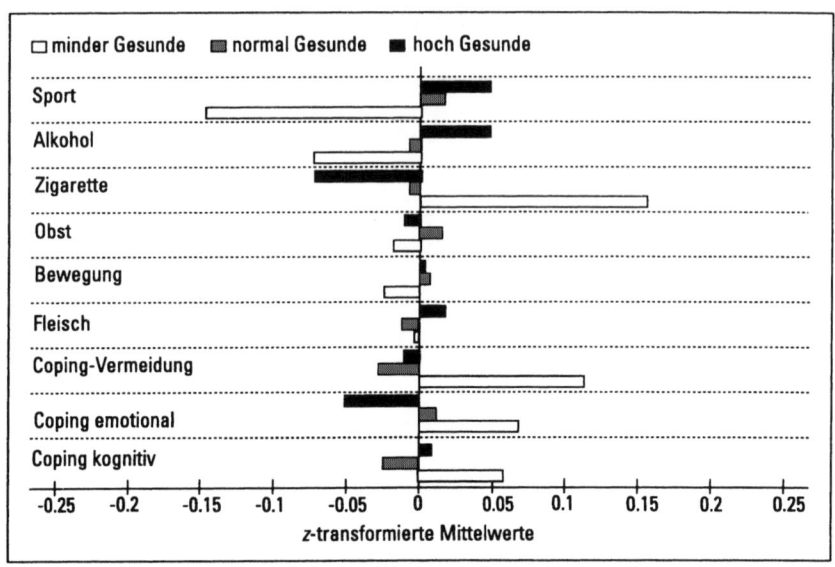

Abb. 4: Gesundheitsrelevante Verhaltensweisen - Mittelwertsvergleiche zwischen minder, normal und hoch gesunden Männern.

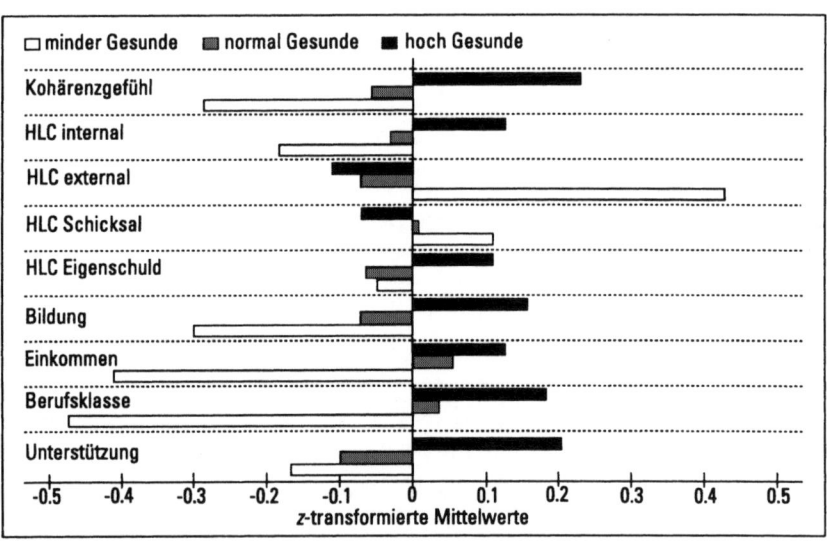

Abb. 5: Gesundheitsrelevante Orientierungen und soziale Bedingungen - Mittelwertsvergleiche zwischen minder, normal und hoch gesunden Männern.

In Bezug auf die *sozialen Bedingungen* wirken das Einkommen ($p=.007$) und die soziale Berufsklasse des Haushalts ($p=.002$) als Gefährdungsfaktoren: Minder gesunde Männer verfügen über ein geringeres Haushaltseinkommen und leben in einem Haushalt einer tieferen Berufsklasse als normal gesunde Männer. Als Optimierungsfaktor wirkt bei den Männern eine grosse Anzahl Personen, auf die man sich im Notfall verlassen kann. Hoch gesunde Männer verfügen über eine signifikant höhere Anzahl solcher Personen als normal gesunde Männer ($p=.03$).

4. Diskussion

Es zeigt sich, dass von den untersuchten Verhaltensweisen, Orientierungen und sozialen Bedingungen lediglich das Kohärenzgefühl sowohl signifikant ($p=.05$) zwischen minder Gesunden und normal Gesunden als auch zwischen normal Gesunden und hoch Gesunden differenziert. Allerdings gilt diese Aussage nur für die Frauen: Minder gesunde Frauen verfügen über ein geringeres Kohärenzgefühl als normal gesunde Frauen und diese wiederum über ein tieferes als hoch gesunde Frauen. Somit entspricht das Kohärenzgefühl als einziger der untersuchten Faktoren der Konzeptualisierung eines salutogenen bzw. pathogenen Faktors (siehe Abbildung 1): Die Ausprägung im Kohärenzgefühl ist sowohl für die Abweichung von Normalgesundheit in Richtung Mindergesundheit wie auch für die Abweichung von Normalgesundheit in Richtung Hochgesundheit mitverantwortlich. Weitere in unserem Zusammenhang gesundheitswirksame Merkmale sind ausgehend von Normalgesundheit entweder für verminderte Gesundheit typisch oder für ausgesprochen gute Gesundheit, nicht aber für beides zugleich. Diese Faktoren entsprechen der Konzeptualisierung von Gefährdungsfaktoren bzw. Optimierungsfaktoren. Die von Antonovsky postulierte Vorstellung, dass Stressoren (z.B. wenig soziale Unterstützung) gleichzeitig Ressourcen seien (nämlich in Form von viel sozialer Unterstützung) lässt sich in unseren Analysen - mit Ausnahme des Kohärenzgefühls bei Frauen - nicht bestätigen. Vielmehr finden wir zumindest in unserer Stichprobe mit den hier überprüften Merkmalen für jene zweite Vorstellung von Antonovsky empirische Bestätigung: Die Suche nach Faktoren, die für Gesundheit mitverantwortlich sind, fördert qualitativ andere Faktoren zu Tage als die Suche nach Faktoren, die für Krankheit mitverantwortlich sind. Personen des Berner Lebensstil-Panels (BLP), die ihre Gesundheit nahe beim Gesundheitspol einschätzten, zeichnen sich nicht lediglich durch die Abwesenheit jener Merkmale aus, die typisch sind für jene Personen, die ihre Gesundheit nahe beim Krankheitspol einschätzten. Abbildung 6 fasst zusammen, welche der untersuchten Merkmale aus den Lebensstildimensionen Verhalten, Orientierungen und soziale Bedingungen zwischen den Gruppen mit unterschiedlicher selbst eingeschätzter Gesundheit differenzieren. Wie in Abbildung 6 ersichtlich wird, sind für Frauen und Männer zu einem grossen Teil andere Wirkungsfaktoren mit Hochgesundheit bzw. mit Mindergesundheit assoziiert. Hoch gesunde Frauen und hoch gesunde Männer zeichnen sich gemeinsam gegenüber normal gesunden Frauen und Männer lediglich in ihrem höheren Kohärenzgefühl aus. Minder gesunde Frauen und Männer glauben, dass ihre Gesundheit in einem hohen Ausmass von Ärzten und Ärztinnen abhängt (hohe externale gesundheitliche Kontrollüberzeugungen). Ausserdem verfügen minder gesunde Frauen und Männer im Vergleich zu normal gesunden Frauen und Männer über ein geringeres Haushaltseinkommen.

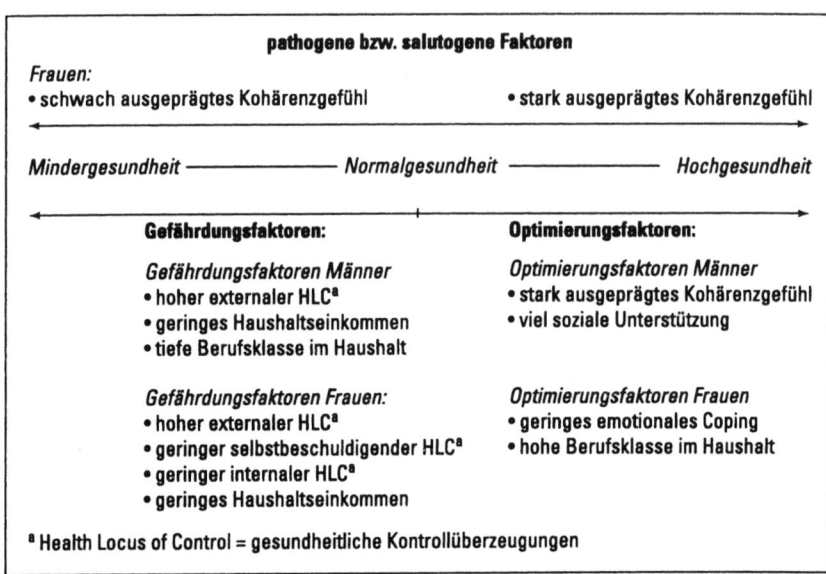

Abb. 6: Übersicht der Ergebnisse. Merkmale aus Orientierungen, Verhaltensweisen und sozialen Bedingungen, in denen sich nur minder Gesunde von normal Gesunden unterschieden (Gefährdungsfaktoren) bzw. nur hoch Gesunde von normal Gesunden (Optimierungsfaktoren) oder in denen sich sowohl minder Gesunde von normal Gesunden wie auch hoch Gesunde von minder Gesunden unterscheiden (pathogene bzw. salutogene Faktoren).

Geschlechterunterschiede zeigen sich in den Optimierungsfaktoren folgendermassen: Hoch gesunde Männer differenzieren gegenüber normal gesunden Männern - nebst dem Kohärenzgefühl - in ihrer sozialen Unterstützung. Hoch gesunde Frauen hingegen unterscheiden sich von normal gesunden Frauen - nebst dem höheren Kohärenzgefühl - in dem sie weniger emotionale Coping-Strategien anwenden und einem Haushalt einer höheren Berufsklasse angehören. Auch in den Gefährdungsfaktoren finden sich Geschlechterunterschiede: Minder gesunde Frauen zeichnen sich von hoch gesunden durch geringere selbstbeschuldigende Kontrollüberzeugungen und durch geringere internale Kontrollüberzeugungen aus. Diese HLC-Dimensionen sind bei Männern nicht mit verminderter Gesundheit assoziiert. Minder gesunde Männer gehören jedoch einem Haushalt einer geringeren Berufsklasse an als normal gesunde Männer. Die Berufsklasse spielt für minder gesunde Frauen keine Rolle. Die vorliegenden Ergebnisse stützen insgesamt theoretische Argumentationen, die die Verknüpfung handlungs- und strukturtheoretischer Ansätze in den Gesundheitswissenschaften fordern (Abel, 1999; Abel, Cockerham & Niemann, 2000). Dementsprechend wird es in zukünftigen Studien wichtig sein, differenziert zu untersuchen, inwiefern und in welcher Richtung gesundheitliche Orientierungen und Verhaltensweisen als personale Merkmale mit sozialen Merkmalen wie Einkommen, Berufsklasse, Bildung oder sozialer Unterstützung zusammenhängen.

Literatur

Abel, T. (1999). Gesundheitsrelevante Lebensstile: Zur Verbindung von handlungs- und strukturtheoretischen Aspekten in der modernen Ungleichheitsforschung. In C. Maeder, C. Burton-Jeangros & M. Haour-Knipe (Hrsg.), Gesundheit, Medizin und Gesellschaft. Beiträge zur Soziologie der Gesundheit (S. 43–61). Zürich: Seismo Verlag.

Abel, T., Cockerham, W. C. & Niemann, S. (2000). A critical approach to lifestyle and health. In J. Watson & S. Platt (Eds.), Researching health promotion (S. 54–77). London: Routledge.

Abel, T., Duetz, M. & Niemann, S. (2000). Statistische Zusammenhänge selbst berichteter Gesundheitsindikatoren: eine explorative Analyse von Befragungsdaten bei 55–65-Jährigen. Jahrbuch der medizinischen Psychologie. Göttingen: Hogrefe (in Vorbereitung).

Abel, T., Kohlmann, T. & Noack, R. H. (1995). Eine deutsche Übersetzung des SOC-13. Arbeitspapier der Abteilung für Gesundheitsforschung des Institutes für Sozial- und Präventivmedizin der Universität Bern (unveröffentlicht).

Abel, T. & Rütten, A. (1994). Struktur und Dynamik moderner Lebensstile: Grundlagen für ein neues empirisches Konzept. In J. Blasius & J. Dangschat (Hrsg.), Lebensstile in den Städten (S. 216–234). Opladen: Leske + Budrich.

Antonovsky, A. (1987). Unraveling the mystery of health: How people manage stress and stay well. San Francisco: Jossey-Bass.

Becker, P., Bös, K., Opper, E., Woll, A. & Wustmans, A. (1996). Vergleich von Hochgesunden, Normal- und Mindergesunden in gesundheitsrelevanten Variablen (GRV). Zeitschrift für Gesundheitspsychologie, 4, 55–76.

Bird, C. E. & Rieker, P. P. (1999). Gender matters: an integrated model for understanding mens and women's health. Social Science and Medicine, 48, 745–755.

British Office of Population Censuses and Survey (1980). British Social Class. London: British Office of Population Censuses and Survey.

Bundesamt für Statistik (1998). Gesundheit und Gesundheitsverhalten in der Schweiz. Ergebnisse der 1. Schweizerischen Gesundheitsbefragung 1992/93. Neuenburg: Bundesamt für Statistik.

Endler, N. S. & Parker, J. D. A. (1990). Coping Inventory for Stressful Situations (CISS). Toronto: Multi-Health Systems Inc.

Janssen, C. (1999). Lebensstil oder Schicht? Ein Vergleich zweier Konzepte im Hinblick auf ihre Bedeutung für die subjektive Gesundheit unter besonderer Berücksichtigung der gesundheitlichen Kontrollüberzeugungen. Berlin: Logos-Verlag.

Kälin, W., Semmer, N., Schade, V. & Tschan Semmer, F. (1991). Umgang mit Stress. Dt. Übersetzung des „Coping Inventory for Stressful Situations" (CISS) von N. S. Endler & J. D. A. Parker (unveröffentlichter Fragebogen). 24 Items Kurzversion. Institut für Psychologie, Universität Bern.

Kunkel, S. R. & Atchley, R. C. (1996). Why gender matters: being female is not the same as not being male. American Journal of Preventive Medicine, 12, 294–296.

Marshall, G. N. (1991). A multidimensional analysis of internal Health Locus of Control beliefs: Separating the wheat from the chaff? Journal of Personality and Social Psychology, 61, 483–491.
Niemann, S. & Cadotsch, A. (1997). Gesundheitszustand, Kontaktallergien und motorische Funktionsfähigkeit der Bevölkerung. UNIVOX Teil I C Gesundheit. Zürich: GfS-Forschungsinstitut.

Anhang

Tab 1: Ausgewählte Indikatoren für gesundheitswirksame Einflüsse in Anlehnung an das Lebensstilmodell von Abel & Rütten (1994) mit den Lebensstildimensionen Verhalten, Orientierungen und soziale Bedingungen

Anzahl Items	gesundheitswirksame Indikatoren	quantitative Erfassung
Verhalten		
3	tägl. Alkoholkonsum (Wein, Bier, Spirituosen)	0 „kein Alk." bis 15 „von allen Alkoholarten > 5 Gläser tägl."
1	Sport	Anzahl Std. pro Woche
3	Bewegung (tägl. Wegstrecke & Spazieren)	0 „keine Bewegung", 1 „mässige Bewegung", 2 „viel Bewegung"
1	tägl. Zigarettenkonsum	Anzahl gerauchter Zigaretten pro Tag
2	Konsum von 1) Wurst/Schinken und 2) Fleisch	0 „beide max. 3x/Wo.", 1 „nur eines >3x/Wo", 2 „beides >3x/Wo."
3	Konsum von 1) rohem Gemüse/Salat, 2) Obst und 3) Kartoffeln	1 „nicht täglich", 2 „nur 1 von 3 tägl.", 3 „2 von 3 tägl."
	Coping: CISS[1]	
8	1) kognitives Coping	1 „sehr untypisch" bis 5 „sehr typisch"
8	2) emotionales Coping	1 „sehr untypisch" bis 5 „sehr typisch"
8	3) vermeidungsorientiertes Coping.	1 „sehr untypisch" bis 5 „sehr typisch"
Orientierungen		
13	Kohärenzgefühl[2]	Summenscore 1 „tief" bis 5 „hoch"
	gesundheitliche Kontrollüberzeugungen[3]	
3	1) external (med. System)	1 „tief" bis 5 „hoch"
3	2) internal	1 „tief" bis 5 „hoch"
3	3) selbstbeschuldigend	1 „tief" bis 5 „hoch"
3	4) Gesundheit als Schicksal	1 „tief" bis 5 „hoch"
soziale Bedingungen		
1	höchster Bildungsabschluss	1 „obligatorische Schulzeit" bis 10 „Universitätsabschluss"
2	monatliche Haushaltseinkommen	1 „1 000" bis 12 „12 000"
5	höchste Berufsklasse im Haushalt[4]	1 „unskilled/semi-skilled", 2 „skilled manual", 3 „skilled non-manual", 4 „intermediate", 5 „professionals"
2	soziale Unterstützung	Anzahl Personen, auf die man sich im Notfall verlassen kann

[1] „Coping Inventory for Stressful Situations" (CISS) (Endler & Parker, 1990). Kurzversion der dt. Übersetzung (Kälin, Semmer, Schade & Tschan Semmer, 1991).
[2] Kurzversion von Antonovsky (1987), dt. Übersetzung adaptiert für Telefoninterviews (Abel, Kohlmann & Noack, 1995).
[3] Health Locus of Control (Marshall, 1991), dt. Übersetzung (Janssen, 1999).
[4] British Social Class (British Office of Population Censuses and Survey, 1980).

Tab. 2: Post-Hoc-Tests für Frauen nach Bonferroni.
Mittelwertsunterschiede (auf Grund z-transformierter Variablen) zwischen minder Gesunden bzw. hoch Gesunden und normal Gesunden

Variable (z-transformiert)	Mittelwertsdifferenz zwischen normal Gesunden und minder Gesunden	Mittelwertsdifferenz zwischen normal Gesunden und hoch Gesunden
Sport	0.167 (p=0.427)	-0.041 (p=1.000)
Alkohol	0.232 (p=0.124)	-0.058 (p=1.000)
Zigaretten	0.156 (p=0.520)	0.048 (p=1.000)
Obst	-0.064 (p=1.000)	0.109 (p=0.918)
Bewegung	0.236 (p=0.122)	-0.070 (p=1.000)
Fleisch	-0.145 (p=0.610)	-0.007 (p=1.000)
Coping-Vermeidung	0.119 (p=0.917)	0.020 (p=1.000)
Coping emotional	-0.067 (p=1.000)	*0.304 (p=0.019)*
Coping kognitiv	0.240 (p=0.121)	-0.133 (p=0.686)
Kohärenzgefühl	*0.305 (p=0.026)*	*-0.284 (p=0.029)*
HLC internal	*0.290 (p=0.032)*	-0.166 (p=0.380)
HLC external	*-0.282 (p=0.039)*	0.162 (p=0.409)
HLC Schicksal	-0.140 (p=0.678)	0.027 (p=1.000)
HLC Eigenschuld	*0.387 (p=0.002)*	0.036 (p=1.000)
Einkommen	*0.406 (p=0.002)*	-0.151 (p=0.552)
Berufsklasse	0.047 (p=1.000)	*-0.323 (p=0.009)*
Unterstützung	0.216 (p=0.180)	-0.064 (p=1.000)

Tab. 3: Post-Hoc-Tests für Männer nach Bonferroni. Mittelwertsunterschiede (auf Grund z-transformierten Variablen) zwischen minder Gesunden bzw. hoch Gesunden und normal Gesunden

Variable (z-transformiert)	Mittelwertsdifferenz zwischen normal Gesunden und minder Gesunden	Mittelwertsdifferenz zwischen normal Gesunden und hoch Gesunden
Sport	0.321 ($p=0.086$)	-0.066 ($p=1.000$)
Alkohol	0.122 ($p=1.000$)	-0.113 ($p=0.997$)
Zigaretten	-0.322 ($p=0.083$)	0.129 ($p=0.799$)
Obst	0.069 ($p=1.000$)	0.055 ($p=1.000$)
Bewegung	0.061 ($p=1.000$)	0.010 ($p=1.000$)
Fleisch	-0.017 ($p=1.000$)	-0.054 ($p=1.000$)
Coping-Vermeidung	-0.028 ($p=0.190$)	-0.029 ($p=1.000$)
Coping emotional	-0.118 ($p=1.000$)	0.122 ($p=0.898$)
Coping kognitiv	-0.162 ($p=0.851$)	-0.673 ($p=1.000$)
Kohärenzgefühl	0.225 ($p=0.390$)	*-0.293 ($p=0.040$)*
HLC internal	0.154 ($p=0.888$)	-0.160 ($p=0.522$)
HLC external	*-0.502 ($p=0.002$)*	0.044 ($p=1.000$)
HLC Schicksal	-0.110 ($p=1.000$)	0.076 ($p=1.000$)
HLC Eigenschuld	-0.015 ($p=1.000$)	-0.180 ($p=0.382$)
Einkommen	*0.457 ($p=0.007$)*	-0.074 ($p=1.000$)
Berufsklasse	*0.505 ($p=0.002$)*	-0.146 ($p=0.603$)
Unterstützung	0.077 ($p=1.000$)	*-0.299 ($p=0.033$)*

Florian Straus & Renate Höfer

Kohärenzgefühl, soziale Ressourcen und Gesundheit

Überlegungen zur Interdependenz von (Widerstands-)Ressourcen

Zusammenfassung
Der Beitrag verfolgt zwei Ziele. Er leistet einen empirischen Beitrag zur Frage, in welcher Form das Kohärenzgefühl und die den Jugendlichen zur Verfügung stehenden (sozialen) Ressourcen Gesundheit beeinflussen. Zum zweiten widmet er sich der Frage der Interdependenz verschiedener Ressourcenarten.

Die Ergebnisse zeigen bei einer Reihe von Variablen des Gesundheitsstatus (insbesondere bei psychosomatischen Stresssymptomen und dem Grad der Demoralisierung) einen klaren Zusammenhang mit der Stärke des Kohärenzgefühls. Keiner der im folgenden Beitrag analysierten Einflussfaktoren zeigt eine ähnlich positive Auswirkung auf Gesundheit.

Mittels einer Chaid-Analyse wird die Interdependenz der einzelnen Ressourcenvariablen in ihrem Einfluss analysiert. Auch hier erweist sich das Kohärenzgefühl im Vergleich der analysierten Ressourcenvariablen als wichtigster Einflussfaktor, gefolgt von den sozialen Ressourcen. Insgesamt gibt diese Analyse deutliche Hinweise, dass nur eine differenzierte und geschlechtsspezifische Analyse des Zusammenwirkens verschiedenster Ressourcen in der Lage ist, deren jeweiligen Stellenwert für gesundheitsbezogene Indikatoren zu erkennen. Der Artikel schliesst mit der Forderung, die empirische und theoretische Fundierung der Interdependenz von Ressourcen zu verstärken.

1. Einleitung

Gesundheit, begriffen als Ausdruck einer individuellen Lebensgeschichte, als Ergebnis einer tätigen Auseinandersetzung mit den inneren Bedürfnissen und der sozialen Lebenswelt, verweist auf die Verfügbarkeit und Nutzung von gesundheitsschützenden Ressourcen. Wir gehen dabei von der Annahme aus, dass bei der Frage des Zusammenhangs zwischen Ressourcen und Gesundheit nicht von einer einfachen Formel auszugehen ist, die besagt, dass lediglich ein hohes Reservoir an (objektiv gegebenen) Ressourcen den Gesundheitsprozess erleichtert und vereinfacht, sondern dass es komplexere Prozesse des Wahrnehmens und Erschliessens von Ressourcen sind, die den Prozess von Gesundheit fördern oder aber auch behindern können.

Die folgenden Vorüberlegungen zu einem Ressourcenmodell basieren auf zwei Forschungszusammenhängen, mit denen wir uns in den letzten Jahren befassten.

Zum einen beschäftigen wir uns seit einigen Jahren mit der Gesundheit von Jugendlichen im kommunalen Raum. So haben wir von 1994 bis 1997 den Gesundheitsstatus und das Gesundheitsverhalten von Jugendlichen erhoben, die in Institutionen der Jugendhilfe betreut werden. Diese Jugendlichen und jungen Erwachsenen zwischen 12 und 24 Jahren weisen vielfache Erfahrungen von Gewalt innerhalb der Familie, schulischem Versagen, sozialer Ausgrenzung und anderen Problemen auf. Analysiert man ihre gesundheitlichen Belastungen, so sind diese zwar durchwegs höher als bei einer vergleichbaren repräsentativen Gruppe Jugendlicher[1]; allerdings kristallisierte sich auch eine Gruppe heraus, die trotz höherer lebensweltlicher Belastungen relativ gesund (geblieben) ist. Wie kommt es, so die Frage, dass innerhalb der untersuchten Jugendlichen die einen mit Problemen besser oder anders fertig werden als die andern? Vor dem Hintergrund dieser klassisch salutogenen Frage haben wir die Beschäftigung mit dem Konzept von Antonovsky auch empirisch intensiviert.

In unserem Institut hat die Beschäftigung mit sozialen Ressourcen eine längere Forschungstradition. Gemeinsam mit Heiner Keupp haben wir uns mit dem Einfluss sozialer Netzwerke, und deren vielfältiger Unterstützungsleistungen, auf das menschliche Wohlbefinden sowie dem damit verbundenen Selbsthilfepotenzial beschäftigt (vgl. Keupp & Röhrle, 1987; Keupp 1990, 1997; Straus & Höfer 1998). Der Einfluss sozialer Unterstützung auf die Gesundheit von Menschen ist mittlerweile vielfach untersucht worden und die Zahl der einschlägigen Studien kaum noch überschaubar. Nichtsdestoweniger gibt es eine Divergenz zwischen den konzeptionell hoch plausiblen Zusammenhängen zu Gesundheit, die empirisch auch überwiegend bestätigt werden, und den andererseits doch vergleichsweise geringen Effektgrössen. Meta-Analysen von Schwarzer & Leppin (1989) und Röhrle (1994) kommen etwa beim Zusammenhang von sozialer Unterstützung und Depression auf eine mittlere Populationseffektgrösse von $r=-.20$ bis $r=-.30$. Die dabei zu Grunde liegenden Einzelkorrelationen schwanken zudem beträchtlich[2].

Die folgenden Überlegungen verfolgen zwei Ziele: Zum einen sollen sie einen empirischen Beitrag zur Frage leisten, in welcher Form das Kohärenzgefühl

---

[1] Diese repräsentative Jugendstudie von Infratest wurde ebenfalls im Rahmen des Public-Health-Forschungsverbundes in München (Projekt B23) durchgeführt.

[2] „Die gewichtete Populationseffektgrösse von insgesamt 108 Effektgrössen unabhängiger Stichproben erreichte einen Wert von rw = -0.28 (N=18.962). Dieser kann als signifikant angesehen werden, da er das Zweifache der residualen Standardabweichung (S2=0.13) übersteigt." (Röhrle 1994, S. 154).

und die den Jugendlichen zur Verfügung stehenden (sozialen) Ressourcen Gesundheit beeinflussen; zum andern sollen sie auf das Problem der Interdependenz verschiedener Ressourcenarten aufmerksam machen, ein Problem, das weder theoretisch noch empirisch bislang ausreichend behandelt worden ist.

Die hier verwendeten Daten entstammen dem Teilprojekt „Gesundheitsrisiken und Gesundheitsbewusstsein von institutionsauffälligen Jugendlichen", das im Rahmen des Public-Health-Forschungsverbundes München zwischen 1994 und 1996 durchgeführt wurde. Bei der Studie handelte es sich um eine schriftliche Querschnittsbefragung ($N=740$) und eine nach einem Jahr daran anschliessende qualitative Befragung einer Teilstichprobe ($N=60$). Die folgenden Überlegungen basieren auf einer Sekundäranalyse einer Teilpopulation (der 16- bis 24-Jährigen, $n=431$).

2. Ergebnisse zum Kohärenzgefühl

Antonovsky (1979, 1987) betont in seinen Arbeiten den zentralen Stellenwert des Kohärenzgefühls (sense of coherence, SOC) für die Gesundheit. Er geht davon aus, dass Individuen um so gesünder sein werden, je stärker ihr Kohärenzgefühl ausgeprägt ist. Auch bei unseren Ergebnissen zeigen sich auf einer bivariaten Ebene signifikante Zusammenhänge zwischen Kohärenzgefühl und gesundheitsbezogenen Werten. Beispielsweise gilt: Je stärker das gemessene Kohärenzgefühl[3] ist, desto weniger psychosomatische Stresssymptome und auch psychische Belastungswerte nennen die Jugendlichen[4]. Dieser Zusam-

---

3 Das Kohärenzgefühl (SOC) wurde mit der 13-Item-Skala von Antonovsky in der validierten und autorisierten Übersetzung von Noack, Bachmann, Oliveri, Kopp & Udris (1991) erhoben.
4 Zur Erfassung der Belastungen und der Ressourcen wurden folgende Instrumente/Indikatoren verwendet:
- Die von uns verwendete „Symptom-Checkliste" wurde von der Bielefelder Jugendstudie übernommen (vgl. Holler-Nowitzki, 1994; Engel & Hurrelmann, 1989) und wurde ergänzt durch einige Items aus der Biogramm-Jugendstudie. Engel & Hurrelmann (1989) haben die Beschwerdeliste aus der 22-Item-Mental-Health-Skala, die in der mittlerweile als klassisch zu bezeichnenden Midtown-Manhattan-Studie verwendet wurde, abgeleitet. Sie wurde als Index „psycho-physiologischer Symptome" nach Gurin, Veroff & Feld, 1960 modifiziert (vgl. Holler-Nowitzki, 1994, S. 140). „Die verwandte Begrifflichkeit knüpft dabei an das klinische Krankheitsbild des allgemeinen psychosomatischen Syndroms an, das sich als „körperliche Beschwerden" ohne organisches Substrat dadurch auszeichnet, dass eine organische Verursachung ausgeschlossen wird, ein subjektives gesundheitliches Leiden bzw. gesundheitliche Beeinträchtigungen als körperliche Beschwerden zum Ausdruck gebracht werden und schliesslich psycho-soziale Konflikte als Verursachung angenommen werden." (ebd., S. 218).
- Die Erkrankungen wurden mit einer 22 Beschwerden umfassenden Liste erhoben. Die Jugendlichen konnten angeben, ob sie wegen der Erkrankung beim Arzt gewesen waren oder nicht, ob sie diese Erkrankung noch nie hatten beziehungsweise es nicht genau wissen. Die Liste wurde zur besseren Vergleichbarkeit weitgehend vom Biogramm 1990 übernommen. Die Liste umfasst Infektionen der Luftwege, allergische

menhang zeigt sich bei Männern und Frauen gleichermassen (vgl. Tab. 1). Der SOC Gesamt-Score korreliert dabei mit dem Psychosomatik-Score mit $r=-.47$ ($p<.001$) und dem Demoralisierungs-Score mit $r=-.68$ ($p<.001$). Ähnliche Zusammenhänge zeigen sich auch in einer Reihe internationaler Studien (zur Übersicht vgl. Bengel, Strittmatter & Willmann, 1999).

Tab. 1: Kohärenzgefühl und gesundheitliche Belastungen

Kohärenzgefühl (dichotomisiert)	Mittelwert „psychosomatische Stresssymptome"				Mittelwert „Demoralisierung" (psychischer Stress)			
	N	weiblich***	N	männlich***	N	weiblich***	N	männlich***
stärker	75	10,82	89	7,8	62	56,12	90	46,80
schwächer	60	7,13	118	5,2	54	33,0	100	25,56

*$p\leq.05$; **$p\leq.01$; ***$p\leq.001$ (t-Test)

Weitere bivariate Analysen zeigen folgende Zusammenhänge:

- Es existiert ein Zusammenhang bezüglich der subjektiven Zufriedenheit mit dem eigenen Leben im Allgemeinen. Je stärker das Kohärenzgefühl, desto besser die geäusserte Lebenszufriedenheit ($r=.29$, $p<.001$)

- Die subjektive Gesundheitseinschätzung zeigt ebenfalls einen schwachen Zusammenhang. Je stärker das Kohärenzgefühl, desto besser fällt auch die berichtete Zufriedenheit mit der eigenen Gesundheit aus ($r=.33$, $p<.001$).

- Mit körperlichen Gesundheit zeigt sich ebenfalls ein schwacher Zusammenhang. Je mehr Krankheiten die Jugendlichen angaben, umso schwächer war ihr Kohärenzgefühl ($r=-.21$, $p<.001$)

- Dagegen zeigen sich beim Risikoverhalten (Drogen, Alkohol, Rauchen, Gewalt) keine klaren, durchgehenden Zusammenhänge.

Ein wichtiger Erklärungsfaktor für das unterschiedliche Ausmass an gesundheitlichen Beschwerden wird in der (Jugend-)Gesundheitsforschung in den lebensweltlichen Belastungen dieser Altersgruppe gesehen (vgl. Hurrelmann,

---

Krankheiten, Erkrankungen des Herz-Kreislaufsystems, Verletzungen und einzelne Krankheiten, von denen angenommen werden kann, dass sie das relevante Krankheitsspektrum dieser Altersgruppe abdecken.
- Zum anderen wurde das Ausmass der Demoralisierung als Mass für psychische Belastungen erfasst. Diese wurden mit der 27 Items umfassenden PERI Demoralisierungsskala von Dohrenwendt, Levav & Shrout (1980) in der Übersetzung von Rehm, Witzke, Fichter, Eiberger & Koloska (1988) mit einer 5-Punkte-Likert-Skala erhoben. Der Gesamt-Score ergibt sich aus dem Summenwert aller Fragen. Je höher der gemessene Wert, umso grösser der Grad der „Demoralisierung".
- Als Stressoren (chronische Belastungen) wurden die von den Befragten geäusserten Belastungen aus den Lebensbereichen Familie, soziales Netzwerk, Wohnumwelt und (je nachdem, was auf den Einzelnen zutraf) Schule, Ausbildung beziehungsweise Beruf bestimmt.

1991). Stellt nun das Kohärenzgefühl eine wesentliche gesundheitsbezogene Ressource dar, so ist zu fragen, ob der Einfluss auf die gesundheitliche Befindlichkeit sich auch bei unterschiedlichen Belastungsgraden zeigt. Unsere Analysen ergeben Hinweise auf diese intermediäre Qualität des Kohärenzgefühls. Setzt man beispielsweise die Belastungen in den Lebensbereichen (Schule/Ausbildung/Beruf, Familie, Wohnumfeld, soziale Umgebung) mit der Stärke des Kohärenzgefühls in Beziehung, zeigt sich, dass auch bei einem höheren Grad an lebensweltlichen Belastungen ein stärkeres Kohärenzgefühl stets in Zusammenhang mit weniger psychischen und psychosomatischen Stresssymptomen steht (vgl. Tabelle 2).

Tab. 2: Zusammenhang zwischen Belastungen aus den Lebensbereichen, dem Kohärenzgefühl und psychischen und psychosomatischen Stresssymptome (Mittelwerte, $N=226^5$)

	Belastungen in den Lebensbereichen				
Kohärenzgefühl (Quartile)	in keinem	in einem	in zwei	in drei	in vier
sehr schwach (19-47)	-	3.57	3.55	3.92	3.91
schwach (48-55)	3.43	2.56	2.52	3.28	3.75
stark (56-63)	2.00	2.72	2.26	2.5	-
sehr stark (64-91)	1.12	1.53	1.83	1.33	-

Die Analysen der qualitativen Interviews, die wir in einem weiteren Untersuchungsabschnitt vorgenommen haben[6], zeigen darüber hinaus, dass es Jugendlichen mit einem stärkeren, im Unterschied zu jenen mit einem schwächeren Kohärenzgefühl besser gelingt, sich aktiv „Räume" zu schaffen und zu gestalten, in denen sie sich wohl und anerkannt fühlen, und dass sie die ihnen zur Verfügung stehenden Ressourcen besser wahrnehmen und nutzen. Dadurch können sie offensichtlich auch die mit den jugendlichen (Entwicklungs-)Anforderungen verbundenen Unsicherheiten besser bewältigen (vgl. ausführlich Höfer, 2000).

Zusammenfassend kann festgestellt werden, dass sich auf dieser Analyseebene das Kohärenzgefühl als eine zentrale Gesundheitsressource erweist und die These, die Salutogenese beeinflusse eine Reihe gesundheitsbezogener Faktoren, bestätigt. Allerdings mit der Einschränkung, dass es sich hier um Querschnittsdaten und weitgehend um bivariate Analysen handelt.

---

5 Hier wurde eine gemeinsame Skala gebildet („sehr wenige psychsomatische und psychische Stresssymptome" (1) bis „zahlreiche psychsomatische und psychische Stresssymptome" (4)).
6 Aus der quantitativen Erstbefragung wurden 60 (16- bis 24-jährige) männliche und weibliche Jugendliche ausgewählt und nach einem Jahr mittels qualitativer Interviews befragt.

3. Eine erweiterte Ressourcenperspektive

Nimmt man nun an, dass Ressourcen nicht als „fixe" Einflussgrössen aufzufassen sind, sondern in einem interdependenten Wechselverhältnis stehen, stellt sich die zentrale Frage, welches Ressourcengefüge sich für verschiedene Indikatoren des Gesundheitsstatus feststellen lässt und welcher Stellenwert dabei dem Kohärenzgefühl zukommt.

Dazu haben wir die vorhandenen Daten unter einer Ressourcenperspektive noch einmal analysiert. Als (Widerstands-)Ressourcen wurden materielle Ressourcen, kulturelle (d.h. Bildungs-)Ressourcen, soziale Ressourcen und das Kohärenzgefühl als kategoriale (Vorhersage-)Variablen zur Beschreibung ausgewählt (vgl. Abbildung 1).

materielle Ressourcen	- subjektive Einschätzung des materiellen Wohlstandes
	- Einkommensgrundlage
	- Zufriedenheit mit den Wohnverhältnissen
kulturelle Ressourcen	- erreichter eigener Bildungsstand (/-abschluss)
	- Bildungsabschlüsse der Eltern
soziale Ressourcen	- Peer-Orientierung in der Freizeit
	- bester Freund/beste Freundin
	- erfahrene Anerkennung im Freundeskreis, in der Familie
	- Beziehung zu den Eltern
	- Einschätzung der sozialen Unterstützung
personale Ressourcen	- Kohärenzgefühl

Abb. 1: Ausgewählte Ressourcenvariablen (kategoriale Vorhersage-Variablen)

Diese Palette an ressourcenbezogenen Einflussfaktoren[7] erhebt keineswegs den Anspruch auf Vollständigkeit. Sie basiert auf dem Potenzial der zur Verfügung

---

7 Zu den verwendeten Variablen: Soziale Ressourcen: Peer-Orientierung in der Freizeit (Auf die Frage „Wie verbringst Du Deine Freizeit" konnten die Jugendlichen angeben, wie häufig sie die Freizeit mit Freunden verbringen (4-stufig von „nie" bis „immer"). Hast Du eine/n beste/n Freund/Freundin („Ja"/„Nein"). Ich fühle mich von meinen Freunden/Freundinnen anerkannt (5-stufige Likert-Skala). Die Variable Familiensituation der Eltern wurde aus 2 Variablen gebildet und enthielt die Information „Eltern zusammenlebend"/„Eltern getrennt"/„ein oder beide Elternteile gestorben"). Die Beziehung zu den Eltern wurde als Index aus einer jeweils 4-stufigen Bewertung der Beziehung zur Mutter und (ebenso) zum Vater gebildet. „Ich fühle mich von meinen Eltern anerkannt" (3-stufig „stimmt nicht"/„teilweise"/„genau"). Zur Einschätzung der sozialen Unterstützung wurde die 22-item umfassende Fassung des F-SOZU von Sommer & Frydrich benutzt. Materielle Ressourcen: Die subjektive Einschätzung des materiellen Wohlstands wurde über die Frage „Wie wohlhabend ist Ihre/deine Familie" (5-stufig von „sehr" bis „überhaupt nicht") erhoben. Die Frage nach der Einkommensbasis wurde über mehrere Variablen erhoben und enthielt die Information ob die materielle Basis aus sozialversicherungspflichtigen Beschäftigungsverhältnissen oder aus Arbeitslosengeld/-hilfe/Sozialhilfe besteht. Die Zufriedenheit mit den Wohnverhältnissen basierte auf einem Index aus jeweils 3 positiven und 3 negativen Anga-

stehenden Variablen, und ihr Hauptzweck besteht darin, exemplarisch die Möglichkeiten eines komplexen Ressourcenansatzes deutlich zu machen.

Als Zielvariablen wurden solche ausgewählt, die gesundheitsrelevante subjektive Befindlichkeiten abbilden. Mit dieser Auswahl sollte eine möglichst breite Palette an unterschiedlichen gesundheitsrelevanten Indikatoren zur Verfügung stehen.[8] Als Gesundheitsvariablen wurden analysiert:

- die Anzahl psychosomatischer Stresssymptome
- der psychische Stress (gemessen über die Demoralisierungsskala)
- die subjektive Einschätzung des Gesundheitszustandes
- die allgemeine Lebenszufriedenheit als Ausdruck allgemeinen Wohlbefindens.

Da wir auf die Frage des Zusammenwirkens verschiedener Ressourcen abzielen, haben wir mit der Chaid-Analyse ein Verfahren gewählt (vgl. Bühl & Zöfel, 1996; Brosius, 1997), das dem explorativen Ziel dieser Frage gerecht wird, weil es ohne Vorannahmen auskommt. Die Chaid-Analyse teilt eine Population anhand von vorgegebenen kategorialen Vorhersagevariablen in verschiedene Teilpopulationen (Gruppen) ein, so dass eine abhängige Variable in den verschiedenen Gruppen unterschiedliche Ausprägungen hat. Die einzelnen Gruppen können dann bezüglich des Grades dieser Ausprägung in eine Reihenfolge gebracht werden. Des Weiteren ist erkennbar, welche Vorhersagevariablen einen starken, einen schwachen oder auch gar keinen Einfluss auf die abhängige Variable haben. Das wichtigste Hilfsmittel der Darstellung ist ein so genanntes Baumdiagramm.

Anhand dieser Analyseschritte können auch verschiedene Zielpopulationen verglichen werden, z.B. hinsichtlich der Frage, ob und in welcher Form Unterschiede in der Kombination der Einflussvariablen auftreten. Wir zeigen dies exemplarisch für zwei Populationen (hier: weibliche und männliche Jugendliche). Ausführlich wird jeweils ein Beispiel - der Zusammenhang zwischen den oben angeführten Ressourcen zu dem durch die Demoralisierungsskala gemessenen psychischen Stress - dargestellt. Für die weiteren gesundheitsbezogenen

---

ben zu den eigenen Wohnverhältnissen. Individuelle Ressourcen: Hier wurde das Kohärenzgefühl nach Antonovsky (13-Items-Skala) erhoben.

8 Zur Ermittlung der Belastung mit psychischen und psychosomatischen Stresseffekten wurden die Jugendliche gebeten, eine 13 Items umfassende Liste von psychosomatischen Stressfaktoren und eine 24 Items umfassende Liste von psychischen Stressfaktoren auszufüllen. In einem zweiten Schritt wurden daraus 2 bewährte Skalen gebildet und diese dann im dritten Schritt zu einer 4-stufigen Skala zusammengefasst („keine"/„wenige psychosomatische und psychische Stresssymptome" (1) bis „sehr viele psychosomatische und psychische Stresssymptome" (4)) (vgl. dazu auch den Beitrag von R. Höfer in diesem Band). Der subjektive Gesundheitszustand wie auch die Einschätzung, wie stark man auf den eigenen Gesundheitszustand achtet wurden jeweils mittels einer 5-stufigen Likert-Skala erhoben.

Indikatoren wird der Zusammenhang nur anhand einer Tabelle gezeigt, in der die Vorhersagevariablen aufgeführt sind.

Ergebnisse Frauen: Das Baumdiagramm (vgl. Abbildung 2) zeigt, dass das Kohärenzgefühl als erster „Child Node" (Knoten) diejenige Ressourcenvariable ist, die den grössten Einfluss auf die abhängige Variable, den psychischen Stress, hat. Jene jungen Frauen, die ein überdurchschnittlich starkes Kohärenzgefühl (Gruppe 1) haben zeigen den geringsten psychischen Stresswert (ihre psychische Belastung liegt um 44 % unter dem Durchschnittswert der psychischen Belastung im allgemeinen). Junge Frauen mit einem sehr schwachen SOC (Gruppe 4) sind psychisch mit Abstand am stärksten belastet (ihre Werte liegen 31 % über dem Durchschnitt).

Als zweite Prädiktorvariable erweist sich die Einkommensgrundlage. Es zeigt sich, dass ein durchschnittliches Kohärenzgefühl in seiner Wirkung auf den psychischen Stress durch die Einkommensgrundlage unterstützt beziehungsweise geschwächt wird. Junge Frauen mit einem durchschnittlichen Kohärenzgefühl sind weniger stark psychisch belastet, wenn sie, beziehungsweise ihre Eltern, über ein eigenes Einkommen verfügen (Gruppe 2, 8 % unter dem Durchschnitt). Beziehen sie beziehungsweise ihre Eltern, ihren Lebensunterhalt dagegen über Arbeits- oder Sozialhilfe, ergibt sich eine überdurchschnittliche Stressbelastung (die Gruppe 3 liegt 16 % über dem Durchschnittswert). Wirkfaktoren dürften hier sowohl die geringere Höhe des Einkommens als auch die daran gekoppelten Folgeeffekte sein.

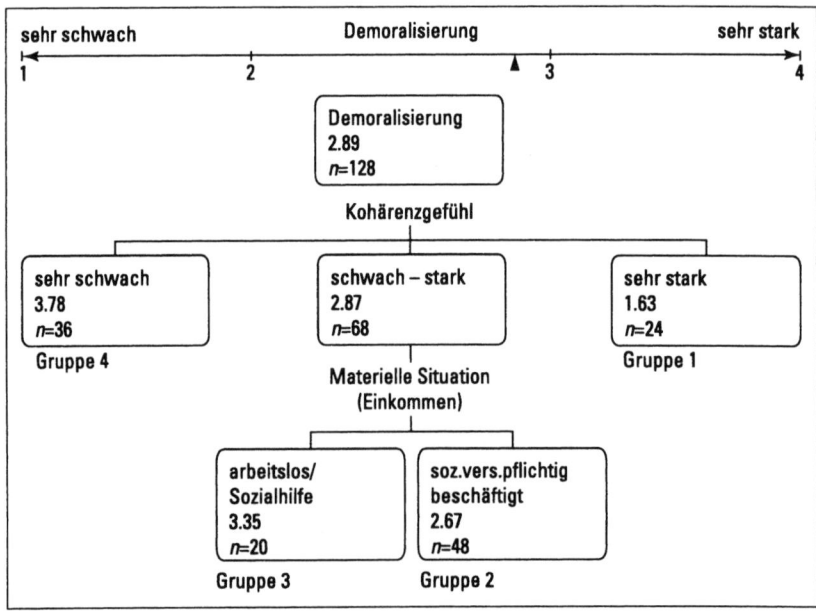

Abb. 2: Baumdiagramm: Psychischer Stress und Ressourcen bei jungen Frauen

Tab. 3: Psychischer Stress und Ressourcen bei jungen Frauen (N=128)

Gruppen/ Teilpopulationen	1. Prädiktorvariable	2. Prädiktorvariable	Psychische Belastung	Anzahl
Gruppe 1	sehr starker SOC	-	44 % unter DS MW 1.63	19 % (n=24)
Gruppe 2	durchschnittlicher SOC	eigenständiges, soz. vers. pflichtiges Einkommen	8 % unter DS MW 2.67	37 % (n=48)
Gruppe 3	durchschnittlicher SOC	arbeitslos/ Sozialhilfe	16 % über DS MW 3.35	16 % (n=20)
Gruppe 4	sehr schwacher SOC	-	31 % über DS MW 3.78	28 % (n=36)

Führt man für die drei weiteren gesundheitsbezogenen Indikatoren ebenfalls eine Chaid-Analyse durch, ergibt sich folgendes Bild (vgl. Tabelle 4).

Tab. 4: Überblick zur Gesundheit und den Ressourcen bei den jungen Frauen

Abhängige Variable	1. Prädiktorvariable	2. Prädiktorvariable	3. Prädiktorvariable
psychosomatische Stresssymptome	SOC	–	–
psychischer Stress	SOC	materielle Situation	–
allgemeine Lebenszufriedenheit	SOC	materielle Situation	Grad der wahrgenommenen sozialen Unterstützung
subjektive Gesundheitseinschätzung	Anerkennung durch Freunde	Anerkennung durch Eltern	–

Bei den psychosomatischen Stresssymptomen erweist sich die Stärke des Kohärenzgefühls als die einzige Prädiktorvariable. Bei den psychischen Stresssymptomen spielen, wie gezeigt wurde, neben dem Kohärenzgefühl auch noch die materiellen Ressourcen eine Rolle. Auch bei der allgemeinen Lebenszufriedenheit, als Ausdruck allgemeinen Wohlbefindens, bildet das Kohärenzgefühl die wichtigste Prädiktorvariable. Darüber hinaus spielen aber sowohl die materielle Situation als auch der Grad der wahrgenommenen sozialen Unterstützung eine Rolle. Lediglich in Bezug auf die subjektive Gesundheitseinschätzung spielt die Anerkennung der Freunde (1. Prädiktorvariable) sowie der Eltern (2. Prädiktorvariable) eine grössere Rolle als das Kohärenzgefühl. Besonders bemerkenswert ist es, dass das Kohärenzgefühl bei den psychosomatischen Stresssymptomen eine so zentrale Rolle einnimmt, dass es nicht durch andere Ressourcenvariablen ergänzt bzw. in seinem Einfluss verändert wird.

Ergebnisse Männer: Die Analysen ergeben im Vergleich zu den Frauen Unterschiede der sich bedingenden Ressourcenmuster. Zunächst das Baumdiagramm zur psychischen Belastung bei Männern (vgl. Abbildung 3).

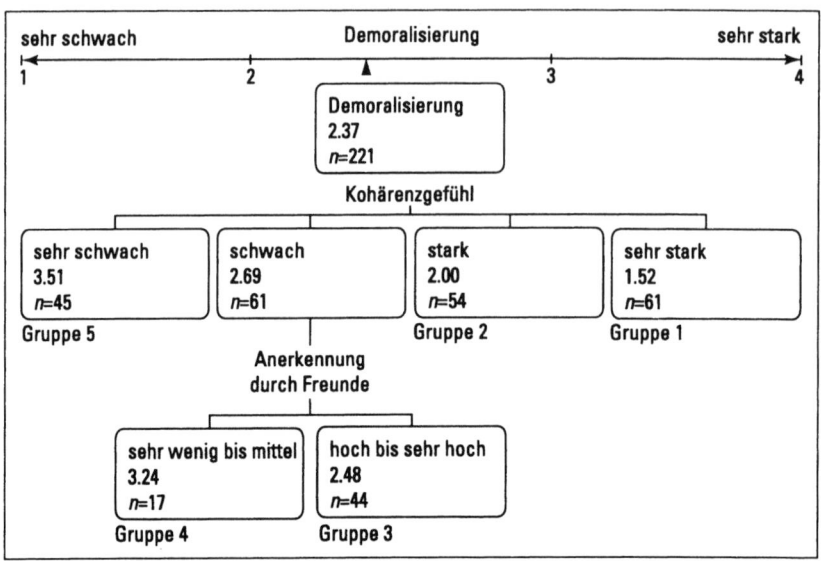

Abb 3: Baumdiagramm: Psychischer Stress und Ressourcen bei jungen Männern

Zwar zeigt sich bei der *psychischen Belastung* auch hier das Kohärenzgefühl als zentrale Variable. Anders als bei den Frauen tritt bei den Männern der Faktor Anerkennung durch Freunde hinzu (vgl. Tabelle 5). Insgesamt ergeben sich in der Kombination der beiden Faktoren fünf unterschiedliche Gruppen. Je stärker das Kohärenzgefühl, desto weniger demoralisiert sind die männlichen Jugendlichen. Bemerkenswert ist, dass männliche Jugendliche mit einem schwachen Kohärenzgefühl, die sich aber gleichzeitig in ihrem Freundeskreis sehr geschätzt fühlen, fast den durchschnittlichen Demoralisierungswert erreichen.

Tab. 5: Psychischer Stress und Ressourcen bei jungen Männern ($N=128$)

Gruppen Teilpopulationen	1. Prädiktorvariable	2. Prädiktorvariable	psychische Belastung	Anzahl
Gruppe 1	sehr starker SOC	-	36 % unter *DS* *MW* 1.52	28 % ($n=61$)
Gruppe 2	starker SOC		15 % unter *DS* *MW* 2.00	24 % ($n=54$)
Gruppe 3	schwacher SOC	hohe Anerkennung durch Freunde	5 % über *DS* *MW* 2.48	20 % ($n=44$)
Gruppe 4	schwacher SOC	keine bzw. wenig Anerkennung durch Freunde	37 % über *DS* *MW* 3.24	28 % ($n=17$)
Gruppe 5	sehr schwacher SOC	-	48 % über *DS* *MW* 3.51	20 % ($n=45$)

Die Chaid-Analyse für die drei weiteren gesundheitsbezogenen Indikatoren zeichnet bei den jungen Männern ebenfalls ein etwas anderes Bild der sich bedingenden Ressourcenmuster. So zeigt sich auch bei den psychosomatischen Stresssymptomen das Kohärenzgefühl als wichtigste Einflussvariable. Hinzu kommen dann aber die Beziehung zur Herkunftsfamilie, die (Schul-)Bildung der Eltern und der Elternstatus. Insgesamt ergeben sich im Unterschied zu den Frauen sieben Gruppen. Auch bei der Lebenszufriedenheit und der subjektiven Gesundheitseinschätzung spielen die Eltern (neben SOC und Peer-Orientierung) eine wichtige Rolle.

Tab. 6: Überblick über Gesundheit und Ressourcen bei Männern

Abhängige Variable	1. Prädiktorvariable	2. Prädiktorvariable	3. Prädiktorvariable
psychosomatische Stresssymptome	SOC	Familienbeziehung/ Bildung	Elternstatus
psychischer Stress	SOC	Anerkennung durch Freunde	–
allgemeine Lebenszufriedenheit	SOC	Anerkennung durch Eltern/eigene Bildung/Bildung der Eltern	Familienbeziehung
subjektive Gesundheitseinschätzung	Peer-Orientierung	SOC/Elternstatus	–

4. Diskussion

Es gibt zwar mittlerweile eine unübersehbare Fülle von Untersuchungen zu (sozialen) Ressourcen und auch zahlreiche Ergebnisse zum Stellenwert des Kohärenzgefühls zur Gesundheit, allerdings können sie nicht über das grundsätzliche Problem hinwegtäuschen, dass es noch beträchtliche Wissenslücken über protektive Faktoren gibt. Auch existiert nach wie vor keine Ressourcentheorie (vgl. Mussman, Kraft, Thalmann & Muheim, 1993). Zwar wird vielfach übereinstimmend eine Klassifizierung nach äusseren und inneren Ressourcen vorgenommen, aber ohne dass deren Wechselwirkungen näher bestimmt würden. Auf Grund disziplinärer Orientierungen werden oft auch nur Ressourcen (oder Belastungen) in Teilausschnitten untersucht.

Die hier angestellten Überlegungen verstehen sich als ein explorativer Beitrag zu einer Intensivierung der Debatte über die Interdependenz von Ressourcen. Unsere Analysen haben bestätigt, dass eine singuläre Analyse der Bedeutung einzelner Ressourcen nur ein sehr unzureichendes Bild von deren Einflussmöglichkeiten geben kann. Besonders wichtig erscheinen uns vor allem auch die unterschiedlichen geschlechtsspezifischen Ressourcenmuster. So kann man sich beispielsweise fragen, welchen Einfluss die Anzahl moderierender Einflussressourcen ausübt. In unserem Beispiel waren diese bei den Männern zum Teil vielfältiger. Eventuell liegt in der Anzahl moderierender Variablen ein Erklärungsfaktor für die in der Regel höheren gesundheitlichen Belastungswerte bei Frauen. Beispielsweise könnte man vermuten, dass Frauen geringere Kohärenzwerte weniger durch andere Ressourcen ausgleichen können als Männer, und sich deshalb Belastungen aus der Lebenswelt direkter auf die psychische und psychosomatische Befindlichkeit auswirken. Eine weiter gehende Analyse war auf Grund der zu geringen Fallzahlen in den Subgruppen nicht möglich.

Insgesamt kann man feststellen, dass sich das Kohärenzgefühl, bezogen auf das Ausmass des psychischen Stresses, auf die Höhe der Belastungen durch psychosomatische Stresssymptome sowie auch auf die allgemeine Lebenszufriedenheit als die einflussreichste der untersuchten Ressourcenvariablen erweist. Neben dem Einfluss des Kohärenzgefühls sind es dann aber vor allem soziale Ressourcen - die Anerkennung durch Freunde und durch die Familie und die soziale Unterstützung -, aber auch die materielle Situation und der Bildungsstand, die die Gesundheit ergänzend beeinflussen. Der Einfluss dieser Ressourcen wäre unerkannt geblieben, hätte man nur den Faktor *soziale Unterstützung* erhoben. Je nachdem, um welchen gesundheitsbezogenen Bereich und wohl auch, um welche Gruppe von untersuchten Personen[9] es sich handelt, entfalten die verschiedensten sozialen Einflussfaktoren eine spezifische Wirkung.

Es bestätigt sich auch die These (vgl. Tetzloff & Barrera 1987), dass soziale Ressourcen stärker im Bereich geringeren Stresserlebens wirken und weniger bei extremeren Ausprägungsgraden. Soziale Netzwerke haben damit in Bezug auf Gesundheit vor allem eine sekundär-mediative Funktion.

Insgesamt hat die Chaid-Analyse deutliche Hinweise für die Annahme gegeben, dass nur eine differenzierte Analyse des Zusammenwirkens verschiedenster Ressourcen in der Lage ist, den jeweiligen Stellenwert für gesundheitsbezogene Indikatoren zu erkennen. Der Vorteil dieses Verfahrens besteht darin, dass es weitgehend ohne Vorannahmen auskommt und es ermöglicht, auf einer explorativen Ebene festzustellen, welche Vorhersagevariablen einen starken, einen schwachen oder auch gar keinen Einfluss auf die abhängige Variable haben und in welcher Kombination der Vorhersagevariabeln welcher Einfluss zu erwarten ist. Einschränkend gilt allerdings, dass mit dieser Methode keine streng kausalen Schlüsse gezogen werden können. Das Ziel weiterer Analysen des Kohärenzgefühls wie auch anderer Ressourcenvariablen sollte deshalb nicht nur in einer Verfeinerung operationalisierter Gesamt-Skalen liegen, sondern in der differenzierten statistischen Analyse verschiedenster sozialer Einflussfaktoren im Zusammenwirken mit anderen Ressourcenvariablen.

---

9 So zeigt zum Beispiel die geschlechtsspezifische Analyse zum Teil deutliche Unterschiede. Beispielsweise wirken beim subjektiven Gesundheitsgefühl bei den Mädchen die erfahrene Anerkennung bei den Freunden und bei den Eltern als Unterscheidungskriterium während bei den jungen Männern die Peer-Orientierung in der Freizeit und der SOC die zentralen Prädiktorvariablen sind. Eine durchgehende geschlechtsspezifische Analyse war jedoch auf Grund der zu geringen Fallzahl in den Subgruppen nicht möglich.

Literatur

Antonovsky, A. (1979). Health, stress and coping: New perspectives on mental and physical well-being. San Francisco: Jossey-Bass.

Antonovsky, A. (1987). Unraveling the mystery of health. How people manage stress and stay well. San Francisco: Jossey-Bass.

Bengel, J., Strittmatter, R. & Willmann H. (1998). Was erhält Menschen gesund? Antonovskys Modell der Salutogenese - Diskussionsstand und Stellenwert. Im Auftrag der Bundeszentrale für gesundheitliche Aufklärung. Köln: BzgA.

Brosius, F. (1997). SPSS Chaid. Statistische Datenanalyse für Segmentierungsmodelle und Database Marketing. Bonn: Thompson.

Bühl, A. & Zöfel, P. (1996). Professionelle Datenanalyse mit SPSS für Windows. Bonn: Addison-Wesley.

Dohrenwend, B. P., Levav, I. & Shrout, P. E. (1980). Screening scales from the Psychiatric Epidemiology Research Interview (PERI). (unpublished manuscript).

Engel, U. & Hurrelmann, K. (1989). Psychosoziale Belastung im Jugendalter. Berlin: Walter de Gruyter.

Höfer, R. (2000). Jugend, Gesundheit und Identität. Studien zum Kohärenzgefühl. Opladen: Leske + Budrich.

Holler-Nowitzki, B. (1994). Psychosomatische Beschwerden im Jugendalter. Weinheim: Juventa.

Hurrelmann, K. (1991). Sozialisation und Gesundheit. Somatische, psychische und soziale Risikofaktoren im Lebenslauf. Weinheim: Juventa.

Keupp, H. (1997). Ermutigung zum aufrechten Gang. Tübingen: dgvt.

Keupp, H. (1990). Soziale Netzwerke. In L. Kruse, C. F. Graumann & E. D. Lantermann (Hrsg.), Ökologische Psychologie. Ein Handbuch in Schlüsselbegriffen (S. 503–509). München: Beltz PVU.

Keupp H. & Röhrle, B. (Hrsg.). (1987). Soziale Netzwerke. Frankfurt a. M.: Campus.

Mussmann, C., Kraft, U., Thalmann, K. & Muheim, M. (1993). Die Gesundheit gesunder Personen. Eine qualitative Studie. Zürich: Institut für Arbeitspsychologie.

Noack, H., Bachmann, N., Oliveri, M., Kopp., H. G. & Udris, I. (1991). Fragebogen zum Kohärenzgefühl. Autorisierte Übersetzung auf der Grundlage von Übersetzungen von B. Strube, W. Fischer-Rosenthal, W. Wess & J. Siegrist. Bern.

Rehm, J., Witzke, W., Fichter, M., Eiberger, T. & Koloska, R. (1988). Was messen psychiatrische Skalen? Ein empirischer Vergleich. Diagnostica, 34, 227–243.

Röhrle, B. (1994). Soziale Netzwerke und soziale Unterstützung. Weinheim: Beltz PVU.

Schwarzer, R. & Leppin, A. (1989). Sozialer Rückhalt und Gesundheit. Eine Meta-Analyse. Göttingen: Hogrefe.

Straus, F., Höfer, R., Buchholz W. & Gmür, W. (1987). Die Bewältigung familiärer Probleme im sozialen Netzwerk. In H. Keupp & B. Röhrle (Hrsg.), Soziale Netzwerke (S. 178–198). Frankfurt a. M.: Campus.

Straus, F. & Höfer R. (1998). Die Netzwerkperspektive in der Praxis. In B. Röhrle, G. Sommer & F. Nestmann (Hrsg.), Netzwerkintervention. Tübingen: dgvt.

Tetzloff, C. E. & Barrera, M. (1987). Divorcing mothers and social support. American Journal of Community Psychology, 15, 419–434.

Ivars Udris & Martin Rimann

Das Kohärenzgefühl: Gesundheitsressource oder Gesundheit selbst?

Strukturelle und funktionale Aspekte und ein Validierungsversuch

Zusammenfassung
Die salutogenetische Frage sensu Antonovsky, warum Menschen trotz Belastungen gesund bleiben, war Gegenstand des Forschungsprojekts „Personale und organisationale Ressourcen der Salutogenese" (SALUTE). Das „Kohärenzgefühl" (sense of coherence, SOC), nach Antonovsky eine personale Gesundheitsressource, wurde mit der SOC-Kurzform erfasst.

Im Beitrag werden Ergebnisse von Fragebogenstudien mit Stichproben von Beschäftigten aus Dienstleistungs- und Industrieberufen zur Konstrukt-, zur differenziellen und zur prognostischen Validität des SOC vorgestellt.

Zusammenhangsanalysen belegen, dass SOC im Sinne der Konstruktvalidität zwar erwartungsgemäss mit einigen anderen Konstrukten (u.a. seelische Gesundheit und Selbstwertgefühl sensu Becker sowie Selbstkonzept sensu Deusinger) verknüpft, aber mit ihnen nicht identisch ist und somit ein eigenständiges Konstrukt darstellt, das den theoretischen Annahmen zu genügen scheint. Auch unter differenziellen Aspekten erweist sich das Instrument zur Erfassung von SOC als valide, da es theoriekonform zwischen verschiedenen Personengruppen zu trennen vermag. Eine zusätzliche Längsschnittstudie im Rahmen eines Projekts zur betrieblichen Gesundheitsförderung zeigt die Veränderung von SOC in Abhängigkeit von sozialen und organisationalen Ressourcen. Dies verweist auf den dynamischen Prozesscharakter von SOC im Sinne der prognostischen Validität.

Analysen zur Mediator- und Moderator-Funktion von Ressourcen (strukturelle und funktionale Aspekte) führen abschliessend zu einem Prozessmodell von SOC und zur Schlussfolgerung, dass SOC als Ressource von Gesundheit und gleichzeitig als Bestandteil von Gesundsein betrachtet werden muss.

1. Einleitung und Fragestellungen

Der von Antonovsky (1979) geprägte Begriff und das Konzept der „Salutogenese" hat in der Forschung einen Perspektivenwechsel sowie eine grosse Anzahl an Untersuchungen initiiert und damit eine Verschiebung von der krankheitsorientierten Belastungs- zur präventionsorientierten Ressourcenforschung verstärkt. Das Salutogenese-Konzept steht nach 20 Jahren nach wie vor in aktueller und wegen ungelöster theoretischer und methodischer Probleme auch in kritischer Diskussion (vgl. Bengel, Strittmatter & Willmann, 1998; Franke, 1997; Margraf, Siegrist & Neumer, 1998; Schüffel, Brucks, Johnen, Köllner, Lamprecht & Schnyder, 1998).

Im folgenden Beitrag wollen wir über einige konzeptionelle Aspekte, empirische Befunde und Probleme aus unserem Forschungsprojekt „Personale und organisationale Ressourcen der Salutogenese" (SALUTE) berichten. Das Projekt untersuchte auf der Grundlage des salutogenetischen Paradigmas Fragen nach der Bedeutung von individuellen (personalen) und situativen (organisationalen, sozialen) Ressourcen für die Entstehung und Erhaltung bzw. die Herstellung von Gesundheit. Als Arbeits- und Organisationspsychologen interessierten uns vor allem die betrieblichen und beruflichen Bedingungen und Belastungen erwerbstätiger Menschen sowie die Wechselwirkungen von Person und Organisation. Darstellungen des Projekts finden sich bei Kraft (1994/95), Kraft, Mussmann, Rimann, Udris & Muheim (1993), Kraft, Udris, Mussmann & Muheim (1994), Mussmann, Kraft, Thalmann & Muheim (1993), Rimann & Udris (1993, 1997, 1998), Udris (1990), Udris & Rimann (1999), Udris, Kraft & Mussmann (1991), Udris, Kraft, Muheim, Mussmann & Rimann (1992), Udris, Kraft, Mussmann & Rimann (1992), Udris, Kraft & Mussmann (1994), Udris, Rimann & Thalmann (1994).

Als personale Ressource wurde im SALUTE-Projekt das Konstrukt „sense of coherence" (SOC) von Antonovsky (1979, 1987, 1997) verwendet. SOC wird meist mit „Kohärenzsinn" (z.B. Becker, 1982; Hurrelmann, 1988; Schwarzer, 1997) oder „Kohärenzgefühl" (z.B. Antonovsky, 1993a; Faltermaier, 1994) übersetzt. Wir haben bisher die Übersetzung „Kohärenzerleben" verwendet, weil damit der Aspekt der Informationsaufnahme und Informationsverarbeitung stärker betont wird als bei den erwähnten Übersetzungen, haben uns aber - seit der deutschen Ausgabe von Antonovsky (1997) - dem häufigeren Sprachgebrauch angepasst und verwenden ebenfalls den Begriff „Kohärenzgefühl".

Bei der Auswertung der empirischen Daten des SALUTE-Projekts ergaben sich folgende *Fragestellungen*, die wir nachfolgend zu beantworten versuchen: Ist SOC eine Gesundheitsressource gemäss dem theoretischen Konzept? Oder ist SOC ein zentraler Bestandteil von Gesundheit selbst?

In Abschnitt 1 skizzieren wir das theoretische Gesundheits- und Ressourcenkonzept des SALUTE-Projekts und beschreiben in Abschnitt 2 die gewählte Methodik und die Stichproben. Ergebnisse zur Konstruktvalidität von SOC folgen in Abschnitt 3, zur differenziellen Validität in Abschnitt 4 und zur prognostischen Validität in Abschnitt 5. Die Rolle von SOC als Gesundheitsressource oder als Bestandteil von Gesundheit wird in Abschnitt 6 im Kontext von Belastungen und deren Bewältigung bzw. von Gesundsein diskutiert, und die Schlussfolgerungen aus den Ergebnissen werden dargelegt.

2. Gesundheits- und Ressourcenkonzept

Systemtheoretische und handlungstheoretische Modellannahmen bilden die Basis für das Gesundheitskonzept des SALUTE-Projekts: 1) Gesundheit als dynamische Balance bzw. als „Fliess-Gleichgewicht" einer Person innerhalb ihrer selbst und in ihrer Umwelt und 2) Gesundheit als Prozess zielgerichteter (präventiver und protektiver) Handlungen bzw. als Prozess erfolgreicher Bewältigung von Anforderungen und Belastungen (vgl. ausführlich Kraft et al., 1994; Rimann & Udris, 1993; Udris et al., 1992, 1994).

Auf der Grundlage dieser Modellannahmen wird Gesundheit als ein transaktional bewirktes dynamisches Gleichgewicht zwischen den physischen und psychischen Schutz- bzw. Abwehrmechanismen des Organismus einerseits und den potenziell krank machenden Einflüssen der physikalischen, biologischen und sozialen Umwelt andererseits betrachtet. Gesundsein ist ein konstruktiver Prozess der Selbst-Organisation und Selbst-Erneuerung. Gesundheit muss vom Organismus ständig hergestellt werden: im Sinne einer immunologisch verstandenen Abwehr, im Sinne einer Anpassung an Umweltbedingungen oder im Sinne deren zielgerichteter Veränderung durch das Individuum.

Dieses dynamische Gleichgewicht ist abhängig von der Verfügbarkeit und der Nutzung von gesundheitsschützenden (protektiven) bzw. Gesundheit wiederherstellenden (restaurativen) Faktoren in der Person und in der Umwelt, die als *innere (personale) und äussere (situative) Ressourcen* bezeichnet werden.

Konzeptionell wird zwischen einem *strukturellen* und einem *funktionalen* Aspekt von Ressourcen unterschieden. Systemtheoretische Modelle gehen davon aus, dass lebende Systeme (Individuen, soziale Organisationen, Gesellschaften) durch eine hierarchische Struktur von Subsystemen bzw. Systemkomponenten geordnet und verknüpft sind. Interdependente individuelle Subsysteme sind u.a. das Kreislauf-, Verdauungs- und Immunsystem sowie das kognitive, affektive und motorische System. Individuen wiederum sind Subsysteme von sozialen Einheiten (z.B. Partnerschaften oder Familien), die ihrerseits Subsysteme von ökonomischen oder politischen Systemen sind (z.B. Betrieben, Institutionen).

Ressourcen von Gesundheit lassen sich durch die *strukturellen* Eigenschaften der Systemkomponenten selbst beschreiben (Stärke, Stabilität, Differenziertheit). Gesundsein als Prozess der Erzeugung, Aufrechterhaltung und Wiederherstellung einer dynamischen Balance muss aber auch *funktional* gesehen werden: als ein zielgerichtetes Zurückgreifen auf, als Nutzen oder Beeinflussen von diesen Systemeigenschaften (Transaktion, Bewältigung, präventives Handeln). Dieser Prozess dient also dem „eigentlichen" Zweck der Salutogenese, nämlich der Selbstorganisation und Selbsterneuerung des gesunden Systems Individuum.

Personale Ressourcen sind (mehr oder weniger) habitualisierte, d.h. situationskonstante, aber zugleich flexible gesundheitserhaltende und Gesundheit wiederherstellende Handlungsmuster sowie kognitive Überzeugungssysteme der Person, die differentialpsychologisch als Persönlichkeitskonstrukte beschrieben werden.

Neben dem SOC als personaler Ressource im Sinne von *kognitiven Überzeugungssystemen* existieren in der Literatur eine grosse Anzahl verwandter Konstrukte, u.a. „Hardiness" von Kobasa (1982), „Selbstwirksamkeit" von Bandura (1977), „Locus of Control" von Rotter (1975) oder „seelische Gesundheit als Eigenschaft" von Becker (1995). Diese sind zwar theoretisch zumeist in sich stimmig, bei der Überprüfung der jeweiligen Operationalisierungen zeigen sich aber grosse Überschneidungen und Merkmalsähnlichkeiten. Im Zuge der Konstruktvalidierung wird der Ähnlichkeit von SOC mit einigen solcher Konstrukte Aufmerksamkeit geschenkt (s. Abschnitt 3).

Gemäss dem theoretischen Konzept von Antonovsky (1997) besteht SOC aus drei Teilkomponenten, die wie folgt übersetzt werden: 1) Comprehensibility: Verstehbarkeit, 2) Manageability: Handhabbarkeit bzw.Bewältigbarkeit, 3) Meaningfulness: Bedeutsamkeit bzw. Sinnhaftigkeit.

Habitualisierte Handlungsmuster als personale Ressourcen sind im Sinne der Coping-Forschung vor allem *palliative* (nach innen gerichtete) und *instrumentelle* (nach aussen gerichtete) *Bewältigungsstile*. Nach Weber (1992, S. 19) werden folgende Coping-Formen als mehr oder weniger übersituative Persönlichkeitsmerkmale benannt: „Problemorientiertes Verhalten (aktional und kognitiv), Suche nach sozialer Unterstützung, positive Umdeutungen, defensivabwehrende Formen, evasiv-eskapistische Formen, Selbstmitleid, Selbstabwertung und Formen des Emotionsausdrucks."

Als *äussere*, in der Umwelt liegende Ressourcen werden organisationale und soziale Ressourcen unterschieden.

Organisationale Ressourcen sind (im Betrieb und Beruf) situative Bedingungen mit protektivem, d.h. gesundheitsschützendem Charakter, in denen sich in der handelnden Auseinandersetzung des Individuums mit Möglichkeitsräumen individuelle Fähigkeiten entwickeln und verändern. Hierzu zählen alle Tätigkeitsbedingungen, betriebliche Bedingungen und Hilfsmittel, die es einer Person erleichtern können, mit den Anforderungen bei der Arbeit zurechtzukommen und Belastungen auszuweichen, sie zu bewältigen oder zu tolerieren (u.a. Ganzheitlichkeit der Aufgaben, Aufgabenvielfalt, Handlungs- bzw. Tätigkeitsspielraum, Lern- und Entwicklungsmöglichkeiten, Partizipationsmöglichkeiten,

Kommunikations- und Kooperationsmöglichkeiten, Zeitelastizität und stressfreie Regulierbarkeit; vgl. Ulich, 1998).

Soziale Ressourcen sind das Insgesamt der einer Person zur Verfügung stehenden, von ihr genutzten oder beeinflussten gesundheitsschützenden und Gesundheit fördernden Merkmale des sozialen Handlungsraums. Diese sozialen Schutzmechanismen im Sinne der „Social-support"-Forschung können sowohl bei der Arbeit im Betrieb als auch ausserhalb „lokalisiert" werden (vgl. Udris, 1987; Udris et al., 1992, 1994). Beispiele sind: Kooperativ-partizipatives Vorgesetztenverhalten, Unterstützungsangebote von Vorgesetzten und KollegInnen, ein positives soziales Arbeitsklima. Im Privatbereich sind die Unterstützungsangebote durch den Partner oder die Partnerin, Verwandte, Freunde und professionelle „Helfer" zu nennen.

Diese Ressourcen wurden im Rahmen schriftlicher Erhebungen mittels grösserer Stichproben von berufstätigen Personen, worüber nachfolgend berichtet wird, operationalisiert.

3. Methodik und Stichproben

Grundlage der in Abschnitt 3 dargestellten Ergebnisse zur *Konstruktvalidität* von SOC sind Daten aus anonymen, freiwilligen, postalischen Befragungen mit Zufalls-Stichproben von Angestellten aus zehn Betrieben des Dienstleistungssektors (sog. Methodenstudie; vgl. ausführlich Rimann & Udris, 1993). Um Geschlechtseffekte zu minimieren, wurden in die Untersuchung Frauen und Männer einbezogen, die eine vergleichbare Tätigkeit ausübten: Büro- und Schalterpersonal, v.a. Sachbearbeiterinnen und Sachbearbeiter (Bank, Versicherung, öffentliche Verwaltung), Verkäuferinnen und Verkäufer (Einzelhandel), Krankenschwestern und -pfleger (Krankenhaus), Flugverkehrsleiter und Flugsicherungs-Assistentinnen (Flugüberwachung), Bus-Chauffeure (Verkehrsbetriebe, nur Männer). Die Gesamtstichprobe, auf die sich die nachfolgende Ergebnisdarstellung bezieht, umfasst 559 Personen (265 Frauen und 294 Männer).

Die in Abschnitt 4 dargestellten Ergebnisse zur *differenziellen Validität* des SOC basieren sowohl auf der Stichprobe der genannten Methodenstudie (N=559) als auch auf ergänzenden Untersuchungen im Dienstleistungsbereich (4 Betriebe, N=396) und in der Industrie (11 Betriebe, N=701). Insgesamt stehen Daten von 1.656 Personen aus 25 Betrieben für Analysen zur Verfügung (vgl. Länger, Maegli & Wirth, 1995).

Die Ergebnisse zur *prognostischen Validität* des SOC werden in Abschnitt 5 vorgestellt. Sie beruhen auf Daten einer kleinen Stichprobe von 30 Angestellten aus Untersuchungen im Rahmen eines Projekts zur betrieblichen Gesundheitsförderung in einem Amt der öffentlichen Verwaltung.

Zur Erfassung von Belastungen im Arbeits- und Privatbereich, von personalen und situativen (sozialen und organisationalen) Ressourcen sowie von Gesundheitsindikatoren wurde ein eigens entwickelter Fragebogen eingesetzt. Dieser Fragebogen ist eine Kombination von Items und Skalen vorhandener Instrumente aus der Literatur sowie eigener früherer Projekte (Rimann & Udris, 1993). Für Zusammenhangsanalysen wurden Produkt-Moment-Korrelationen berechnet; die Faktorenanalysen wurden als Hauptkomponenten-Analysen mit Varimax-Rotation gerechnet (vgl. Bortz, 1989).

Auf Grund von Faktoren- und Reliabilitätsanalysen konnten reliable Skalen für die Erfassung der genannten Merkmalsbereiche gebildet werden. Die Konsistenz-Koeffizienten (Cronbach's Alpha) liegen fast ausschliesslich zwischen .60 und .95 für die Gesamtgruppe und auch für die Geschlechts-, Alters- und Berufstätigkeitsgruppen. Die differenzielle Validität der Skalen ist ebenfalls befriedigend (vgl. hierzu Lienert & Raatz, 1994). Die Beurteilung von Belastungen und Ressourcen bei der Arbeit und im Privatbereich hängt vorwiegend von der ausgeübten Tätigkeit bzw. den Arbeitsbedingungen ab und kaum vom Geschlecht oder Alter der Befragten. Auch hinsichtlich der Erfassung der personalen Ressourcen und der Gesundheitsindikatoren zeigten sich kaum geschlechts- oder altersspezifische Verzerrungen (Rimann & Udris, 1993).

Das *Kohärenzgefühl* als personale Ressource wurde anhand einer von Antonovsky autorisierten deutschen Übersetzung erhoben (Noack, Bachmann, Oliveri, Kopp & Udris, 1991).Verwendet wurde allerdings nicht die Langform mit 29 Items, sondern die *Kurzform mit 13 Items.* Gebildet wurden sowohl ein Gesamt-Skalenwert für SOC als auch Skalenwerte für die drei Teilskalen Meaningfulness (MEAN, 4 Items), Comprehensibility (COMP, 5 Items) und Manageability (MANA, 4 Items).

4. Konstruktvalidierung von SOC: strukturelle Aspekte

Die Überprüfung der Reliabilität der SOC-Gesamtskala und der drei Komponenten ist Voraussetzung für eine Analyse der Struktur des Konstrukts. Die interne Konsistenz kann durchwegs als „gut" bezeichnet werden, sowohl in der Gesamtstichprobe als auch bei den Geschlechts-, Alters- und Berufsgruppen (Cronbach's Alpha zwischen .81 und .86). Die drei Komponenten von SOC weisen recht stabile und befriedigende Konsistenzen auf und liegen zumeist zwischen .61 und .74. Die Kurzform von SOC erweist sich - auch aus forschungsökonomischen Gründen - als hinreichend reliabel und stabil, damit Zusammenhangsanalysen mit anderen Konstrukten durchgeführt werden können.

Die Frage, inwiefern die drei Komponenten von SOC eigenständige Aspekte des Kohärenzgefühls erfassen, berührt dessen theoretische „Stimmigkeit". Antonovsky selbst hat ursprünglich davor gewarnt, die Validität von SOC bzw. dessen „Dimensionalität" faktorenanalytisch zu beurteilen, hat aber später auf Grund von Untersuchungen anderer Autoren eingeräumt, dass im SOC anscheinend doch mehr als eine („unabhängige") Dimension „verborgen" sei (Antonovsky, 1993b). So ist nicht anzunehmen, dass Comprehensibility, Manageability und Meaningfulness eng zusammenhängen (müssen). Es ist vorstellbar, dass eine Person zwar versteht, was um sie herum und in ihr abläuft, aber dennoch wenig Möglichkeiten sieht, auf die Situation Einfluss zu nehmen. Ausserdem kann die eigene Lebenslage zwar adäquat begriffen und effizient beeinflusst werden, sie braucht deshalb aber nicht zwangsläufig eine sinnvolle Herausforderung darzustellen.

Interkorrelationen der drei Teilskalen für die Gesamtstichprobe lassen bereits auf eine mehrdimensionale Struktur schliessen: MANA - MEAN .48, MANA - COMP .72, MEAN - COMP .50 (die gemeinsame Varianz beträgt also lediglich 23 %, 25 % und 52 %). Die niedrigeren Korrelationen von Meaningfulness mit den beiden anderen Komponenten scheinen auf einen eigenen Faktor hinzudeuten.

Die *Tabelle 1* zeigt als Ergebnis der Faktorenanalyse die Ladungen der 13 Items des SOC nach Extraktion und orthogonaler Rotation von vier Faktoren, die zusammen 59.3 % der Gesamtvarianz aufklären. Die Kommunalitäten (h^2) sind in der letzten Spalte angegeben. Das Ladungsmuster deutet auf einen Generalfaktor F1 hin mit 31.6 %, auf dem Items aller drei Komponenten, aber vor allem die Comprehensibility-Items hoch laden. Faktor 2 ist uneinheitlich und wird vor allem durch je ein Comprehensibility-Item und Manageability-Item bestimmt. Faktor 3 weist Meaningfulness als eine eigenständige SOC-Komponente aus. Die Items der Skala Manageability bilden am wenigsten eine eigenständige Komponente, da ihre Ladungen über alle Faktoren streuen. Die Ladungsmuster bleiben bei Verwendung der schiefwinkligen Rotation mit den Daten der Gesamtstichprobe gleich. Zusätzliche Faktorenanalysen mit Geschlechts-, Alters- und Berufsgruppen zeigen, dass die Faktorenstruktur recht stabil ist, da keine prinzipiell anderen Ladungsmuster resultieren.

Tab. 1: Ergebnisse der Faktorenanalyse (Hauptkomponenten-Analyse) von SOC[1]

	F 1	F 2	F 3	F 4	h^2
MEAN-01		.26	*.77*		.71
MEAN-04	.32	.25	*.55*		.47
MEAN-07	.28		*.59*	.38	.56
MEAN-12	.42		*.54*	.27	.54
COMP-02		*.82*			.71
COMP-06	*.69*				.55
COMP-08	*.74*		.23		.63
COMP-09	*.71*				.58
COMP-11	*.64*				.44
MANA-03		*.85*			.77
MANA-05	.30	.34	.23	*.45*	.46
MANA-10				*.86*	.74
MANA-13	*.71*				.55
Varianz	31.6 %	11.8 %	8.0 %	7.9 %	59.3 %

[1] Nur Ladungen >.20, Markierladungen kursiv gedruckt. Weitere Hinweise: siehe Text.

Fazit: Die Mehrdimensionalität von SOC kann auch für die Kurzform belegt werden, eine hinreichend valide Abgrenzung der theoretisch postulierten drei Komponenten ist aber nicht gelungen. Meaningfulness (MEAN) könnte man zwar als eigene Skala verwenden, im Interesse der Aufrechterhaltung des „ganzheitlichen" SOC-Konstrukts verwenden wir aber bei den nachfolgenden Zusammenhangsanalysen die Gesamtskala.

Als weitere Schritte der Konstruktvalidierung von SOC wurde untersucht, wie das Kohärenzgefühl mit verwandten Konstrukten (Persönlichkeitsmerkmalen) zusammenhängt, die als personale Ressourcen operationalisiert wurden (*Tabelle 2*, linker Teil). Die Korrelations-Koeffizienten sind zwar hoch signifikant, deuten allerdings nicht in jedem Fall auf substanzielle Zusammenhänge hin. Das Konstrukt „Seelische Gesundheit" (Trierer Pesönlichkeits-Fragebogen TPF; Becker 1989, 1995), dem theoretische Nähe zum Kohärenzgefühl attribuiert wird, korreliert mit $r=.58$ weniger stark als erwartet. Im Vergleich dazu finden sich etwa gleiche bzw. etwas niedrigere Zusammenhänge für SOC und Selbstkonzept (Frankfurter Selbstkonzept-Skalen FSK, Deusinger, 1986) mit $r=.55$ und $r=.42$ sowie „Selbstwertgefühl" (TPF) mit $r=.47$. Deutlich geringere Koeffizienten zeigen sich für SOC und gesundheitsbezogene internale ($r=.13$) versus externale bzw. fatalistische Kontrollüberzeugungen ($r=-.17$).

Tab. 2: Korrelationen zwischen SOC, Persönlichkeitsmerkmalen und Coping-Stilen

Persönlichkeitsmerkmale	r	*Coping-Stile*	r
Seelische Gesundheit (TPF)	.58	Positive Selbstinstruktion	.15
Selbstwertgefühl (TPF)	.47	Situationskontrollversuche	.16
Selbstkonzept: Allg. Leistungsfähigkeit (FSK)	.55	Mobilisierung sozialer Unterstützung	.03
Selbstkonzept: Kontakt- und Umgangsfähigkeit (FSK)	.42	Bagatellisierung	.15
Internale gesundheitsbezogene Kontrollüberzeugung	.13	Situationsvermeidung	-.12
Fatalistische gesundheitsbezogene Kontrollüberzeugung	-.17	Resignation	-.37

$r>.082, p<.05$; $r>.10, p<.01$; $N=559$

In *Tabelle 2* (rechter Teil) sind Korrelationen zwischen SOC und Bewältigungsstilen dargestellt (Stressverarbeitungs-Fragebogen SVF; Janke, Erdmann & Kallus, 1985). Der Tabelle ist zu entnehmen, dass SOC am stärksten - theoretisch plausibel - negativ mit Resignation ($r=-.37$) als Coping-Stil korreliert. Die positiven Korrelationen mit Situationskontrollversuchen ($r=.16$) sowie den palliativen Coping-Formen (Bagatellisierung: $r=.15$, positive Selbstinstruktion: $r=.15$) sind zwar signifikant, aber wegen ihrer geringen Höhe inhaltlich nicht bedeutsam, ebenso die negative Beziehung zur Situationsvermeidung ($r=-.12$).

Fazit: Insgesamt belegen die Zusammenhangsanalysen, dass das Kohärenzgefühl zwar erwartungsgemäss mit einigen psychologischen Konstrukten verknüpft, aber dennoch nicht identisch mit ihnen ist und somit ein eigenständiges

Konstrukt darstellt, das den theoretischen Annahmen zu genügen scheint. Dieser Befund stützt die konzeptionelle Annahme SOC als eines Konstrukts mit „höherem" Abstraktionsniveau und ich-zentralerer Stellung als verwandte Konstrukte. Die Kurzform von SOC erweist sich als hinreichend reliables und valides Instrument zur Erfassung des Kohärenzgefühls.

5. Differenzielle Validität von SOC: funktionale Aspekte

Zur differenziellen Validierung des SOC wurden mehrere Vergleiche angestellt: zwischen den Geschlechtern, zwischen Alters- und Tätigkeitsgruppen und Branchen (Stichprobe der Methodenstudie, $N=559$). Ausserdem wurde die Abhängigkeit von SOC von der Position einer Person in der betrieblichen Hierarchie geprüft (Stichprobe aller drei Untersuchungen, $N=1\,656$).

Zwar finden sich einzelne Geschlechtsunterschiede, die aber wiederum abhängig sind von anderen Einflüssen wie Alter und Berufstätigkeit. Mit zunehmendem Alter steigt das Kohärenzgefühl erwartungsgemäss leicht an (vgl. Antonovsky, 1993, 1997). Daneben finden sich plausible Einflüsse der beruflichen Tätigkeit bzw. der Tätigkeitsbedingungen bei einzelnen Berufsgruppen. Die Effekte der Tätigkeit sind aber insgesamt stärker als die Effekte von Alter und Geschlecht.

Von besonderem theoretischem und praktischem Interesse ist die Untersuchung eines Zusammenhangs zwischen SOC als personaler Ressource und organisationalen Ressourcen des Tätigkeitsspielraums. Ohne die Frage von Selektions- und Sozialisationseffekten beantworten zu können, die ohnehin nur in Längsschnittuntersuchungen adäquat angegangen werden kann, ist zu vermuten, dass SOC mit dem betrieblichen und gesellschaftlichen Status eines Berufes bzw. einer Tätigkeit assoziiert ist. Als *Hypothesen* formuliert: Personen mit ausgeprägterem SOC finden sich in höheren Hierarchiepositionen als Personen mit geringerem SOC („Selektions-Hypothese"), bzw. höhere Hierarchiepositionen haben einen ausgeprägteren SOC zur Folge („Sozialisations-Hypothese").

Unsere Querschnittsdaten erlauben jedoch keine Entscheidung zwischen den beiden Hypothesen. Um aber dennoch mögliche Zusammenhänge plausibel zu machen, wurden die Tätigkeiten aller befragten Personen hinsichtlich mehrerer Kriterien codiert. Die Codes sind eine Kombination aus der Funktion einer Person in der Hierarchie eines Unternehmens und ihres damit verbundenen sozialen Status in der Gesellschaft. Berücksichtigt wurden das Qualifikationsniveau (Ausbildung) und das Verantwortungsniveau im Unternehmen. Folgende sechs Gruppen der Hierarchieposition wurden verglichen:

- Mittleres Management (u.a. Abteilungs-, SektionsleiterInnen)
- Unteres Management (u.a. GruppenleiterInnen, Meister)
- Angestellte mit Berufsausbildung
- FacharbeiterInnen
- Angelernte Angestellte und ArbeiterInnen
- HilfsarbeiterInnen

Abbildung 1 zeigt die Beziehung zwischen SOC und Hierarchieposition. Unterschiede zwischen den Gruppen sind zumeist hoch signifikant. Das mittlere Management unterscheidet sich von allen anderen Gruppen am deutlichsten. HilfsarbeiterInnen erleben ihre Umwelt als am wenigsten kohärent. Tätigkeitsspielräume (als Ausdruck der betrieblichen Position) und Kohärenzgefühl stehen in einem fast „linearen" Zusammenhang, auch nach Kontrolle von Alters- und Geschlechtseffekten. Ähnliche Zusammenhänge zeigen sich ausserdem für die erfassten Gesundheitsindikatoren: Die schlechteste Gesundheit weisen HilfsarbeiterInnen auf, die beste Gesundheit im mittleren Management Tätige.

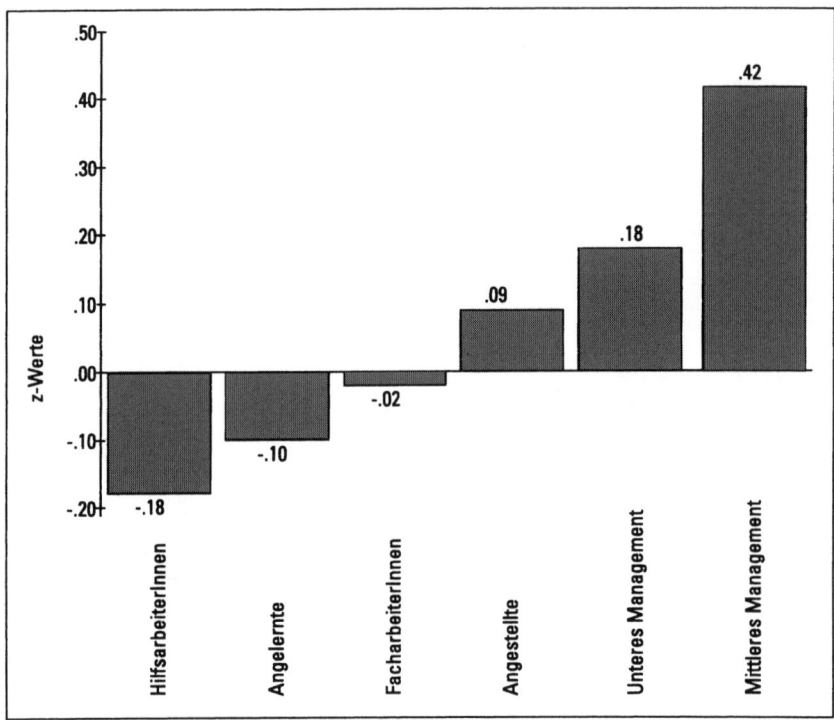

Abb. 1: SOC und Hierarchieposition im Betrieb

Fazit: Auch unter differenziellen Aspekten erweist sich das Instrument zur Erfassung des SOC als valide, da es theoriekonform zwischen verschiedenen Personengruppen zu trennen vermag.

6. Prognostische Validität von SOC: dynamische Aspekte

Die personale Ressource SOC wurde als (mehr oder weniger) habitualisiertes, d.h. situationskonstantes, aber zugleich flexibles gesundheitserhaltendes und Gesundheit wiederherstellendes kognitives Überzeugungssystem (Persönlichkeitsmerkmal) definiert (vgl. Abschnitt 2). Nun ist denkbar und wahrscheinlich, dass durch Veränderung von sozialen und/oder organisationalen Ressourcen auch das Kohärenzgefühl sich verändert und damit seine salutogenetische Funktion einbüssen oder auch stärken kann. Dieser dynamische Aspekt des SOC kann streng genommen nur durch gezielte, kontrollierte Intervention und durch Untersuchungen im Längsschnitt aufgezeigt werden.

Im Rahmen eines Projekts zur betrieblichen Gesundheitsförderung in einem Amt der öffentlichen Verwaltung konnten wir die Veränderung von Belastungen, Ressourcen und Gesundheit über einen Zeitraum von zwei Jahren durch mehrfache Befragungen der Angestellten analysieren. Von einer kleineren Stichprobe von 30 Personen liegen vollständige Daten über diese Zeit vor. Damit die Veränderung von SOC gezeigt werden kann, wurden zwei Extremgruppen gebildet: 1) Personen, bei denen über den Zeitraum von zwei Jahren Belastungen zugenommen und die situativen Ressourcen abgenommen haben, 2) Personen mit gleicher Zunahme der Belastungen, aber mit gleichzeitiger Zunahme der situativen Ressourcen.

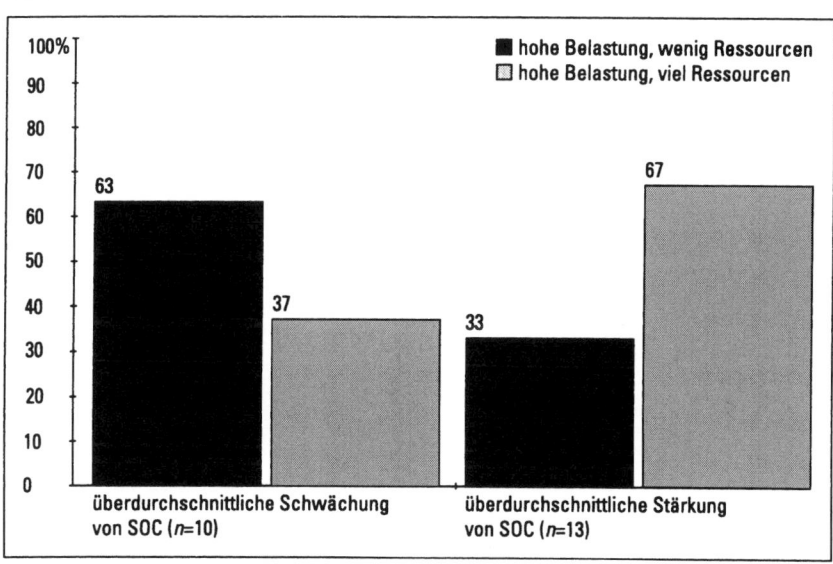

Abb 2: Veränderung des Kohärenzgefühls in Abhängigkeit von Belastungen und organisationalen sowie sozialen Ressourcen (1995 - 1997, n = 30)

Abbildung 2 zeigt - auch wenn die Grösse der Stichprobe keine Generalisierung zulässt - deutliche, theoretisch stimmige Zusammenhänge: Hohe Belastung bei geringen situativen Ressourcen geht, im Vergleich mit gleich hohen Belastungen und viel situativen Ressourcen, mit einer stärkeren Schwächung des SOC einher (63 % bzw. 37 %), d.h. die Werte der SOC-Skala lagen unter dem Gruppenmittel. Umgekehrt wird SOC deutlich gestärkt (Werte über dem Mittelwert), wenn bei gleichem Belastungsniveau viele situative Ressourcen vorhanden sind (33 % bzw. 67 %). Wir konnten belegen, dass bei den Personen mit einer Zunahme der sozialen Unterstützung durch Vorgesetzte, der Mitbestimmung bei

Entscheidungen im Betrieb, der Aufgabenvielfalt, des Tätigkeitsspielraums und der Qualifizierungsmöglichkeiten sowohl der Gesundheitszustand sich verbesserte als auch das Kohärenzgefühl stärker wurde. Auch die internale gesundheitsbezogene Kontrollüberzeugung stieg, verbunden mit einer Abnahme der fatalistischen Kontrolle.

Fazit: Auch wenn diese Befunde nicht überinterpretiert werden dürfen, kann gezeigt werden, wie der dynamische, prozessuale Charakter des SOC im Sinne der prognostischen Validität „funktioniert". Die „Wirkung" von situativen (v.a. organisationalen) Ressourcen auf die personalen Ressourcen (SOC) und deren Wirkung auf die Gesundheit ist stärker als umgekehrt die „Wirkung" des SOC auf die organisationalen Ressourcen. Dies soll im nachfolgenden, abschliessenden Abschnitt durch die Diskussion empirisch begründeter Modellvorstellungen belegt werden.

7. SOC: Gesundheitsressource und/oder Bestandteil von Gesundheit?

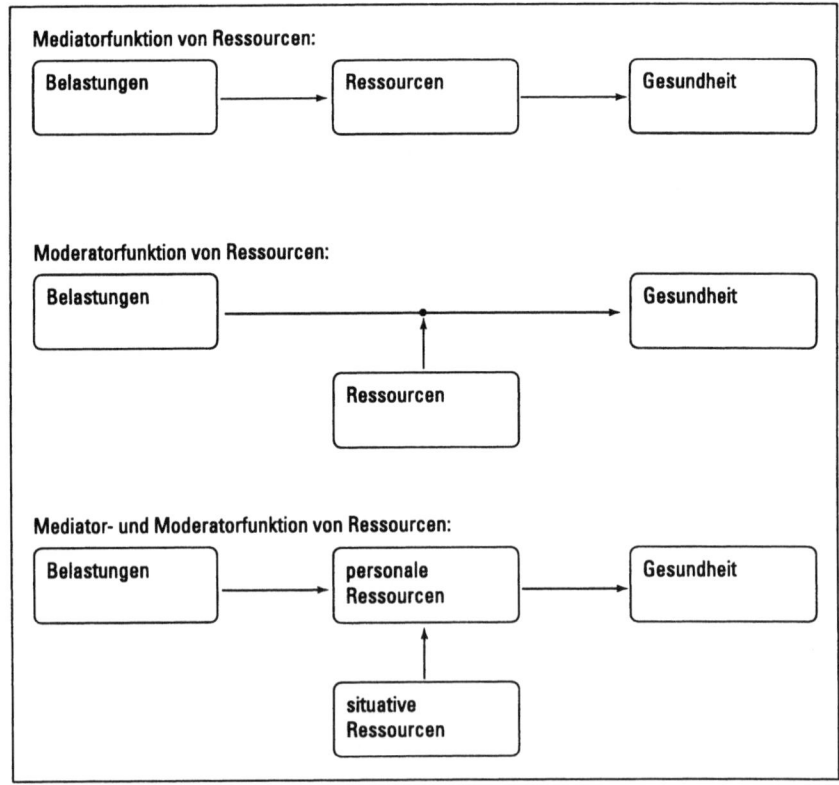

Abb. 3: Mediator- und Moderator-Funktion von Ressourcen

Eine Klärung der Stellung von SOC als Persönlichkeitskonstrukt und als salutogene Ressource setzt die Unterscheidung zwischen zwei Funktionen im Belastungs-Bewältigungs-Prozess voraus: 1) *Mediatorfunktion* von SOC als „innerer" Bestandteil des Prozesses und 2) *Moderatorfunktion* von SOC als „äussere" Instanz.

Abbildung 3 veranschaulicht die Mediator- und Moderatorfunktion von Ressourcen (vgl. Baron & Kenny, 1986; Rimann & Udris, 1993; Schultz-Gambard, 1993).

Eine *Mediatorvariable* hat folgende Funktion: Ihr Einfluss wirkt *direkt*, d.h. sie ist als intervenierender Mechanismus zwischen Belastungen und Gesundheit geschaltet und beschreibt, wie sich z.b. berufliche Überforderung durch die Schwächung von Ressourcen auf den Gesundheitszustand auswirkt oder - umgekehrt - wie starke Ressourcen das „Durchschlagen" der Belastungen auf die Gesundheit verhindern können.

Eine *Moderatorvariable* ist als *indirekt* zu umschreiben, d.h. sie beeinflusst nicht direkt die Gesundheit, sondern die Wirkmechanismen anderer Einflussgrössen. So kann sie das Eintreten zukünftiger Belastungssituationen oder die Verfügbarkeit von Ressourcen beeinflussen und in Folge davon die Gesundheit „auf Umwegen" moderieren. Eine Moderatorvariable stellt also eine der Rahmenbedingungen dar, unter denen Ressourcen oder Belastungen in gleicher Weise, aber mit anderen Effekten, auf die Gesundheit wirken.

Die Darstellung macht deutlich, dass gewisse Wirkungsgrössen alleine noch keinen negativen Einfluss auf die Gesundheit haben müssen. Sie können jedoch einerseits die Voraussetzungen dafür schaffen, dass eine weitere Variable schädigende Wirkung entfalten oder anderseits in Kombination mit dieser selbst gesundheitsgefährdend werden kann. Vielfach schlägt sich erst die Kumulation von Einflussgrössen statistisch (negativ) auf die Gesundheit nieder (vgl. Frese & Semmer, 1991).

Die dritte Modellannahme in der *Abbildung 3* ist der moderierende Einfluss von „äusseren" (situativen, sozialen, organisationalen) Ressourcen auf die „inneren" (personalen) Ressourcen, die wiederum die Beziehung zwischen Belastungen und Gesundheit mediieren.

In der folgenden *Abbildung 4* soll die *Mediatorfunktion des SOC* für die Gesundheit erläutert werden: Das Kohärenzgefühl beeinflusst die Einschätzung von Anforderungen und Belastungen (Stressoren), die sich aus einer Situation ergeben. Daraus resultiert ein innerer Spannungszustand. Je nach Ausmass dieser Aktivierung wird die Einschätzung von Bewältigungsmöglichkeiten gestört oder gefördert. Dies führt schliesslich zu mehr oder weniger adäquatem innerem und/oder äusserem Coping-Verhalten. Als Folge davon wird im günstigen Fall der Spannungszustand reduziert. Die erfolgreiche Bewältigung der Belastungssituation trägt zur Stärkung des Kohärenzgefühls bei. Umgekehrt bleibt eine Person unter Stress, wenn sie die Situation nicht zu meistern oder zu tolerieren vermag. Sie erfährt, dass sie selbst der Situation nicht gewachsen ist, was das Kohärenzgefühl eher schwächt.

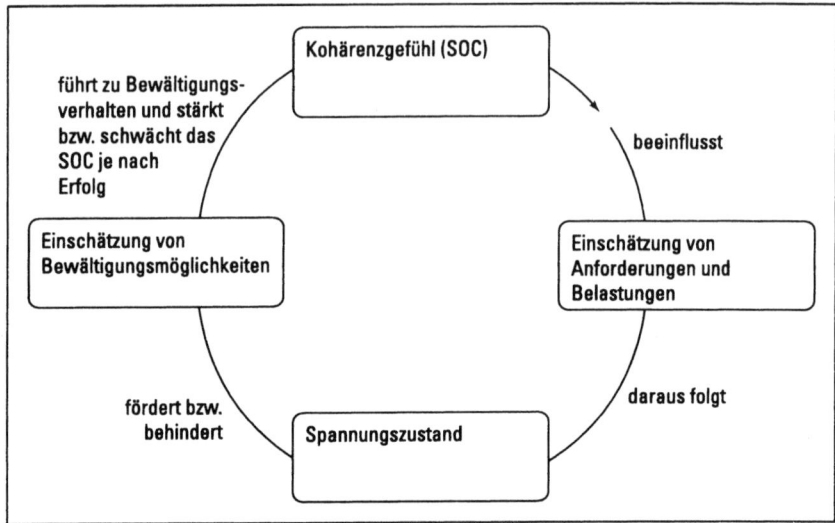

Abb. 4: Funktion von SOC im salutogenetischen Prozess

SOC hat in diesem Prozess die Funktion eines *Mediators*. Das Kohärenzgefühl ist ein systemimmanenter Bestandteil der Salutogenese einer Person. Dies gilt besonders für die Erhaltung oder Wiederherstellung eines (bedrohten) Gesundheitszustandes („restaurative Mediatorfunktion"). Der Gesundheitszustand einer Person drückt dabei aus, ob die skizzierten Prozesse der Belastungsbewältigung sich in letzter Zeit mehrheitlich positiv oder negativ verstärkt haben. Demnach müssen wir annehmen, dass ein stark ausgeprägtes Kohärenzgefühl eng mit guter Gesundheit einhergeht und umgekehrt. Negative Zusammenhänge zwischen SOC und dem Gesundheitszustand dürften seltene Fälle sein oder vorübergehende Zustände darstellen. So gesehen ist SOC untrennbar mit Gesundheit und Gesundsein verbunden und als Bestandteil davon zu bezeichnen.

In *Tabelle 3* (linker Teil) ist der Zusammenhang zwischen SOC und verschiedenen Gesundheitsindikatoren dargestellt. Die Korrelationskoeffizienten liegen zwischen $r=-.15$ und $r=.63$. Der Zusammenhang mit dem psychosozialen Wohlbefinden und negativen Stimmungslagen ist am stärksten, aber auch psychosomatische Beschwerden weisen substanzielle Korrelationen zwischen $r=-.30$ und $r=-.46$ auf. Diese Befunde bestätigen insgesamt unsere Überlegungen. Gesundsein basiert auf einem zu den Anforderungen und Belastungen passenden Kohärenzgefühl und ist gleichzeitig eine Voraussetzung zu dessen Entwicklung.

Tab. 3: Korrelationen zwischen SOC, Gesundheitsindikatoren und Gesundheitsverhalten.

Gesundheitsindikatoren	r	Gesundheitsverhalten	r
Psychosoziales Wohlbefinden	.63	Körperliche Aktivitäten	.14
Negative Stimmungen	-.62	Entspannung, Erholung, Pflege	.14
Gereiztheit/Belastetheit	-.45	Risikovermeidung (fetthaltiges Essen, Alkohol, Nikotin)	.20
Körperschmerzen	-.30	Ärztl. Vorsorgeuntersuchungen	.17
Herzbeschwerden	-.32	Sozialer Anschluss und Kontaktpflege (zu Hause)	.15
Psycho-vegetative Beschwerden	-.49	Gestalterische und handwerkliche Tätigkeiten zu Hause	.12
Gesamtskala Beschwerden	-.46		
Anzahl ärztliche Diagnosen (2 Jahre)	-.18		
Anzahl Absenzen am Arbeitsplatz (1 Jahr)	-.15		

$r > .082, p < .05; r > .10, p < .01; N = 559$

Die *Moderatorfunktion* des Kohärenzgefühls für Belastungssituationen und deren Bewältigungsmöglichkeiten kann wiederum mit dem Schema in *Abbildung 3* erläutert werden. In Abhängigkeit vom Ausprägungsgrad von SOC vermag eine Person zukünftige Belastungssituationen oder Risiken mehr oder weniger genau zu antizipieren. Es resultiert ein akuter Spannungszustand, der sich auf die Einschätzung von passenden präventiven Schutzmassnahmen förderlich oder behindernd auswirkt. Es kommt zu präventivem Coping-Verhalten, wobei mehr oder weniger geeignete personale und situative Ressourcen - quasi für den Ernstfall - aufgebaut werden (körperliche Fitness, immunologische Abwehrkräfte, Handlungskompetenz, materielle Ressourcen und soziale Unterstützungsangebote). Zudem werden aktuell verfügbare personale und situative Ressourcen zur Vermeidung möglicher gesundheitsbeeinträchtigender Situationen präventiv eingesetzt. Wenn man die Wirksamkeit des präventiven Ressourceneinsatzes selbst erlebt und dem präventiven Verhalten aus eigener Erfahrung eine gesundheitsförderliche Wirkung attribuiert, dürfte das Kohärenzgefühl gestärkt werden. Im umgekehrten Fall ist mit einer Schwächung des SOC zu rechnen.

Somit moderiert das Kohärenzgefühl das Eintreten gewisser zukünftiger Belastungssituationen und die Verfügbarkeit von Ressourcen. Betrachten wir einen hier skizzierten Prozess über längere Zeit hinweg, so können wir vermuten, dass Personen mit einem hohen Kohärenzgefühl aktiveres Gesundheitsverhalten zeigen und umgekehrt.

Wie die *Tabelle 3* (rechter Teil) zeigt, ist dies auch - allerdings eingeschränkt - tatsächlich der Fall. Es finden sich hoch signifikante Zusammenhänge zwischen SOC und der Häufigkeit im Gesundheitsverhalten, auch wenn die Korrelationen zwischen $r=.12$ und $r=.20$ bei weitem nicht so ausgeprägt sind wie bei den Gesundheitsindikatoren. Wer sein Leben als kohärent erlebt, tendiert dazu, häufiger ein Risiko vermeidendes und präventives Verhalten zu zeigen, und zwar sowohl in körperlicher als auch in psycho-emotionaler und sozialer Hinsicht.

Ohne die Ergebnisse zum Gesundheitsverhalten überzuinterpretieren: Das Kohärenzgefühl kann als eine antezedente Ressource betrachtet werden, welche das Passungsverhältnis von Belastungen und verfügbaren Ressourcen und Bewältigung in einer spezifischen Situation moderiert.

Fazit: Wie unsere Untersuchungen zur Konstrukt- und differenziellen sowie prognostischen Validität und zur prozessualen Betrachtung der Mediator- und Moderatorfunktion des SOC gezeigt haben, sollte das Kohärenzgefühl *gleichzeitig* in seiner Doppelfunktion als *Mediator und Moderator* im salutogenetischen Prozess konzipiert werden.

Bei der Überprüfung eines solchen Modells anhand quantitativer (Fragebogen-) Daten hat man allerdings mit schwer zu überwindenden Schwierigkeiten zu kämpfen, wenn 1) Belastungen, Ressourcen und Gesundheitsindikatoren gleichzeitig einbezogen werden, 2) nur subjektive Daten verwendet werden, 3) nur habituelle Merkmale betrachtet werden.

Wir haben dies am Beispiel des Kohärenzgefühls aufzuzeigen versucht, indem wir seine salutogenetische Bedeutung einerseits unter *strukturellem* Aspekt als Mediator dargestellt haben und andererseits unter *funktionalem* Aspekt als Moderator. Diese beiden Aspekte sind miteinander stark verschränkt.

Gesundheit bzw. Gesundsein konzipieren wir auf der Basis von system- und handlungstheoretischen Überlegungen „ganzheitlich" und versuchen damit einfachere mechanistische Ursache-Wirkungs-Modelle des Belastungs- und Bewältigungsprozesses zu überwinden.

Die vorläufige Antwort auf die eingangs gestellte Frage dieses Beitrages muss demnach lauten: *Das Kohärenzgefühl ist eine Ressource von Gesundheit und gleichzeitig ein Bestandteil von Gesundsein.*

Literatur

Antonovsky, A. (1979). Health, stress, and coping: New perspectives on mental and physical well-being. San Fransisco: Jossey-Bass.

Antonovsky, A. (1987). Unraveling the mystery of health. How people manage stress and stay well. San Francisco: Jossey-Bass.

Antonovsky, A. (1993a). Gesundheitsforschung versus Krankheitsforschung. In A. Franke & M. Broda (Hrsg.), Psychosomatische Gesundeit. Versuche einer Abkehr vom Pathogenese-Konzept (S. 3–14). Tübingen: dgvt-Verlag

Antonovsky, A. (1993b). Salutogenesis. The Sense of Coherence Newsletter, (8), October 1993. Beer-Sheva: Ben-Gurion University of the Negev.

Antonovsky, A. (1997). Salutogenese. Zur Entmystifizierung der Gesundheit. Deutsche erweiterte Ausgabe: A. Franke. Tübingen: dgvt-Verlag.

Bandura, A. (1977). Self-efficacy: Toward a unifying theory of behavioral change. Psychological Review, 84, 191–215.

Baron, R. M. & Kenny, D. A. (1986). The moderator-mediator variable distinction in social psychological research: Conceptual, strategic and statistical considerations. Journal of Personality and Social Psychology, 51, 1173–1182.

Becker, P. (1982). Psychologie der seelischen Gesundheit. Band 1: Theorien, Modelle, Diagnostik. Göttingen: Hogrefe.

Becker, P. (1989). Der Trierer Persönlichkeitsfragebogen TPF. Göttingen: Hogrefe.

Becker, P. (1995). Seelische Gesundheit und Verhaltenskontrolle. Eine integrative Persönlichkeitstheorie und ihre klinische Anwendung. Göttingen: Hogrefe.

Bengel, J., Strittmacher, R. & Willmann H. (1998). Was erhält Menschen gesund? Antonoyskys Modell der Salutogenese - Diskussionsstand und Stellenwert. Im Auftrag der Bundeszentrale für gesundheitliche Aufklärung. Köln: BzgA.

Bortz, J. (1989). Statistik für Sozialwissenschaftler. Berlin: Springer.

Deusinger, I. (1986). Die Frankfurter Selbstkonzeptskalen (FSKLN). Göttingen: Hogrefe.

Faltermaier, T. (1994). Gesundheitsbewußtsein und Gesundheitshandeln. Über den Umgang mit Gesundheit im Alltag. Weinheim: Beltz.

Franke, A. (1997). Zum Stand der konzeptionellen und empirischen Entwicklung des Salutogenesekonzepts. In A. Antonovsky, Salutogenese. Zur Entmystifizierung der Gesundheit. Deutsche erweiterte Ausgabe: A. Franke (S. 169–190). Tübingen: dgvt-Verlag.

Frese, M. & Semmer, N. (1991). Streßfolgen in Abhängigkeit von Moderatorvariablen: Der Einfluß von Kontrolle und sozialer Unterstützung. In S. Greif, E. Bamberg & N. Semmer (Hrsg.), Psychischer Streß am Arbeitsplatz (S. 135–153). Göttingen: Hogrefe.

Hurrelmann, K. (1988). Sozialisation und Gesundheit. Somatische, psychische und soziale Risikofaktoren im Lebenslauf. Weinheim: Juventa.

Janke, W., Erdmann, G. & Kallus, W. (1985). Streßverarbeitungsfragebogen (SVF). Handanweisung. Göttingen: Hogrefe.

Kobasa, S. C. (1982). The hardy personality: Toward a psychology of stress and health. In J. Suls & G. Sanders (Eds.), Social psychology of health and illness (S. 3–33). Hillsdale, NY: Erlbaum.

Kraft, U. (1994/95). Gesund bleiben - trotz oder wegen der Arbeit? Soziale Medizin, 21 (6), 30–34 (Teil 1) und 22 (1), 41–45 (Teil 2).

Kraft, U., Mussmann, C., Rimann, M., Udris, I. & Muheim, M. (1993). Resources of salutogenesis: Personal and organizational factors. In H. Schröder, K. Reschke, M. Johnston & S. Maes (Hrsg.), Health psychology - Potential in diversity (S. 339–346). Regensburg: Roderer.

Kraft, U., Udris, I., Mussmann, C. & Muheim, M. (1994). Gesunde Personen - salutogenetisch betrachtet. Eine qualitative Untersuchung. Zeitschrift für Gesundheitspsychologie, 2, 216–239.

Länger, G., Maegli, T. & Wirth, A. (1995). Was schützt Gesundheit? Quantitative Vergleiche von Belastungs- und Entlastungsfaktoren bei verschiedenen Berufsgruppen. Unveröff. Forschungsarbeit. Zürich: Universität, Psychologisches Institut, Abt. für Angewandte Psychologie.

Lienert G. A. & Raatz, U. (1994). Testaufbau und Testanalyse (5. Aufl.). Weinheim: Beltz.

Margraf, J., Siegrist, J. & Neumer, S. (Hrsg.). (1998). Gesundheits- oder Krankheitstheorie? Saluto- versus pathogenetische Ansätze im Gesundheitswesen. Berlin: Springer.

Mussmann, C., Kraft, U., Thalmann, K. & Muheim, M. (1993). Die Gesundheit gesunder Personen. Eine qualitative Studie (Forschungsprojekt SALUTE: Personale und organisationale Ressourcen der Salutogenese, Bericht Nr. 2). Zürich: Eidgenössische Technische Hochschule, Institut für Arbeitspsychologie.

Noack, H., Bachmann, N., Oliveri, M., Kopp, H. G. & Udris, I. (1991). Fragebogen zum Kohärenzgefühl. Autorisierte Übersetzung des „Sense of Coherence Questionnaire" von Antonovsky (1987). Bern: Universität, Institut für Sozial- und Präventivmedizin.

Rimann, M. & Udris, I. (1993). Belastungen und Gesundheitsressourcen im Berufs- und Privatbereich. Eine quantitative Studie (Forschungsprojekt SALUTE: Personale und organisationale Ressourcen der Salutogenese, Bericht Nr. 3). Zürich: Eidgenössische Technische Hochschule, Institut für Arbeitspsychologie.

Rimann, M. & Udris, I. (1997). Subjektive Arbeitsanalyse: Der Fragebogen SALSA. In O. Strohm & E. Ulich (Hrsg.), Unternehmen arbeitspsychologisch bewerten. Ein Mehr-Ebenen-Ansatz unter besonderer Berücksichtigung von Mensch, Technik und Organisation (S. 281–298). Zürich: vdf Hochschulverlag.

Rimann, M. & Udris, I. (1998). „Kohärenzerleben" (Sense of Coherence): Zentraler Bestandteil von Gesundheit oder Gesundheitsressource? In W. Schüffel, U. Brucks, R. Johnen, V. Köllner, F. Lamprecht & U. Schnyder (Hrsg.), Handbuch der Salutogenese - Konzept und Praxis (S. 351–373). Wiesbaden: Ullstein Medical.

Rotter, B. (1975). Some problems and misconceptions related to the construct of internal versus external control of reinforcement. Journal of Consulting and Clinical Psychology, 43, 56–67.

Schüffel, W., Brucks, U., Johnen, R., Köllner, V., Lamprecht, F. & Schnyder, U. (Hrsg.). (1998). Handbuch der Salutogenese. Konzept und Praxis. Wiesbaden: Ullstein Medical.

Schultz-Gambard, J. (1993). Zum Problem von Drittvariablen in der arbeits- und organisationspsychologischen Forschung. In W. Bungard & T. Herrmann (Hrsg.), Arbeits-und Organisationspsychologie im Spannungsfeld zwischen Grundlagenorientierung und Anwendung (S. 127–144). Bern: Huber.

Schwarzer, R. (Hrsg.). (1997). Gesundheitspsychologie. Ein Lehrbuch (2. Aufl.). Göttingen: Hogrefe.

Udris, I. (1987). Soziale Unterstützung, Streß in der Arbeit und Gesundheit. In H. Keupp & B. Röhrle (Hrsg.), Soziale Netzwerke (S. 123–138). Frankfurt: Campus.

Udris, I. (1990). Organisationale und personale Ressourcen der Salutogenese. Gesund bleiben trotz oder wegen Belastung? Zeitschrift für die gesamte Hygiene, 36, 453–455.

Udris, I., Kraft, U., Muheim, M., Mussmann, C. & Rimann, M. (1992). Ressourcen der Salutogenese. In H. Schröder & K. Reschke (Hrsg.), Psychosoziale Prävention und Gesundheitsförderung (S. 85–103). Regensburg: Roderer.

Udris, I., Kraft, U. & Mussmann, C. (1991). Warum sind „gesunde" Personen „gesund"? Untersuchungen zu Ressourcen von Gesundheit (Forschungsprojekt SALUTE, Bericht Nr. 1). Zürich: Eidgenössische Technische Hochschule, Institut für Arbeitspsychologie.

Udris, I., Kraft, U. & Mussmann, C. (1994). Personal and organisational resources of salutogenesis. In J.-P. Dauwalder (Ed.), Psychology and promotion of health (S. 3–7). Seattle WA: Hogrefe & Huber.

Udris, I., Kraft, U., Mussmann, C. & Rimann, M. (1992). Arbeiten, gesund sein und gesund bleiben: Theoretische Überlegungen zu einem Ressourcenkonzept. In I. Udris (Hrsg.), Arbeit und Gesundheit. Psychosozial, Band 52 (S. 7–21). Weinheim: Psychologie Verlags Union.

Udris, I. & Rimann, M. (1999). SAA und SALSA: Zwei Fragebogen zur subjektiven Arbeitsanalyse. In H. Dunckel (Hrsg.), Handbuch psychologischer Arbeitsanalyseverfahren. Ein praxisorientierter Überblick (S. 397–419). Zürich: vdf Hochschulverlag.

Udris, I., Rimann, M. & Thalmann, K. (1994). Gesundheit erhalten, Gesundheit herstellen: Zur Funktion salutogenetischer Ressourcen. In B. Bergmann & P. Richter (Hrsg.), Die Handlungsregulationstheorie - Von der Praxis einer Theorie (S. 198–215). Göttingen: Hogrefe.

Ulich, E. (1998). Arbeitspsychologie (4. Aufl.) Zürich: vdf Hochschulverlag/ Stuttgart: Schäffer-Poeschel.

Weber, H. (1992). Belastungsverarbeitung. Zeitschrift für Klinische Psychologie, 21, 17–27.

Markus Fäh

Verbessert Psychotherapie die Moral?

Inwiefern können grundlegende gesundheitsrelevante
Lebensbewältigungseinstellungen durch
psychologische Interventionen erworben bzw. verbessert werden?

Zusammenfassung
Der Beitrag gibt eine Übersicht über die Befunde zur Veränderung des Kohärenzgefühls (sense of coherence, SOC) während und nach psychotherapeutischen Behandlungen. Das Kohärenzgefühl wird durch psychotherapeutische Interventionen verbessert. Es gibt Hinweise, dass intensive psychoanalytische Langzeitbehandlungen das Kohärenzgefühl besonders nachhaltig, d.h. auch nach Abschluss der Therapie, verbessern. Über den Zusammenhang zwischen der Verbesserung des Kohärenzgefühls und der Verbesserung objektiver Gesundheitsindikatoren liegen erste z.t. erklärungsbedürftige Befunde vor. Der Autor plädiert für Langzeitstudien und Einzelfall-Langzeitbeobachtungen, um die Veränderung des Kohärenzgefühls und die Gesundheitsentwicklung präzise zu untersuchen.

1. Einleitung

Psychotherapie ist ein Verfahren, um Denken, Fühlen, Einstellungen und Handeln zu beeinflussen und in erwünschte Richtungen zu verändern. Die Psychotherapieforschung hat gezeigt, dass a) Psychotherapie generell wirkt, d.h. dass sie stärker wirkt als der Placebo-Effekt bzw. die blosse Zeit, dass b) die einzelnen Psychotherapiemethoden auf verschiedenen Wegen zu ähnlichen Wirkungen gelangen, und dass c) bestimmte Faktoren die therapeutische Wirkung der Psychotherapie ausmachen (für eine kritische Übersicht siehe z.B. Fäh & Fischer, 1998). Entscheidende Faktoren sind die therapeutische Beziehung, d.h. das therapeutische Arbeitsbündnis sowie die Behandlung zentraler Themen bzw. Beziehungskonflikte in der Therapie (Luborsky, 1988). Die Psychotherapieforschung ist in eine Phase getreten (so genannte Phase IV; Linden, 1987), in der unter möglichst natürlichen Versorgungsbedingungen die Wirkungen der verschiedenen psychotherapeutischen Ansätze hinsichtlich bestimmter Probleme und Störungen untersucht werden. Bisher hat sie vor allem die Einflüsse der Psychotherapie auf die Psyche, weniger aber deren Einflüsse auf die allgemeine, auch körperliche Gesundheit, erforscht.

Erst in jüngster Zeit - verbunden mit dem Spardruck im Gesundheitswesen - rückt der Legitimationszwang in den Vordergrund, Psychotherapie nicht nur als wirksame, sondern auch als wirtschaftliche Behandlungsmethode zu begründen. Das Forschungsinteresse ist darauf gerichtet, den gesundheitsökonomischen Nutzen von Psychotherapie zu untersuchen. In verschiedenen Studien konnte gezeigt werden (eine Übersicht gibt Baltensberger, 1996; wichtige Befunde liefern z.B. Dührssen, 1972; Breyer, Heinzel & Klein, 1996; Keller, Dilg, Westhoff, Rohner & Studt, 1997), dass Psychotherapie - auch kostenintensive Langzeitpsychotherapie - nachhaltig andere Gesundheitskosten (Arztbesuche, Medikamente, Spitalaufenthalte, Absenzen am Arbeitsplatz) einspart. Die interdisziplinäre Verknüpfung von Psychotherapieforschung und Gesundheitsökonomie steckt aber ebenso wie die Verbindung von Psychotherapieforschung und Gesundheitssoziologie noch in den Kinderschuhen.

Die Untersuchung des Zusammenhangs zwischen dem Kohärenzgefühl und den Ergebnissen psychotherapeutischer Behandlungen ist deshalb besonders interessant, weil das Kohärenzgefühl eine gesundheitsdeterminierende Schlüsselvariable ist, die mit Gesundheitsmassen positiv hoch korreliert (Rimann & Udris, 1998). Wenn Psychotherapie das Kohärenzgefühl nachhaltig verbessern sollte, so wäre auch davon auszugehen, dass der Psychotherapie in der gesundheitspolitischen Diskussion um die Allokation von Ressourcen eine gewichtigere Rolle eingeräumt werden müsste, weil sie eine langfristige Reduktion von Krankheit und damit die Einsparung von anderen Behandlungskosten verspräche.

2. Verändert Psychotherapie das Kohärenzgefühl?

Antonovsky (1987) vertrat die Auffassung, dass das Kohärenzgefühl eine im Wesentlichen in der frühen Kindheit geprägte und durch Psychotherapie allenfalls geringfügig modifizierbare, zeitstabile Persönlichkeitsvariable bzw. Erlebenskonstante sei. Deshalb wurden nur wenige Verlaufsuntersuchungen mit dem von ihm entwickelten Fragebogen zur Messung des Kohärenzgefühls durchgeführt. So untersuchten z.B. Sack und Lamprecht (1994) 30 Patienten vor und nach einer stationären psychosomatischen Behandlung und stellten eine signifikante Verbesserung des Kohärenzgefühls fest. Die Autoren schlossen vorsichtig, dass die psychotherapeutische Behandlung offenbar gesundheitsprotektive Ressourcen fördere. Sie beobachteten ferner eine deutliche Altersabhängigkeit der Kohärenzgefühl-Werte, vor allem jener der Skalen Verstehbarkeit und Handhabbarkeit: Mit höherem Lebensalter wurde die Welt von den Patienten als versteh- und handhabbarer erlebt. Die Skala Sinnhaftigkeit hingegen erwies sich weder als altersabhängig noch als im Verlauf der Psychotherapie signifikant veränderbar.

Eine neuere Psychotherapie-Verlaufsuntersuchung, welche in der Psychotherapieforschung wegen ihrer methodischen Sorgfältigkeit den Ruf einer „Bench-Mark"-Studie geniesst, verwendete ebenfalls den Kohärenzgefühl-Fragebogen als Untersuchungsinstrument: Die Stockholmer Studie von Sandell und seinen MitarbeiterInnen (Sandell, 1997; Sandell et al., 1999). 1989 beschlossen die schwedischen Gesundheitsbehörden einen Fonds zur Finanzierung von Projekten zu schaffen, die Kosten sparende Behandlungen von jenen Krankheiten eruieren sollten, welche das Gesundheitswesen finanziell besonders massiv belasten. Eines der Projekte bestand darin, die Wirkungen von Psychotherapie und Psychoanalyse auf den Gesundheitszustand der behandelten Patienten in einer prospektiven Langzeitstudie zu untersuchen. 209 Patienten wurden in die Experimentalgruppe der Studie aufgenommen, dies unter drei verschiedenen Behandlungsbedingungen: klassische psychoanalytische Behandlung (vier Sitzungen pro Woche), intensive Psychotherapie (zwei bis drei Stunden in der Woche) und weniger intensive Psychotherapie (eine Stunde oder weniger pro Woche). Diese Experimentalgruppen wurden mit zwei Kontrollgruppen verglichen, die einerseits aus 400 zufällig ausgewählten StockholmerInnen, andererseits aus 250 zufällig ausgewählten PsychologiestudentInnen bestanden. Die Gruppen waren demographisch in den relevanten Parametern ähnlich. Zu Beginn, während, am Ende und in Jahresabständen nach Abschluss der Behandlung wurde ein Interview geführt und die Probanden hatten zudem einen ausführlichen Fragebogen auszufüllen. Es handelte sich dabei u.a. um die Social Adjustment Scale, die Symptom Check List (SCL) SCL-90 und den vollständigen Kohärenzgefühl-Fragebogen.

Die Befunde zeigten, dass das Kohärenzgefühl bei der weniger intensiven Therapie in etwa konstant blieb im Vergleich zum Therapiebeginn und zum Katamnese-Zeitpunkt drei Jahre nach Therapie-Ende, zwischendurch sogar leicht abfiel. Die psychoanalytische Psychotherapie - d.h. die Therapie mittlerer Dosis - führte zu einer leichten kontinuierlichen Steigerung des Kohärenzgefühls. Die klassische Psychoanalyse führte zur stärksten Verbesserung: Das Kohärenzgefühl blieb während der Therapie konstant und verbesserte sich nach dem Abschluss der Behandlung kontinuierlich. Diese Steigerung war auch klinisch bedeutsam, der prozentuale Anteil der behandelten Personen mit End- und Katamnesewerten im Normbereich näherte sich dem prozentualen Anteil von Normwerten bei unbehandelten „Gesunden". Die Daten von Sandell lassen den Schluss zu, dass Psychotherapie, je zeitintensiver und „gründlicher" sie durchgeführt wird, das Kohärenzgefühl umso nachhaltiger und stärker verbessert.

Ich ergänze diesen Befund mit zwei klinischen Falldarstellungen. Ein eindrückliches Beispiel stellte Schnyder (1998) dar. Herr K. litt an diversen körperlichen und seelischen Beschwerden, als er mit der Psychotherapie begann: diffuse Schmerzen im Kieferhalswinkel, fluktuierende Rötungen, Nässungen und Schwellungen der linken Gesichts und der Halsregion, Albträume, Panikzustände, Alkoholabusus, depressive Vestimmungen. Der Patient zeigte deutlich jene allgemeine Demoralisierung, die Frank (1972, S. 429) als gemeinsames Merkmal aller Psychotherapie-Patienten hervorhob:

„Sie sind sich dessen bewusst, dass sie ihren eigenen Erwartungen oder denen anderer nicht entsprochen haben oder mit einem dringlichen Problem nicht fertig geworden sind. Sie fühlen sich ohnmächtig, an der Situation oder an sich selbst etwas zu ändern. In schweren Fällen befürchten sie, die eigenen Gefühle nicht mehr beherrschen zu können, woraus vielleicht die für viele so charakteristische Angst vor dem Verrücktwerden erwächst. Ihr Lebensraum ist zeitlich wie räumlich verengt. Sie halten fest an einem kleinen Umkreis gewohnter Tätigkeiten, vermeiden alles Neue und Herausfordernde und scheuen sich, langfristige Pläne zu machen. Psychologisch sieht es so aus, als ob sie sich in einen zeitlich-räumlichen Winkel verkriechen. Anders ausgedrückt, der Demoralisierte fühlt sich in verschiedenem Grade isoliert, hilf- und hoffnungslos, und alle seine Kräfte werden aufgezehrt in der Anstrengung, nur noch zu überleben. Da er das Zutrauen in die eigene Fähigkeit verloren hat, sich gegen die bedrohliche Welt zu verteidigen, ist der Demoralisierte der Angst und der Depression preisgegeben, ebenso dem Ärger, der Wut und anderen dysphorischen Emotionen."

Herr K. hatte den Eindruck, in der hiesigen Welt „nichts mehr wert zu sein". Er machte die Erfahrung, dass ihn mit 53 Jahren anscheinend niemand mehr wollte. Er und seine Ehefrau hatten keine Nachkommen, die familiären Bindungen waren minimal. Was sollte er in einer Stadt, in der seiner Meinung nach nur „das Geld regiert" und in der für Aussenseiter wie ihn kein Platz mehr zu sein schien?

In der Psychotherapie wurde an die Ressourcen des Patienten angeknüpft, indem der Patient u.a. einen inneren Zufluchtsort als verwilderten Blumengarten in Irland visualisierte, in den er sich zurückziehen und von dem aus er sich in seinem Leben neu orientieren konnte. Herr K. musste schmerzlich Abschied nehmen von der Idee, wieder ins Erwerbsleben einzutreten und seinem Leben ohne Erwerbsarbeit aus eigener Kraft wieder eine neue Perspektive und einen neuen Sinn geben. Er entwickelte selbstständig eine persönliche, für ihn neue Sicht der Leistungsgesellschaft, nahm eine autonome Position zu deren Werten ein und fasste den Entschluss, nach Irland auszuwandern. Er war also nicht mehr Opfer, sondern wurde handelnde Person und tat somit einen Schritt, der für die konstruktive Bewältigung schwieriger Lebenssituationen entscheidend ist.

So lernte Herr K. im Rahmen der Psychotherapie, seine Selbstbilder und Selbstbedürfnisse zu entdecken und zu verwirklichen. Ich halte das für eine zentrale psychotherapeutische Wirkung, welche von Bollas (1992) als Erlernen von „self management" beschrieben wird. Self management besteht u.a. darin, dass ein Mensch die Bedürfnisse seines Selbst, d.h. zum Beispiel wie er von anderen Menschen behandelt werden möchte, erkennt und sich eine Umgebung schafft, in der er auch so behandelt wird, z.B. durch die Wahl geeigneter Beziehungspersonen und durch geschickten Umgang mit ihnen.

Herr K. erkannte, dass er eine kleine Gruppe von Menschen um sich herum braucht, bei denen er aufgehoben ist, im Umgang mit denen er viel Herzlichkeit findet und wenig Konkurrenzdruck ausgesetzt ist. In einem irischen Küstendorf fand er diese Vorstellung nahezu idealtypisch realisiert. Die salutogenetische Wirkung der Psychotherapie bestand darin, dass Herr K. sich eine Umgebung organisieren konnte, in welcher sein Kohärenzerleben befreit und realisiert werden konnte: Im irischen Fischerdorf war für Herrn K. die Welt wieder kohärent, beeinflussbar, und das Leben machte Sinn.

In einem eigenen Fallbeispiel (Fäh, 1999) möchte ich noch etwas detaillierter illustrieren, wie die Veränderung intrapsychischer Prozesse zu einer Veränderung des Kohärenzerlebens führt.

Als mein Patient - nennen wir ihn Robert - seine Analyse begann, war er ein erfolgreicher Geschäftsmann, litt an Colitis ulcerosa, war chronisch depressiv verstimmt und zwanghaft hochstaplerisch und unglücklich mit einer Frau verheiratet, von der er sich nicht geliebt, sondern ausgenutzt fühlte, die er aber aus Trennungsangst nicht verlassen konnte. Er war unter chronisch traumatisierenden Lebensumständen aufgewachsen: Mit drei Jahren wurde er von den Eltern zu Pflegeeltern weggegeben und erlebte Alkoholismus und Gewalt der Pflegepersonen.

„Mich kann niemand lieben, ich bin nichts wert" war einer seiner ersten Sätze, die er in der Therapie aussprach. Absolute Resignation, überdeckt durch Leistungs- und Gefallsucht, ein Leben voller Angst und Verzweiflung und quälender körperlicher Beschwerden trieben ihn in die Analyse als eine Art letzter Hoffnung. Robert hatte zwar aus eigener Kraft seine Kindheitstraumata auf Grund seiner starken Konstitution so weit gemeistert, dass er ein nicht dekompensiertes erfolgreiches Leben führen konnte. Er war also gewiss kein widerstandsschwaches Kind. Die frühen und die späteren chronischen Traumata hinterliessen aber ihre Spuren und führten zu einer ausgeprägt negativen Lebensorientierung. Robert operierte in ständiger alarmierter Anpassungsbereitschaft angesichts potenziell traumatisierender Umstände. „Nichts ist sicher", sagte er, „man weiss nie, was kommt."

2.1 Aufbau des Gefühls von Verstehbarkeit - Die Veränderung des Weltbilds durch die Integration der Traumata

Die ersten zwei Jahre in Roberts Analyse waren geprägt von der so genannten Halt gebenden und Sicherheit spendenden mütterlichen Funktion des Analytikers: Robert lernte, sich auf den Therapeuten als sichere, verlässliche, ihn nicht traumatisierende Beziehungsperson zu verlassen. Auf dieser Basis konnte er das Trennungstrauma in der Übertragungsbeziehung zum Psychoanalytiker reaktivieren und die damit zusammenhängenden, nicht verarbeiteten Erfahrungen in sein bewusstes Erleben integrieren. Eine Schlüsselszene in dieser Hinsicht spielte sich vor der Praxis des Therapeuten ab, als Robert einmal wegen einer Verspätung des Analytikers zwei Minuten warten musste. Er wurde von Gefühlen und Fantasien überwältigt: Er stellte sich vor, in der Praxis randaliere ein Patient oder eine Patientin schlitze sich die Adern auf. Der Analytiker sei völlig hilflos. Wir verstanden dies als Projektion seiner eigenen Hilflosigkeit und Wut. Robert war in dieser Situation fähig zu empfinden und auszudrücken, wie schlimm es für ihn ist, wenn jemand, den er liebt, „einfach weg ist und er nichts tun kann". Von da an änderte sich die Wahrnehmung seiner selbst und der Welt, er konnte den Analytiker als ein von ihm getrenntes Beziehungs-Objekt hinreichend besetzen und eine Übertragungsneurose entwickeln, in deren Rahmen er seine ungelösten frühkindlichen Konflikte durcharbeitete. Die Erfahrung der Reaktivierung seines frühkindlichen Traumas in der Übertragung, und die Integration dieser abgespaltenen Erfahrung in seine Geschichte und Identität führte dazu, dass er Vergangenheit und Gegenwart unterscheiden und die Welt der Gegenwart als weniger bedrohlich und verstehbar erleben konnte. Diese Veränderung des Kohärenzgefühls ging einher mit einer körperlichen Gesundung: Seine Colitis ulcerosa heilte im Verlaufe der Analyse ab.

2.2 Der Aufbau des Gefühls von Handhabbarkeit: Die Überwindung innerer Hilflosigkeit durch den Erwerb der selbstanalytischen Funktion

Robert lernte in der Analyse nicht nur seine ihm zuvor unbegreiflichen körperlichen und seelischen Zustände zu verstehen und auszuhalten, durch die Einsicht in ihre Genese erwarb er auch die Fähigkeit, mit sich selbst zurechtzukommen und seine Beziehungen zur Umgebung besser zu gestalten. So erkannte er z.B. seine Neigung, die Beziehungen zu anderen Menschen aus einer Machtposition heraus rigide zu kontrollieren und sie damit zu belasten und unbefriedigend zu gestalten als eine Abwehr gegen die Angst vor Verletzungen im liebevollen Kontakt. Das Bedürfnis, aus einem Gefühl der fehlenden Handhabbarkeit seiner eigenen Empfindungen und der Umgebungsumstände heraus permanent rigide Kontrolle über andere Menschen auszuüben, verschwand. An dieser Stelle erachte ich es als wichtig, darauf hinzuweisen, dass das Gefühl der Handhabbarkeit nicht gleichzusetzen ist mit einem Gefühl, alles kontrollieren zu müssen bzw. zu können. Vielmehr handelt es sich um ein Gefühl, Erlebnisse flexibel „handhaben" und mit ihnen „umgehen" zu können. Dieses „Handhabenkönnen" kann auch darin bestehen, manchmal Unveränderliches hinnehmen und Hilflosigkeit ertragen zu können. Dazu gehört besonders die optimistische Erwartung, „dass sich die Dinge gut entwickeln", sei es durch eigenen Einfluss oder mit Hilfe anderer.

Gerade die psychoanalytische Therapie kann meiner Ansicht nach dazu verhelfen, mit der „condition humaine", d.h. der inneren Welt, der eigenen Triebnatur und den Affektzuständen in kreativer und lebenskünstlerischer Weise umgehen zu lernen und rigide Abwehr- und Kontrollmechanismen aufzugeben. Damit trägt sie auch dazu bei, dass sich der Patient der Welt in realistischer Weise zuwenden kann.

2.3 Der Aufbau des Gefühls von Sinnhaftigkeit: Fähigkeit zur Sinngebung und Überwindung des „inneren Saboteurs"

Sinn können wir unserem Leben und seinen Belastungen und Herausforderungen nur selbst verleihen. Fehlt uns die Fähigkeit dazu, so hat dies mit Blockaden und Hemmungen zu tun, mit einem fehlenden Kontakt zu unserer inneren Lebendigkeit und unseren Wünschen bzw. mit bewussten oder unbewussten Gegenkräften gegen die Nutzung unserer vitalen Quellen. Die verinnerlichten Folgen schlimmer Kindheitserfahrungen, d.h. so genannte grausame innere Objekte, ein rigides und überstrenges Gewissen (Über-Ich), destruktive unbewusste Vorstellungen und Gedanken spielen dabei eine grosse Rolle. Fairbairn (1952) prägte für diese selbstschädigenden seelischen Strukturen den Begriff „innerer Saboteur". In einer psychoanalytischen Therapie können diese unbewussten schädigenden inneren Kräfte bewusst gemacht, und die Bindung an sie gelöst werden. So musste z.B. Robert in der Übertragungsbeziehung zum Analytiker realisieren, dass er mit masochistischem Rückzug und bösartigen Angriffen seine Fortschritte systematisch zunichte zu machen versuchte. Erst als wir diese Destruktivität, die bisher „stumm" sein Leben beherrscht hatte (in Form von Depressionen, psychosomatischer Erkrankung usw.), als Wiederholung in der Übertragungsbeziehung begreifbar machen konnten, konnte er sich dieser destruktiven Tendenz bemächtigen und sie überwinden. In dieser psychoanalytischen Langzeitbehandlung wurden solche negative Tendenzen erlebbar inszeniert, begriffen, symbolisiert und überwunden (wie dies im Einzelnen geschieht, hat die psychoanalytische Einzelfallforschung, z.B. Leuzinger-Bohleber, 1987 und 1989, oder Fischer, 1989 in systematischen Prozess-Ergebnis-Studien gezeigt). U.a. überwand Robert Einstellungen, die meiner Ansicht nach mit dem Kohärenzgefühl in engem Zusammenhang stehen: Er gab seine generalisierten negativen Zukunftserwartungen auf und löste sich von seinen verallgemeinerten Erwartungen, gegenüber Anforderungen zu versagen bzw. bestimmte Verhaltensweisen nicht erlernen zu können, d.h. er steigerte sein Selbstwirksamkeitsgefühl (Bandura, 1977). Robert überwand seine paranoide Weltsicht (nichts ist handhabbar, jederzeit droht Gefahr) und befreite sich aus seiner Fixierung in der Opferperspektive, d.h. er erlebte sich nicht mehr als Opfer, sondern als Handelnder. Er verbesserte zudem seine Fähigkeiten, sich Ressourcen und Befriedigung von aussen zu verschaffen, er baute ein Grundvertrauen in sich selbst und andere Menschen auf, er verbesserte sein Gefühl, ein stabiles, überdauerndes und zusammenhängendes Selbst zu besitzen (Identitätsgefühl). Auch seine Fähigkeit, Angst, Unsicherheit, Widersprüchlichkeit und Uneindeutigkeit zu ertragen, wuchs (Ambiguitätstoleranz).

Antonovskys Auffassung, das Kohärenzgefühl bilde eine Erlebenskonstante, welche nach dem zehnten Lebensjahr stabil bleibe und sich auch durch psychotherapeutische Interventionen kaum verändern lasse, erscheint im Lichte dieser empirischen und klinischen Befunde also als nicht haltbar.

3. Diskussion und Ausblick

Muss das Konzept des Kohärenzgefühls deshalb einer konzeptuellen Überprüfung unterzogen werden? Es stellt sich z.b. im Zusammenhang mit den in den Psychotherapien veränderten Einstellungen und Verhaltensweisen die Frage, in welcher Beziehung das Kohärenzgefühl zu anderen Persönlichkeitseigenschaften steht. Es drängt sich auch die Frage auf, inwiefern der Kohärenzgefühl-Fragebogen das Kohärenzgefühl und dessen drei Komponenten Verstehbarkeit, Handhabbarkeit und Sinnhaftigkeit tatsächlich misst.

Mögliche empirische Hinweise zur Beantwortung dieser Fragen finden sich bei Sandell, Blomberg und Lazar (1998), die die Kohärenzgefühl-Skala auf der Basis der oben erwähnten klinischen und nicht-klinischen Stichproben faktorenanalytisch untersuchten. Sie fanden eine Drei-Faktoren-Struktur - auf die methodischen Einzelheiten der Faktorenanalyse gehe ich hier nicht näher ein - und untersuchten die Faktorenladungen auf den drei SOC-Skalenkomponenten sowie den SCL-90-Skalen. Es zeigte sich, dass die SOC-Komponente Verstehbarkeit mit der SCL-90-Skala Ängstlichkeit praktisch identisch war (Ladung 1.01) und einen eigenen substanziell ladenden Faktor verkörperte (Ladung -.62), und dass die Komponenten Handhabbarkeit und Sinnhaftigkeit eigenständige Faktoren darstellten (Ladungen 0.98 bzw. 1.00). Die SCL-90-Skalen Paranoia und Depression wiesen negative Ladungen auf den Komponenten Handhabbarkeit bzw. Sinnhaftigkeit auf (-.45 bzw. -.40). Es lässt sich aus diesen Befunden nicht ableiten, dass die Kohärenzgefühl-Komponenten mit klinischen Konstrukten identisch sind. Sie zeigen lediglich, dass wichtige Zusammenhänge bestehen. Sandell, Blomberg und Lazar weisen mit Blick auf ihre faktorenanalytischen Berechnungen auf konzeptuelle Probleme der Kohärenzgefühl-Skalen und ihrer Bezeichnungen hin: Der Faktor 1, der der Komponente Sinnhaftigkeit entspreche, widerspiegle z.B. optimistische Gefühle, Neugier, Lebensfreude auf der einen, Depression und Verzweiflung auf der anderen Seite, die Extrempole der Items in Antonovskys Fragebogen drückten also starke Gefühle aus. Die Bezeichnung „meaningfulness" für die Skala sei daher eher unpräzise, sie verleihe der Skala eine zu „kognitive" und nüchterne Konnotation. Faktor 2 sollte die Komponente Verstehbarkeit validieren, ist nach Ansicht von Sandell et al. aber ebenfalls in zu „kognitivem" Sinne fehlbenannt. Ihrer Ansicht nach wird durch diesen Faktor eher die Fähigkeit, gefühlsmässigen Konflikt und Unsicherheit zu ertragen, erfasst (Ambiguitätstoleranz). Dass die Verstehbarkeits-Skala die Abwesenheit von Angst gut vorhersagt, besagt laut Ansicht der Autoren demnach, dass die Hauptfunktion von Verstehbarkeit die Vermeidung von Angst im Angesicht von Ambiguität ist. Den dritten Faktor würden die Autoren eher mit zwischenmenschlichem Vertrauen („interpersonal trust") umschreiben. Es zeigte sich, dass die Komponenten von Antonovskys

Skala voneinander separierbare Konstrukte sind. Unbefriedigend ist im Lichte dieser Befunde die Itemkonstruktion der Kohärenzgefühl-Skala. Es ist nicht gelungen, Items zu konstruieren, welche klar nur einer der drei Komponenten zuzuordnen sind.

Der Zusammenhang zwischen Gesundheitsindikatoren und Kohärenzgefühl wurde in verschiedenen Studien untersucht. Die Korrelationen mit allgemeinen Gesundheitsindikatoren sind in mittlerem Ausmass positiv, die Korrelationen mit Indikatoren seelischer Gesundheit und Lebensqualität sind in höherem Masse positiv (Rimann & Udris, 1998). Damit sich das Kohärenzgefühl in der gesundheitspolitischen Diskussion als aussagekräftige Zielvariable etablieren könnte, müsste der Zusammenhang zwischen dem Kohärenzgefühl und „harten" Gesundheitsindikatoren gesichert sein. Lazar, Blomberg und Sandell (1999) präsentierten zu dieser Frage jüngst interessante Befunde aus der oben erwähnten Stockholmer Studie. Sie untersuchten den Verlauf dreier Indikatoren für die Inanspruchnahme medizinischer Leistungen: ambulante psychiatrische Hilfe, stationäre psychiatrische Hilfe und somatische Behandlungen. Es zeigte sich klar, dass beim Zielkriterium der Beanspruchung ambulanter psychiatrischer Hilfe die Inanspruchnahme bei beiden Behandlungsgruppen (intensive Psychoanalyse vs. weniger intensive Psychotherapie) praktisch unverändert blieb, beim Kriterium der stationären psychiatrischen Hilfe die Aufwendungen in der Psychoanalyse-Gruppe unverändert gering blieben und in der Psychotherapie-Gruppe fluktuierten.

Am auffälligsten war der Befund bei den somatischen Behandlungen: Während die Inanspruchnahme somatischer Behandlungen bei der weniger intensiven Psychotherapie-Gruppe während und nach der Behandlung kontinuierlich abnahm, nahm er bei der intensiveren Psychoanalyse-Gruppe während der Behandlung ab, stieg aber nachher wieder an, sogar auf ein Niveau über dem Anfangslevel. D.h. bei der weniger intensiven Psychotherapie-Gruppe waren die Kohärenzgefühl-Selbstratings und die reduzierte Inanspruchnahme übereinstimmend, bei der intensiveren Psychoanalyse-Gruppe klafften die Angaben bezüglich verbessertem Kohärenzgefühl und höherer Inanspruchnahme somatischer Behandlungen auseinander, d.h. Antonovskys Postulat einer positiven Korrelation wird nicht gestützt.

Dieser Befund ist auf den ersten Blick erklärungsbedürftig, weil er zeigt, dass ein subjektives Konzept von nachhaltiger Gesundheit und objektive Gesundheitsindikatoren auseinander klaffen können. Dies wirft Fragen auf: Sind z.B. (somatische) Gesundheit und subjektives Kohärenzgefühl zwei verschiedene Prozesse? Ist die Inanspruchnahme medizinischer Leistungen bei bestimmten Personen ein „regressives" Phänomen, welches auf eine langfristig negative gesundheitliche Entwicklung hindeutet, d.h. ist es ein Ausdruck zunehmender Krankheit? Ist die Inanspruchnahme von somatischen Behandlungen bei anderen ein „progressives" adaptives Verhalten im Sinne einer langfristigen Sicherung der Gesundheit? So wäre denkbar, dass durch eine Psychotherapie in einer ersten Phase nach der Behandlung ein erhöhtes Gesundheitsbewusstsein zu einer häufigeren Inanspruchnahme führt, bis z.b. so genannte Altlasten saniert sind, dass diese Inanspruchnahme aber langfristig zurückgeht. Solche Fragen können nur im Rahmen einer Feinanalyse des Einzelfalles beantwortet werden.

Ferner stellt sich folgende Frage: Unterscheiden sich Psychotherapien hinsichtlich der salutogenen, d.h. entwicklungs- und gesundheitsfördernden, „stark machenden" Prozesse bzw. gibt es Therapien, die eher zur Stärkung, andere, die eher zu einer Abschwächung der Lebensbewältigungsfunktionen führen?

Sowohl die konzeptuelle Unklarheit des Kohärenzgefühls wie auch die Inkongruenz von Kohärenzgefühl und objektiven Gesundheitsindikatoren können nur durch systematische Einzelfallstudien untersucht werden, welche Antworten auf folgende Forschungsfragen geben:

1. Welche psychischen Prozesse verändern sich im Rahmen einer Psychotherapie?
2. Wie stehen diese Veränderungsprozesse mit der positiven Veränderung des Kohärenzgefühls in Zusammenhang?
3. Wie verändern sich die subjektiven salutogenen Einstellungen und wie der objektive Gesundheitszustand bzw. die beobachtbaren Gesundheitsverhaltensweisen?

Die Verläufe von Einzelfällen müssen systematisch im Hinblick auf die Veränderung gesundheitsbezogener seelischer Prozesse und Verhaltensweisen untersucht werden. Da Gesundheitsziele nachhaltig anvisiert werden, müssen die Untersuchungen langfristig angelegt sein, damit sie zu wissenschaftlich gültigen und politikrelevanten Aussagen gelangen.

Literatur

Antonovsky, A. (1987). Unraveling the mystery of health. How people manage stress and stay well. San Francisco: Jossey-Bass.

Baltensberger, C. (1996). Psychotherapie: Kostspieliger Luxus oder gesellschaftlicher Nutzen? Dissertation, Universität Bern.

Bandura, A. (1977). Toward a unifying theory of behavioral change. Psychological Review, 84, 151–215.

Bollas, C. (1992). Being a character. Psychoanalysis and self experience. London: Routledge.

Breyer, F., Heinzel, R. & Klein, T. (1997). Kosten und Nutzen ambulanter Psychoanalysen in Deutschland. Gesundheitsökonomie und Qualitätsmanagement, 2, 59–73.

Dührssen, A. (1972). Analytische Psychotherapie in Theorie, Praxis und Ergebnis. Göttingen: Vandenhoeck und Ruprecht.

Fäh, M. (1999). Von den Geschichten zur Geschichte. Unveröffentlichte Falldarstellung.

Fäh, M. & Fischer, G. (Hrsg.). (1998). Sinn und Unsinn in der Psychotherapieforschung. Eine kritische Auseinandersetzung mit Aussagen und Forschungsmethoden. Giessen: Psychosozial-Verlag.

Fairbairn, R.D. (1952). Psychoanalytic studies of the personality. London: Tavistock.

Fischer, G. (1989). Dialektik der Veränderung in Psychoanalyse und Psychotherapie. Heidelberg: Asanger.

Frank, J. (1972). Die Heiler. Wirkungsweisen psychotherapeutischer Beeinflussung. Stuttgart: Klett.

Keller, W., Dilg, R., Westhoff, G., Rohner, R. & Studt, H.-H. (1997). Zur Wirksamkeit ambulanter jungianischer Psychoanalysen und Psychotherapien - eine katamnestische Studie. In M. Leuzinger-Bohleber & U. Stuhr (Hrsg.), Psychoanalysen im Rückblick: Methoden, Ergebnisse und Perspektiven der neueren Katamneseforschung (S. 432–453). Giessen: Psychosozial.

Lazar, A., Blomberg, R. & Sandell, R. (1999). Health care utilization, ability to work and well being. Paper at the Society for Psychotherapy Research 1999 Conference, Braga, Portugal.

Leuzinger-Bohleber, M. (1987). Veränderung kognitiver Prozesse in Psychoanalysen. Bd. 1: Eine hypothesengenerierende Einzelfallstudie. Berlin: Springer.

Leuzinger-Bohleber, M. (1989). Veränderung kognitiver Prozesse in Psychoanalysen. Bd. 2: Fünf aggregierte Einzelfallstudien. Berlin: Springer.

Linden, M. (1987). Phase-IV-Forschung. Berlin: Springer.

Luborsky, L. (1988). Der zentrale Beziehungskonflikt. Manual zur Auswertung von Verbatimtranskripten psychoanalytischer Therapie. In L. Luborsky & H. Kächele (Hrsg.), Der zentrale Beziehungskonflikt (S. 22–58). Ulm: PSZ-Verlag.

Rimann, M. & Udris, I. (1998). „Kohärenzerleben" (Sense of Coherence): Zentraler Bestandteil von Gesundheit oder Gesundheitsressource? In W. Schüffel, U. Brucks, R. Johnen, V. Köllner, F. Lamprecht & U. Schnyder (Hrsg.), Handbuch der Salutogenese. Konzept und Praxis (S. 351–364). Wiesbaden: Ullstein Medical.

Sack, M. & Lamprecht, F. (1994). Lässt sich der „sense of coherence" durch Psychotherapie beeinflussen? In F. Lamprecht & R. Jonen (Hrsg.), Salutogenese - Ein neues Konzept für die Psychosomatik (S. 186–193). Frankfurt: VAS.

Sandell, R. (1997). Langzeitwirkung von Psychotherapie und Psychoanalyse. In M. Leuzinger-Bohleber & U. Stuhr (Hrsg.), Psychoanalysen im Rückblick: Methoden, Ergebnisse und Perspektiven der neueren Katamneseforschung (S. 348–365). Giessen: Psychosozial.

Sandell, R., et al. (1999). Wie die Zeit vergeht. Langzeitergebnisse von Psychoanalysen und analytischen Psychotherapien. Forum der Psychoanalyse, 15, 327–347.

Sandell, R., Blomberg, J. & Lazar, A. (1998). The factor structure of Antonovsky's Sense of Coherence Scale in Swedish clinical and nonclinical samples. Personality and Invididual Differences, 24, 701–711.

Schnyder, U. (1998). Ein Blumengarten in Irland. Neuorientierung nach einer lebensbedrohlichen Krankheit. In W. Schüffel, U. Brucks, R. Johnen, V. Köllner, F. Lamprecht & U. Schnyder (Hrsg.), Handbuch der Salutogenese. Konzept und Praxis (S. 59–66). Wiesbaden: Ullstein Medical.

Uwe H. Ross

Die praktische Umsetzung des Salutogenesekonzeptes bei chronischem Tinnitus als systemischer Hörwahrnehmungsstörung

Zusammenfassung
Am Modell des chronischen Tinnitus, einer überaus häufigen, komplexen Hörwahrnehmungsstörung, werden im vorliegenden Beitrag grundlegende Prinzipien, Modelle und Vorgehensweisen sowie Ergebnisse einer salutogenetischen Sicht- und Handlungsweise in der Therapie dargestellt. Elemente, die der systemischen Hypnotherapie entlehnt sind, erweisen sich hierbei als nützlich, über den Symptomzugang gezielt Selbstorganisationsprozesse des Betroffenen anzuregen, symptomstabilisierende Attraktoren zu verändern und die Bildung bzw. den Ausbau gesundheitsförderlicher Attraktoren zu ermöglichen. Vor dem Hintergrund der vergleichsweise starken Abnahme des mittleren Belastungsgrades um 20,7 Punkte ($SD\pm13.4$) am Ende einer 28-tägigen stationären Therapie von chronisch Betroffenen ($N=70$), gemessen mit dem standardisierten Tinnitus-Fragebogen (Goebel & Hiller, 1997), werden die Vorteile, die sich aus dem kompetenz- und ressourcenorientierten Ansatz im Sinne des Salutogenesekonzeptes ergeben, gegenüber der vorherrschenden pathogenetischen Sichtweise in der Tinnitus-Therapie deutlich.

1. Einleitung

Bei Tinnitus (von lat. *tinnire* = klingeln) handelt es sich um eine komplexe Hörwahrnehmungs- und -erlebensstörung durch Töne oder Geräusche, die ohne äussere Schallquelle im Ohr oder im Kopf lokalisiert wahrgenommen werden. Epidemiologischen Studien zufolge nehmen in westlichen Industrienationen etwa 10 % der Bevölkerung Tinnitus permanent wahr, während ca. 0.5 bis 1 % der Bevölkerung an diesem Symptom infolge Hörbeeinträchtigungen, Konzentrations- und Schlafstörungen sowie sozialer Isolation leiden (Lenarz, 1998). Neben Affektionen des peripheren Hörsystems (Innenohr, Hörnerv) als auslösende Ursachen sind v.a. die individuelle Art der Hörverarbeitung innerhalb der zentralen Hörbahn (siehe Abbildung 1) und die meist aversive gedankliche und emotionale Belegung des Symptoms als aufrechterhaltende Ursachen für die anhaltende, einseitige auditive Aufmerksamkeitsfokussierung und die

Entstehung des Leidens verantwortlich (Jastreboff & Hazell, 1993). Mit zunehmender zeitlicher Dauer findet diese Art der Aufmerksamkeitsfokusierung Ausdruck in einer tinnitus-relevanten, neuronalen Umstrukturierung, die sich heute bereits durch bildgebende Verfahren wie die Positronen-Emissions-Tomographie (PET: Arnold, Bartenstein, Oestreicher, Römer & Schwaiger, 1991) und Magnetenzephalographie (MEG: Mühlnickel, Elbert, Taub & Flor, 1998) nachweisen lässt. Ziel der Tinnitus-Therapie ist eine gesundheitsförderliche Umgestaltung dieser dysfunktionalen neuronalen Strukturen infolge Entkoppelung der Tinnituswahrnehmung von der negativen emotionalen und kognitiven Belegung.

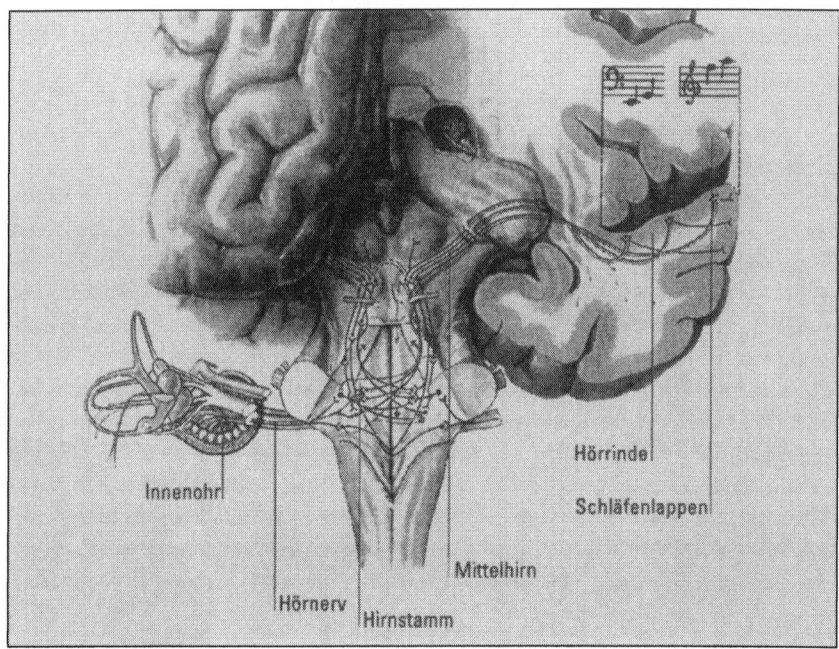

Abb. 1: Hörbahn und Signalverarbeitung bei chronischem Tinnitus
Die Ursachen, die eine permanente, bewusste Tinnitus-Wahrnehmung aufrechterhalten, liegen in der Art der Signalverarbeitung innerhalb der auditiven Strukturen der Hörbahn vom Innenohr bis zum Schläfenlappen des Gehirns: Durch auslösende Ursachen in der Peripherie des Hörsystems (v.a. Lärmschäden des Innenohres, akute Hörminderung) wird eine erhöhte tinnitus-relevante neurale Aktivität innerhalb der zentralen Hörbahn getriggert. Das einmal entstandene „Störsignal" wird einem von aussen kommenden Schallreiz gleichgesetzt und durch alle Instanzen der Hörbahn bis zur Hörrinde nach dem Prinzip der Mustererkennung durchgeschaltet, wo das Signal als Hörwahrnehmung bewusst wird. Im präfrontalen Kortex und im limbischen System des Schläfenlappens erfolgt eine negative gedankliche und emotionale Konnotation. Dieses führt über die aufmerksamkeitssteuernde Instanz des Mittelhirns (Formatio reticularis) zur Veränderung auditiver neuronaler Filterprozesse im Hörsystem, sodass sonst unterschwellige Nervenimpule der Hörbahn wiederholt durchgeschaltet werden und so das Signal in dieser negativen gedanklichen und emotionalen Form wei-

terhin bewusst bleibt. Begleitet durch die Bildung dysfunktionaler neuronaler Netzwerke wird die wiederkehrende Aufmerksamkeitsfokusierung auf dieses Signal somit begünstigt und stabilisiert (chronischer Tinnitus) (Abbildung nach Lang & Wachsmuth, 1985).

2. Therapeutische Haltung

Mit dem im angloamerikanischen Raum entstandenen, neurophysiologischen Tinnitus-Modell nach Jastreboff und Hazell (1993) wird das Konzept der so genannten Tinnitus-Retraining-Therapie (TRT) propagiert. Dessen Elemente zur Symptombewältigung (u.a. problemorientierte Beratung mit Analyse und Therapie der begleitenden seelischen und körperlichen Störungen) zielen v.a. auf Verhaltensebene auf eine De-Fokusierung (also „weg von") und auf eine Habituation an das Ohrgeräusch durch eine apparative Teilmaskierung ab. Es definiert die einseitige Aufmerksamkeitslenkung als Defizit oder Inkompetenz des Systems (Störung) und ist vorrangig pathogenetisch ausgerichtet.

Die *salutogenetisch ausgerichtete, ressourcenorientierte Sichtweise* vermag demgegenüber in der meist kontextabhängig unterschiedlich stark ausgeprägten Symptomgenerierung selbst und in der persönlichen Art des Umgangs mit dem Symptom Systemkompetenzen des Betroffenen zu erkennen, und damit symptomrelevante Ressourcen in gesundheitsförderlicher Weise für die Therapie zu nutzen.

Eine Übersicht häufiger, pathogenetischer Werturteile über Merkmale von Tinnitus-Betroffenen zeigt Tabelle 1. Als negativ bzw. unbrauchbar gewertete Systeminformationen und ausgeblendete Ressourcen in der Arbeit mit Tinnitus-Betroffenen sind hierbei: Hohe intellektuelle Auffassungsgabe, Fähigkeit zur Wahrnehmung des inneren Erlebens und Sensibilität für sich selbst. Bei kompetenzorientierter Haltung auf Seiten der Therapeuten können diese Ressourcen bei der Therapie optimal genutzt werden.

Tab. 1: Merkmale von Tinnitus-Betroffenen aus pathogenetischer und salutogenetischer Sicht und deren Nutzung für die Therapie

Perspektive		
pathogenetisch	salutogenetisch	Therapeutische Nutzbarkeit
Neigung zur Intellektualisierung	Hohe intellektuelle Auffassungsgabe ⟶	Gesundheitsbildung
Neigung zur Selbstbeobachtung Überempfindlichkeit	Wahrnehmungsfähigkeit des inneren Erlebens und Sensibilität für sich selbst ⟶	Elizitation der Symptom-Strategie Ausbau der propriorezeptiven Wahrnehmungsfähigkeit Imaginative Verfahren
Tinnitus ist eine nutzlose Wahrnehmungsstörung	Tinnitus hat kontextabhängigen Signal-Charakter und systemische Bedeutung ⟶	Klärung der Sinnhaftigkeit

3. Therapieinhalte einer salutogenetisch ausgerichteten Therapie

Tabelle 2 zeigt die wesentlichen Inhalte der Therapie, die sich an die tinnitusrelevante Diagnostik anschliessen.

Tab. 2: Inhalte einer salutogenetisch ausgerichteten Tinnitus-Therapie

Diagnostik
HNO - Psychologie – ggf. Manualmedizin
Gesundheitsbildung
• Hörwahrnehmungs- und Verarbeitungsvorgänge
• Neurophysiologisches Tinnitusmodell
• Zeichenverarbeitung in lebenden Systemen
• Bio-psycho-soziales Gesundheitsmodell
Elizitation der Symptom- und Zielstrategie
• Erfassung der individuellen Hörverarbeitungsstrategie
• Hypothesenbildung zur Sinnhaftigkeit des Symptoms
• Etablierung einer Zielrepräsentation
• Benennung zu mobilisierender Ressourcen
• Relativierung limitierender Glaubenssätze
Veränderung von Befindlichkeits-Attraktoren
• Ausleuchten symptomstabilisierender Faktoren im Sozialsystem
• Hypnotherapeutische Exploration von Gesundheitszuständen
Mobilisierung von Gesundheitsressourcen
• Hör- Klang- und Musiktherapie
• Expositionstraining in akustischen Problemkontexten
• Entspannungsübungen (z.B. PMR)
• Schulung der propriorezeptiven Wahrnehmung
• Hypnotherapie nach Milton Erickson
• Kunsttherapie
• Autosuggestive und -imaginative Verfahren
• Physiotherapie (z.B. Kneipp'sche Anwendungen)
• Osteopathie

Die Gesundheitsbildung umfasst die Klärung und Diskussion subjektiver Gesundheits- und Krankheitsvorstellungen des oder der Betroffenen und die Erläuterung des neurophysiologischen Tinnitus-Modells. Hierbei werden zumeist ärztlicherseits vermittelte, einseitig organmedizintheoretische Konstrukte (z.B. das Durchblutungsparadigma der Otologie beim sog. Hörsturz) selbstkritisch vor dem Hintergrund des aktuellen wissenschaftlichen Kenntnisstandes relativiert. Des Weiteren werden die Betroffenen mit grundlegenden Modellen der Kybernetik und Biosemiotik sowie der Selbstorganisation von Wahrnehmungsprozessen vertraut gemacht. Auf diese Weise wird der Weg vom rein biomedizinisch-mechanistischen Symptomverständnis zu einer ganzheitlich-systemischen Auffassung gebahnt und damit ein Arbeitsfeld geschaffen, das auf Kooperation und beiderseitiger Verantwortung von Betroffenem und Therapeut basiert. Wesentlich hierbei ist die Vorstellung eines Modells zur Zeichenverarbeitung in lebenden Systemen aus der Biosemiotik (Abbildung 2), das die Bedeutung eines Symptoms als Zeichen (Signifikantes) für den Interpretanten in Bezug auf seine zustandsabhängigen Bedürfnisse betont. Ein Zeichen ist etwas, das für jemanden in irgendeiner Hinsicht oder Funktion an Stelle von etwas anderem steht (Peirce zitiert in Uexküll & Wesiak, 1996).

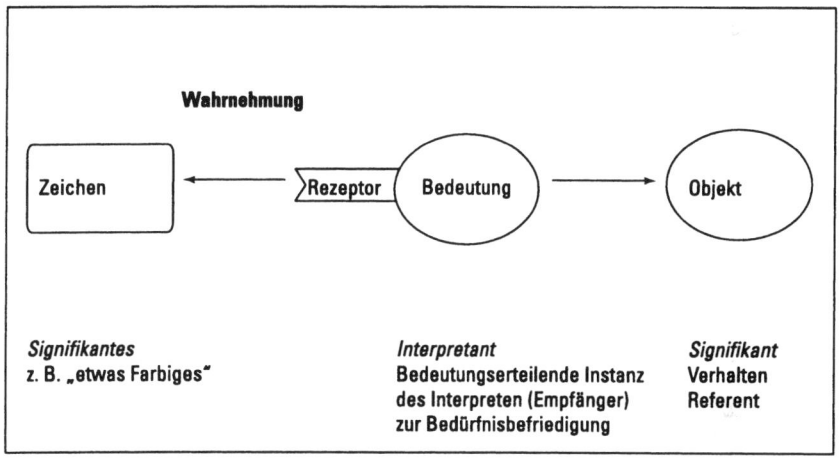

Abb. 2: Biosemiotisches Modell zur Zeichenverarbeitung in lebenden Systemen (in Anlehnung an Uexküll & Wesiak, 1996)

Im dem o. g. Sinne wird die Sinnhaftigkeit des Symptoms Tinnitus als Zeichen der einseitigen, kontextabhängig unterschiedlich ausgeprägten Aufmerksamkeitsfokussierung und damit als Kompetenz des Systems deutlich, wenn die individuelle Symptomstrategie (Miller, Galanter & Pribam, 1973; Dilts, Grinder, Bandler, Bandler & De Lozier, 1985) zusammen mit dem Patienten erarbeitet und in systemischem Zusammenhang betrachtet wird (Beispiel in Abbildung 3).

Nach der peirceschen Semiotik wird ein Zeichen, auf das eine angemessene Reaktion auf seiner eigenen Ebene unmöglich ist, in ein Zeichen auf der nächst höheren Ebene übersetzt (Uexküll, 1984). In dem genannten Beispiel ist die angemessene Reaktion Entspannung auf das Zeichen Ermüdung nicht möglich, da es als „Nichtstun" mit Wertlosigkeit konnotiert ist, und wird in ein anderes Zeichen (Tinnitus) übersetzt. In systemischer Sicht entspricht das bewusst wahrgenommene Symptom Tinnitus einer hilfreichen Reduktion von Komplexität (Konflikt zwischen bewusstem Bedürfnis nach Entspannung und deren unbewusster Verknüpfung mit Wertlosigkeit) und führt zu neuen Handlungsweisen (Tätigkeit).

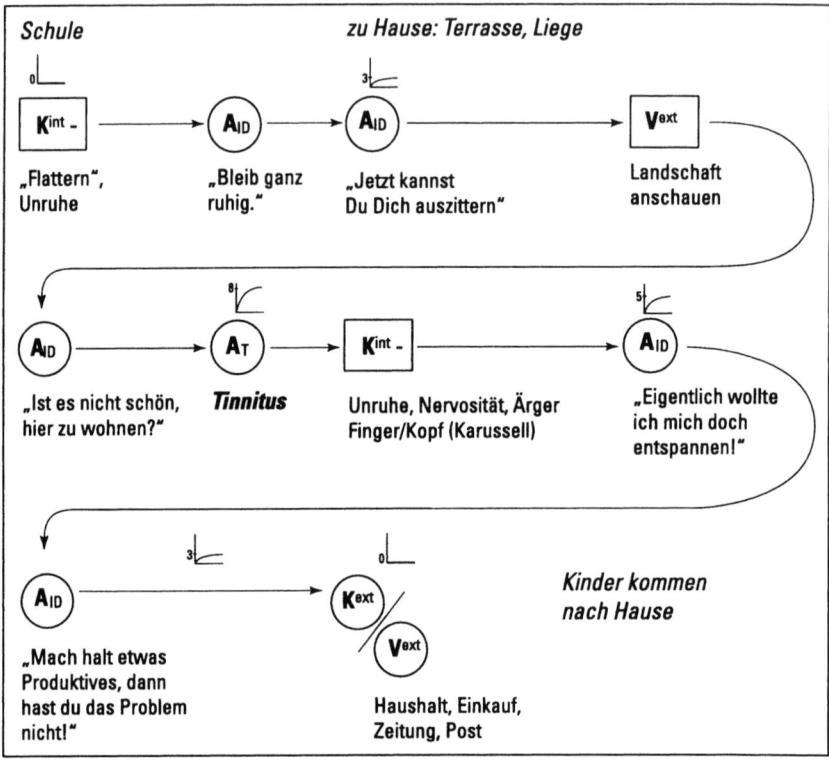

Abb. 3: Fallbeispiel (W. R., w., 45 J., Lehrerin, chronischer Tinnitus)
Darstellung der Symptomstrategie als zeitliche Abfolge innerer (int.) und äusserer (ext.) Erlebnis- bzw. Handlungsabläufe nach Sinnesrepräsentationssystemen (Visuell, Auditiv, Kinästhetisch) aufgeschlüsselt (A_{ID} = innerer Dialog). Im Diagramm oberhalb der Symbole ist die jeweilige, subjektiv wahrgenommene Tinnitus-Intensität mit Zahlenwerten angegeben (1 = minimal, 10 = maximal). Das Zeichen A_T in der Abfolge kennzeichnet den Zeitpunkt, an welchem das Symptom subjektiv seinen Intensitätsgipfel erreicht und vordergründig wahrgenommen wird (Intensität 8). Hier wird „Nichtstun" als Voraussetzung für das intendierte Ziel (Entspannung) und komplementärer Pol auf einer Bedeutungsachse zu „Tätigsein" vermieden, da es subjektiv mit Wertlosigkeit verbunden ist, „Tätigsein" dagegen mit Anerkennung und hohem Selbstwert. Die nachfolgenden Schritte münden daher wiederum in einer Tätigkeit als Kompensation der subjektiv erlebten Störung durch das Symptom, ohne dass das eigentlich intendierte Ziel (Entspannung) erreicht wurde.

Wir bieten dem Betroffenen hiermit eine Sichtweise an, wonach die einseitige, kontextabhängig wechselnd ausgeprägte auditive Aufmerksamkeitsfokussierung

(Tinnitus) aktuell den bestmöglichen Lösungsversuch seines Systems darstellt, in schwierigen, da konfliktreich und komplex erlebten, Lebenssituationen zu reagieren. Durch die Elizitation einer solchen Symptomstrategie wird das Symptom für den Betroffenen systemisch verstehbar, was dessen Akzeptanz und Integration wesentlich erleichtert. Zudem kann das Symptom für ihn von nun an allmählich in der Funktion und Bedeutung als gesundheitsförderndes Feedbacksignal für die zu integrierende Ressource genutzt werden. Voraussetzung hierfür ist, dass das mit Hilfe des Symptoms bisher Vermiedene selbst erlaubt, positiv erlebt und belegt wird (im Beispiel: Nichtstun verbunden mit Genuss, Erholung und Kraft).

Mit diesen Informationen werden vom Betroffenen selbst ein Gesundheitsziel sowie dessen Erfolgskriterien definiert und die sinnlich-konkrete Repräsentation des Zielzustandes erarbeitet. Dieses Ziel entspricht meist einem Meta-Ziel (in o. g. Beispiel: „Innere Ruhe und Genussfähigkeit entwickeln") hinter dem oft vordergründigen Ziel, das Symptom nicht mehr wahrnehmen zu wollen. Bei der Ausarbeitung werden sowohl benötigte Ressourcen als auch aktuelle Hindernisse sowie die sozialen Auswirkungen („Ökologie") der Erreichung des Ziels (Soll-Zustand) angesprochen (Abbildung 4).

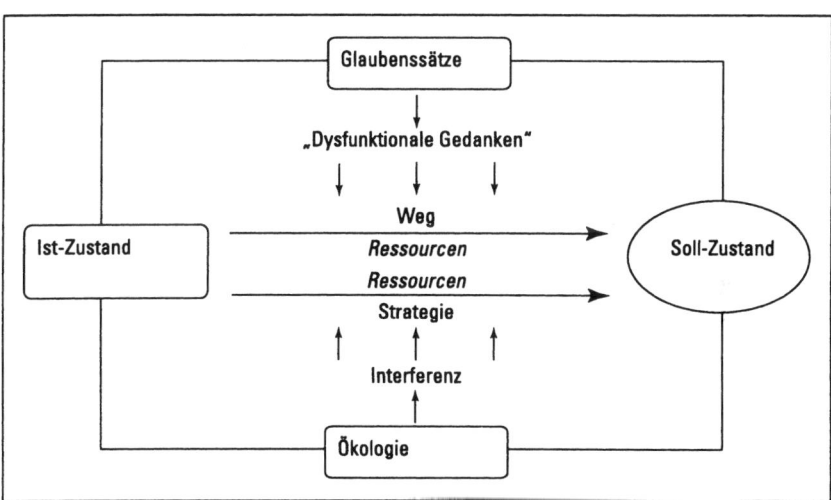

Abb. 4 Struktur des Weges vom Ist-Zustand (subjektive Befindlichkeit *krank*) zum Soll-Zustand (Gesundheitsziel) im Krankheits-/Gesundheits-Kontinuum

Als Hindernisse auf dem Weg zum Gesundheitsziel sind oftmals limitierende Glaubenssätze bedeutsam, die sich vordergründig auf das Hörerleben selbst beziehen („Der Tinnitus ist immer da." „Jedes Hörerlebnis ist ein Gräuel für mich."), oder auch auf persönliche Möglichkeiten und Fähigkeiten, das Gesundheitsziel tatsächlich erreichen zu können („Bei Tinnitus kann man nichts machen." „Der Tinnitus ist stärker als ich."). Positive Referenzerfahrungen während der Therapie sind nützlich, limitierende Glaubenssätze bzw. -systeme zu relativieren und das Erreichen des Gesundheitsziels wahrscheinlicher zu machen.

Zur Entwicklung bedeutsamer Ressourcen für das Erreichen des Ziels (Tabelle 2) werden die Hör- und Klangtherapie (positive Hörerfahrungen), Physiotherapie und Entspannungstechniken, Körpertherapien (Schulung propriorezeptiver Wahrnehmung) sowie soziales Kompetenztraining (Fähigkeiten zur Abgrenzung bzw. Integration) eingesetzt. Bei der Anwendung imaginativer Verfahren zur eigenverantwortlichen, raschen Zustands- und Wahrnehmungsveränderung nimmt der Betroffene bewusst wahr, dass er innere Informationsverarbeitungsprozesse, auf geistiger, seelischer und körperlicher Ebene parallel verbunden, in gesundheitsförderlicher Weise selbst beeinflussen kann. Auf diese Art lernt der Betroffene, aus dem Befindlichkeitsraum „krank" kommend, während des therapeutischen Prozesses neue, als gesund erlebte Befindlichkeitsräume gewissermassen als Gesundheitsattraktoren kennen, die ihn motivieren, ein Gesundheitsverhalten zu etablieren (z.B. Wahrnehmungslenkung, Erkennen und Äusserung eigener Bedürfnisse, Methoden zur Stressbewältigung), das ihm ermöglicht, sich selbst im Kontinuum zwischen Krankheit und Gesundheit künftig weitgehend eigenverantwortlich gesundheitsfördernde Ressourcen zu erschliessen.

4. Methode

Im Rahmen eines Kooperationsprojektes der Universitäts-HNO-Klinik Freiburg mit der Klinik St. Urban Freiburg werden seit Mitte 1998 Betroffene nach dem genannten Vorgehen im Rahmen einer 28-tägigen, stationären Therapie betreut. Der Belastungsgrad wurde vor der Aufnahme, bei der Aufnahme sowie am Ende der Therapie bei chronisch Tinnitus-Betroffenen (Anamnesedauer mindestens 6 Monate, $N=70$) mittels eines standardisierten Tinnitus-Fragebogens (TF, Goebel & Hiller, 1997) erfasst. Der Therapieeffekt ergibt sich aus der Abnahme des mittleren TF-Scores am Ende der Therapie im Vergleich zur Aufnahme. Eine apparative Versorgung mit Rauschgeräten erfolgte nicht.

5. Ergebnisse

Eine Übersicht über die Verteilung der Tinnitus-Betroffenen nach Schweregrad und die Ergebnisse unseres 28-tägigen, stationären Therapie-Konzeptes zur Behandlung chronisch Tinnitus-Betroffener, gemessen mit dem standardisierten Tinnitus-Fragebogen zu Beginn und am Ende der Therapie, zeigt Abbildung 5. Die mittlere Dauer der Tinnitus-Anamnese betrug fünf Jahre (0,5 bis 30 Jahre). Der mittlere TF-Score bei der Aufnahme lag bei 52.0 ($SD\pm12.1$) und zum Zeitpunkt der Entlassung bei 31.3 ($SD\pm17.1$), entsprechend einer hoch signifikanten mittleren Abnahme von 20.7 Punkten ($SD\pm13,4$; $t=12.88$; $p<.001$). Bisherige katamnestische Nachuntersuchungen ein halbes Jahr nach der Therapie zeigten stabile TF-Werte im Vergleich zum Entlassungszeitpunkt (Δ TF=1.21; N=27).

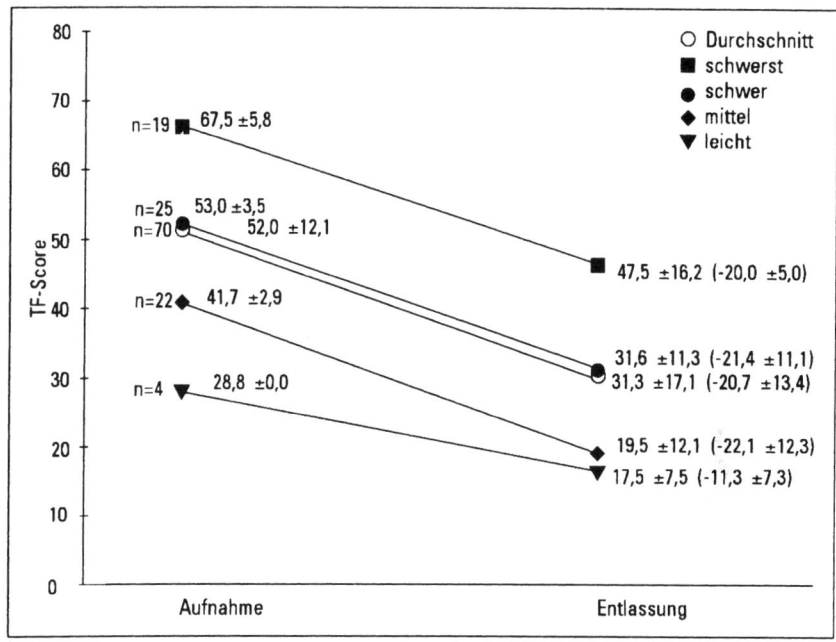

Abb. 5: Ergebnisse der 28-tägigen, stationären Tinnitus-Therapie von 70 Patienten in St. Urban, aufgeschlüsselt nach Belastungsgrad (Abnahme des TF-Scores in Klammern; $t_{Durchschnitt}$=12.88; $p<.001$ $t_{schwerst}$=17.44; $p<.001$ t_{schwer}=9.65; $p<.001$ t_{mittel}=8.,43; $p<.001$ t_{leicht}=3.10; $p<.10$).

6. Diskussion

Die Umsetzung des im Allgemeinen eineinhalb Jahre dauernden, ambulanten Tinnitus-Retraining-Therapie-(TRT)-Konzeptes im deutschsprachigen Raum ist mit einer neuartigen interdisziplinären Zusammenarbeit von HNO-Arzt, Psychotherapeut und Hörgeräteakustiker und deutlich verbesserter Versorgung der Betroffenen verbunden. Doch bleiben die Ergebnisse der TRT hier zu Lande hinter nachgesagten hohen Erfolgsraten aus dem angloamerikanischen Raum zurück (Biesinger, Heiden, Greimel, Lendle, Höing & Albegger, 1998; Biesinger & Heiden 1999). Vergleichbare Therapieergebnisse, die mit dem standardisierten Tinnitus-Fragebogen ausgewertet wurden, liegen mittlerweile sowohl im Verlauf ambulanter Therapieformen nach dem TRT-Konzept als auch zur stationären Behandlung bei chronischem Tinnitus vor: Biesinger et al. (1998) beobachteten unter ambulanter HNO-ärztlicher, apparativer (Rausch-Geräte) und psychologischer Betreuung nach einem halben Jahr in 76 % der Fälle eine Besserung (N=42), die gemessen mit dem Tinnitus-Fragebogen eine Abnahme des TF-Scores von durchschnittlich 9.1 Punkten ergab. Nach einem Beobachtungszeitraum von zwei Jahren nach Therapiebeginn betrug die Abnahme des TF-Scores durchschnittlich 14.1 Punkte (von initial durchschnittlich 56.4 auf 42.3 nach zwei Jahren).

Von Goebel (1995) wurde eine Abnahme des Belastungsgrades nach stationärer Tinnitus-Therapie nach verhaltensmedizinisch fundiertem Konzept über 8 bis 12 Wochen im Vergleich zur Aufnahme von durchschnittlich 7.8 Punkten berichtet (N=138). Ähnliche Zahlen wurden von Hesse, Schaaf, Nelting und Almeling (1996) publiziert, mit einer Abnahme des TF-Scores von durchschnittlich 8.3 Punkten nach mindestens sechswöchiger stationärer Behandlung (N=442).

Die Ergebnisse unseres salutogenetisch ausgerichteten Konzeptes zur Tinnitus-Behandlung mit einer hoch signifikanten Abnahme des TF-Scores von durchschnittlich 20.7 Punkten (N=70) und 28 Behandlungstagen sind demgegenüber vergleichsweise günstig einzuschätzen und verdeutlichen somit die Vorteile, die sich aus dem kompetenz- bzw. ressourcenorientierten Ansatz im Sinne des Salutogenesekonzeptes ergeben, gegenüber der vorherrschenden pathogenetischen Sichtweise in der Tinnitus-Therapie.

Literatur

Arnold, W., Bartenstein, P., Oestreicher, E., Römer, W. & Schwaiger, M. (1991). Focal metabolic activation in the predominant left auditory cortex in patients suffering from tinnitus: A PET study with [^{18}F]deoxyglucose. Otorhinolaryngology, 58,195–198.

Biesinger, E., Heiden, C., Greimel, V., Lendle, T., Höing, R. & Albegger, K. (1998). Strategien in der ambulanten Behandlung des Tinnitus. HNO, 46, 157–169.

Biesinger, E. & Heiden, C. (1999). Die Bedeutung der Retrainingtherapie bei Tinnitus. Deutsches Ärzteblatt, 96, B-2269–B-2273.

Dilts, R., Grinder, J., Bandler, R., Bandler, L. & De Lozier, J. (1985). Strukturen subjektiver Erfahrung. Paderborn: Jungfermann.

Goebel, G. (1995). Fortschritte bei der verhaltensmedizinischen Diagnostik und Behandlung quälender chronischer Ohrgeräusche. Otorhinolaryngologica Nova, 5, 178–189.

Goebel, G. & Hiller, W. (1997). Tinnitus-Fragebogen TF. Göttingen: Hogrefe.

Hesse, G., Schaaf, H., Nelting, M. & Almeling, M. (1996). Ergebnisse stationärer Therapie bei Patienten mit chronisch komplexem Tinnitus. Vortrag 80. Tagung der Vereinigung Südwestdeutscher HNO-Ärzte, Freiburg, 20.–21.07.1996.

Jastreboff, P. J. & Hazell, J. W. P. (1993). A neurophysiological approach to tinnitus: clinical implications. British Journal of Audiology, 27, 7–17.

Lang, J. & Wachsmuth, W. (1985). Übergeordnete Systeme. In J. Lang & W. Wachsmuth (Hrsg.), Praktische Anatomie, Bd. I, Teil 1: Kopf, Teil A (S. 491). Berlin: Springer.

Lenarz, T. (1998). Epidemiologie. In H. Feldmann (Hrsg.), Tinnitus: Grundlagen einer rationalen Diagnostik und Therapie (S. 71). Stuttgart: Thieme.

Miller, G. A., Galanter, E. & Pribam, K. H. (1973). Strategien des Handelns. Pläne und Strukturen des Verhaltens. Stuttgart: Klett.

Mühlnickel, W., Elbert, T., Taub, E. & Flor, H. (1998). Reorganization of auditory cortex in tinnitus. Proceedings of the National Academy of Sciences USA, 95, 10340–10343.

Uexküll, Th. v. (1984). Symptome als Zeichen für Zustände in lebenden Systemen. Zeitschrift für Semiotik, 6, 27–36.

Uexküll, Th. v. & Wesiak, W. (1996). Wissenschaftstheorie: ein bio-psychosoziales Modell. In Th. v. Uexküll & R. Adler (Hrsg.), Psychosomatische Medizin (S. 22–24). München: Urban & Schwarzenberg.

Marianne Brieskorn-Zinke

Salutogenese in der Pflege - zur Integration des Konzepts in pflegerische Handlungsfelder

Zusammenfassung
Heute geht das Spektrum der Pflege weit über medizinorientierte Krankenpflege hinaus. Die inhaltliche Ausweitung dieser neuen Professionalisierung richtet sich auch auf neue gesundheitsbezogene Wertmassstäbe in der Patientenversorgung wie Gesundheitsförderung, Prävention und Rehabilitation. In den Studiengängen Pflege an Fachhochschulen werden heute entsprechend dieser programmatischen Entwürfe neue Anforderungs- und Berufsprofile für Pflegende konzipiert und curricular in unterschiedlichen Studiengängen umgesetzt. An der Evangelischen Fachhochschule Darmstadt bildet Public Health/Gesundheitsförderung einen curricularen Schwerpunkt. Hier wird sowohl auf der konzeptionellen Ebene als auch in der Lehre mit dem Modell der Salutogenese gearbeitet. Es dient als Orientierungsrahmen für die Konzeption, die Entwicklung und die Gestaltung gesundheitsförderlicher Massnahmen in der Pflege. Direkt abgeleitet aus den theoretischen Konstrukten des salutogenetischen Modells von Antonovsky wird ein inhaltlicher Orientierungsrahmen für bestimmte Aufgabenbereiche der Gesundheitsförderung in der Pflege entworfen, um den präventiven pflegerischen Aktivitäten eine theoriegeleitete Stossrichtung zu geben. Diese Konzeption des Gegenstandsbereichs Gesundheit wird mit Kernbereichen pflegerischer Handlungsfelder und Aufgabengebieten in Beziehung gesetzt. Besonders herausgearbeitet wird der Zusammenhang zwischen dem Kernstück des Modells, dem Kohärenzsinn, und einer zielgerichteten pflegerischen Gesundheitsberatung.

Das Kohärenzgefühl wird als das individuelle Regulations- und Leistungspotenzial für Gesundheit vorgestellt. Deshalb steht es bei der Bewältigung chronischer Erkrankungen im Zentrum der pflegerischen Gesundheitsberatung. Auch wenn eine signifikante Veränderung des Kohärenzgefühls im Erwachsenenalter generell als nicht mehr möglich angesehen wird, wird in diesem Beitrag in Anlehnung an Antonovsky davon ausgegangen, dass auch kleine Veränderungen des Kohärenzsinns das Leiden von PatientInnen und ihren Angehörigen in Krisensituationen erheblich reduzieren kann. So wird beispielhaft aufgezeigt, wie beim Auftreten chronischer Gesundheitsprobleme der Kohärenzsinn erschüttert wird und wie die aus der Kenntnis der Struktur des Kohärenzsinns abgeleiteten, spezifischen Gesprächsanregungen die Ziele der Kompetenzsteigerung und der Handlungsfähigkeit bei PatientInnen unterstützen können.

1. Einleitung: Das Pflegeverständnis im Wandel

Heute geht das Spektrum der Krankenpflege weit über medizinabhängige Krankenpflege hinaus. Im Zentrum pflegerischen Handelns stehen die Interaktionen mit dem/der PatientIn (oft auch mit seinen/ihren Angehörigen) und damit eine dynamische Perspektive der Pflege als Prozess, die autonome Entscheidungs- und Handlungskompetenzen der Krankenschwestern und der Krankenpfleger erfordert. Vor diesem Hintergrund formulierte der Deutsche Berufsverband für Krankenpflege das Berufsbild: „Pflege ist als eigenständiger Beruf und selbstständiger Teil des Gesundheitsdienstes für die Feststellung der Pflegebedürftigkeit, die Planung, Ausführung und Bewertung der Pflege zuständig" (1990, S. 4).

Gegenstand der Pflege und der Pflegewissenschaft ist entsprechend die Identifikation, die Prävention und die Behandlung von Pflegeproblemen. Die Pflegewissenschaft beschäftigt sich mit der Erforschung und Begründung angemessener pflegerischer Interventionen in den unterschiedlichen Handlungsfeldern des Gesundheitswesens. Dazu gehören auch die Aufgabenbereiche „Gesundheit wiederherstellen" und „Gesundheit fördern", die aber erst seit Anfang der 90er-Jahre wieder mehr ins Zentrum der Aufmerksamkeit der Pflege gerückt sind. Damit einher ging eine Ausweitung sowohl der praktischen Ausrichtung pflegerischer Handlungen als auch der pflegewissenschaftlichen Perspektive von Themen der Bearbeitung von Krankheits- und Leiderfahrungen hin zu Themen der Prävention und der Gesundheitsförderung (dazu Brieskorn-Zinke, 1996).

Die sich im deutschsprachigen Raum langsam etablierende Pflegewissenschaft ist um die Erstellung einer sachgemässen Wissensbasis bemüht, die sich auf alle Bereiche einer so verstandenen professionellen Pflegepraxis bezieht. Dabei unterstreicht die Pflegewissenschaft den Anspruch auf professionelle Autonomie, d.h. auf einen eigenständig zu leistenden pflegerischen Beitrag im Prozess des Gesundens. Der Wandel des Pflegeverständnisses im Hinblick auf präventive, gesundheitssichernde und gesundheitsfördernde Aufgaben wird auch gesundheitspolitisch sowohl auf internationaler Ebene (dazu WHO, 1995) als auch auf nationaler Ebene gefordert. Bereits seit 1985 wird in der BRD Gesundheitsförderung als fester Bestandteil des Aufgabenkataloges der Krankenpflegeberufe durch den Gesetzgeber formuliert. „Die Ausbildung soll insbesondere gerichtet sein auf (...) die Anregung und Anleitung zu gesundheitsförderlichem Verhalten" (Bundesgesetzblatt, 1985, S. 894). Weitere Akzentuierungen in dieser Hinsicht sind für die Novellierung des Krankenpflegegesetzes in naher Zukunft vorgesehen. Indem die Förderung der Gesundheit hier zu einer originären pflegerischen Aufgabe deklariert wird, fördert der Gesetzgeber die Verschränkung der beiden angesprochenen Themenbereiche Gesundheitsförderung und Professionalisierung in der Pflege.

Das ist natürlich auch vor dem Hintergrund der neuen Anforderungen an unser Gesundheitswesen zu interpretieren, die sich verstärkt auf den Umgang mit chronisch kranken Menschen richten. Chronische Erkrankungen können nicht nur durch eine immer aufwändigere Technik behandelt, sondern müssen durch wirksame Strategien der Gesundheitsförderung bekämpft und in ihren Folgen durch umfassende Rehabilitation und qualifizierte Pflege gemildert werden (Badura, 1996).

In den Studiengängen Pflege an Fachhochschulen und Universitäten werden heute entsprechend dieser programmatischen Entwürfe neue Anforderungs- und Berufsprofile für Pflegende konzipiert und curricular in unterschiedlichen Studiengängen umgesetzt. So bildet an der Evangelischen Fachhochschule Darmstadt Public Health/Gesundheitsförderung einen curricularen Schwerpunkt, der dort seit einigen Jahren aufgebaut wird (Brieskorn-Zinke, 1998), dessen praktische Durchschlagskraft im Berufsalltag der Pflege allerdings noch zu wünschen übrig lässt. Die Professionalisierung der akademisch ausgebildeten Pflegekräfte steht in der BRD noch in den Anfängen. Erst langsam werden neue institutionalisierte Handlungsfelder geschaffen, die vornehmlich die Bereiche Qualitätssicherung, Beratung und Forschung umfassen (Brieskorn-Zinke & Höhmann, 2000). Die Gesundheitsförderung hat sich in der Pflege bisher noch nicht institutionell verankern können. Veränderungen in den traditionellen Aufgabenfeldern hin zu einer eigenständigen professionellen Gestaltung der Pflege-Patient-Interaktion drohen immer wieder an der vorrangigen Technikorientierung und an patientenfeindlichen Organisationsstrukturen zu scheitern. Und dennoch bleibt die Ausgestaltung spezifisch pflegerischer Leistungen im Prozess des Gesundens das Hauptziel der pflegerischen Professionalisierung, getragen von dem engagierten Idealismus der daran Beteiligten. Die folgenden Ausführungen zur Verankerung der Salutogenese in eine erfolgreiche Gestaltung der Pflege-Patient-Interaktion sind in diesem Zusammenhang zu betrachten.

2. Stellenwert und Nutzung des Konzepts Salutogenese für die Gesundheitsförderung in der Pflege

Die Aufgaben des Pflegewesens innerhalb der Gesundheitsförderung sind orientiert an der europäischen Gesundheit-für-alle-(GfA)-Strategie. Die Europäische Pflegekonferenz hat 1988 folgende Schwerpunkte beschlossen:

- „Förderung und Erhaltung der Gesundheit sowie Verhinderung von Krankheiten,
- Einbeziehung der Einzelpersonen, Familie und Gemeinde in das Pflegewesen und Schaffung von Bedingungen, die es ihnen ermöglichen, mehr Verantwortung für ihre Gesundheit zu übernehmen,
- aktive Bemühungen um den Abbau von Chancenungleichheit (...),
- multidisziplinäre und multisektorale Zusammenarbeit,
- Sicherung der Betreuungsqualität und zweckmässiger Einsatz der Technologie" (WHO 1990, S. 22).

Ersichtlich wird aus dieser Erklärung ein umfassendes Gesundheitsverständnis und der Anspruch, in der Gesundheitsförderung sowohl verhaltensbezogene als auch verhältnisbezogene Strategien zu verfolgen. Um diesen Ansprüchen gerecht werden zu können, muss auch die Pflege auf Begriffe, Konzepte und Theorieentwicklungen der Gesundheitswissenschaften Bezug nehmen.

Für die Forschung und die Praxis der Gesundheitsförderung ist Antonovskys Modell der Salutogenese zentral geworden. Trotz der bisherigen mangelnden empirischen Fundierung des Modells dient es vielfältig als Metatheorie für konzeptuelle Überlegungen und für die Massnahmenplanungen insbesondere in der gesundheitsförderlichen Arbeit mit Kindern und Jugendlichen, in der es dann vorwiegend um die Herausbildung eines starken Kohärenzgefühls geht (Renner, 1997). Für die gesundheitsförderliche Arbeit mit Erwachsenen entwarf Antonovsky selbst ein eher pessimistisches Bild, ausgehend von der Annahme eines relativ stabilen Kohärenzgefühls im Erwachsenenalter. Eine empirische fundierte Antwort auf die Frage der Unveränderbarkeit des Kohärenzgefühls im Erwachsenenalter steht allerdings noch aus. Angesichts der Wandelbarkeit und Vielgestaltigkeit von Lebensaspekten in der heutigen Zeit erscheint ein gewisser Spielraum der Persönlichkeitsentwicklung über die Lebenszeit hinweg zumindest wahrscheinlich (Schröder, 1999). Auf diese zentrale Frage werde ich im Zuge meiner weiteren Ausführungen zurückkommen.

Zunächst geht es mir um die Darlegung einiger Verbindungslinien zwischen spezifischen Aufgabenbereichen der Pflege und den theoretischen Annahmen des salutogenetischen Modells. Es wird von mir weniger als Metatheorie denn als inhaltlicher Orientierungsrahmen für bestimmte Aufgabenbereiche der Gesundheitsförderung in der Pflege genutzt, um den präventiven pflegerischen Aktivitäten eine theoriegeleitete Stossrichtung zu geben. In diesem Konzept gehen m. E. die Grundannahmen des heutigen Erkenntnisstands zur Gesundheitsförderung auf, die aus ganz anderen Zusammenhängen entwickelt wurden wie z.B. aus den gesundheitspolitischen Forderungen der Ottawa-Charta nach Partizipation und Empowerment oder dem von der Medizinsoziologie geforderten Perspektivenwechsel von den Risikofaktoren zu den Protektivfaktoren und Ressourcen oder auch aus Erkenntnissen der Gesundheitspsychologie bezüglich Subjektorientierung und sozialer Unterstützung. Aus Antonovskys Konzept lässt sich zudem ein so genannter ganzheitlicher Denk- und Handlungsansatz ableiten - „the healing partnership" (Waltos, Waltos & Sobelman, 1999) -, der den Bedürfnissen der Zeit entgegenkommt, aber nicht trivial ist.

Für die Entwicklung, Konzeption und Gestaltung von Massnahmen der Gesundheitsförderung in der Pflege setze ich das Konzept der Salutogenese in der Lehre und in der Weiterbildung in folgenden Formen ein:

1. Als Rahmentheorie zur Erklärung von Gesundheit
2. Für die inhaltliche Ausrichtung der Gesundheitsberatung
3. Zur Begründung struktureller Massnahmen der Gesundheitsförderung

2.1 Salutogenese als Orientierungsrahmen zur Erklärung gesundheitlicher Zusammenhänge

In pflegewissenschaftlichen Modellen ist Gesundheit auf Grund der unterschiedlichen Zugangsweisen konzeptionell nicht einheitlich gefasst. Häufig ist damit der gesundheitliche bzw. krankheitliche Status einer Person gemeint, der sich an medizinischen Normen orientiert (z.b. bei Pflegediagnosen), oder aber der Gesundheitsbegriff wird so weit gefasst, dass er alle Stadien der Krankheit mit einschliesst. Es ist sicherlich den pflegerischen Sachverhalten angemessener, das Begriffspaar Krankheit und Gesundheit beizubehalten, sie aber nicht als einander ausschliessende, alternative Zustände zu sehen, sondern in Orientierung an Antonovsky als angenommene Endpunkte eines gemeinsamen Kontinuums zu betrachten.

Das Gesundheits-/Krankheitskontinuum von Antonovsky und seine Weiterentwicklung bieten gerade für die Pflege einen Orientierungsrahmen, in dem sich die komplexe Wirklichkeit eines erkrankten und pflegebedürftigen Menschen abbilden lässt. Die Dimensionen dieses Kontinuums schliessen Wohlbefinden wie auch Beschwerden, Handlungs- und Leistungsfähigkeiten wie auch Einschränkungen und Unfähigkeiten und letztlich die von ärztlichen ExpertInnen diagnostizierte Prognose mit ein. Der jeweilige Gesundheitszustand eines Patienten/einer Patientin, also sein/ihr Platz auf dem Kontinuum, ergibt sich aus der dynamischen Interaktion zwischen Belastungen und Ressourcen. Diese mehrere Phänomene integrierende Konzeption des Gegenstandsbereichs Gesundheit trifft die Kernbereiche pflegerischer Handlungsfelder und pflegerischer Aufgabenbereiche wie sie zum Beispiel von Dorothea Orem beschrieben werden. Orems Hilfemethoden richten sich auf das Selbsthilfevermögen bzw. auf das Selbstpflegedefizit von Menschen, welches Pflegende täglich neu zu analysieren haben und damit zum Ausgangspunkt ihrer Hilfemethoden machen (Orem, 1998).

Die salutogenetische Fragestellung konzentriert den Blick auf die Bewegung, die ein Patient/eine Patientin auf dem Gesundheits-/Krankheitskontinuum vollzieht, verbunden mit der Frage, welche Kräfte die Bewegung in eine positive oder negative Richtung erklären können. Dieser Blick und diese Fragestellung sind für angemessene pflegerische Interventionen wichtiger als der Blick auf die Ursachen der Krankheit.

Was hier im Hinblick auf die Konzeption von Gesundheit ausgeführt wurde, gilt im Sinne des theoretischen Rahmens auch für das Konstrukt des Kohärenzgefühls, welches Teilaspekte einer Theorie der Krankheitsverarbeitung enthält und ebenso für die generalisierten Widerstandsressourcen, die als ein ausdifferenziertes Ressourcenkonzept begriffen werden können, mit dem das Repertoire an genetischen, konstitutionellen, körperlichen und psychosozialen Voraussetzungen zur Bewältigung von Stressoren beschrieben wird.

2.2 Der Kohärenzsinn als Zentrum einer fundierten Gesundheitsberatung

In diesem Anwendungsbereich geht es um das Kernelement der Salutogenese, um das Kohärenzgefühl. Wenn wir das Kohärenzgefühl als *das* individuelle Regulations- und Leistungspotenzial für Gesundheit betrachten, sollte es in der Gesundheitsberatung auch darum gehen, dieses Potenzial systematisch herauszuarbeiten bzw. mit dem Wissen um und der Kenntnis von der Bedeutung dieses Potenzials zu arbeiten. In der pflegerischen Gesundheitsberatung bezieht sich das ganz praktisch auf die Stärkung des Kohärenzgefühls bei Menschen in kritischen Lebenssituationen (z.B. bei akuter Krankheit, bei Eintritt einer chronischen Erkrankung, bei der Bewältigung chronischer Gesundheitsprobleme, beim Umgang mit den Folgen des Alters, bei Eintritt von Pflegebedürftigkeit usw.). Auch wenn eine signifikante Veränderung des Kohärenzgefühls im Erwachsenenalter generell als nicht mehr möglich postuliert wird (Antonovsky, 1997), weil es sich um eine tief verwurzelte dispositionale Einstellung handelt, wird davon ausgegangen, dass es Erschütterungen des Kohärenzgefühls in Krisensituationen gibt, die mit entsprechenden Interventionen schneller wieder stabilisiert werden können. Zudem zeigt auch Antonovsky selbst Möglichkeiten auf, wie professionelle Helfer, die der Beziehung zwischen psychosozialen Faktoren und Gesundheit Rechnung tragen, einen Einfluss auf das SOC haben können. Im Folgenden wird davon ausgegangen, dass auch kleine situationsbezogene Veränderungen des Kohärenzgefühls das Leiden von PatientInnen und ihren Angehörigen erheblich reduzieren können. Antonovsky selbst relativiert frühere Aussagen dazu:

„Vielleicht hat es etwas mit meinem Alter zu tun, dass ich die Bedeutung solcher vorübergehenden Veränderungen nicht gerne abtun möchte - denn sie bedeuten ein bisschen mehr oder weniger Leiden, ein bisschen mehr oder weniger Spass" (Antonovsky, 1997, S.118).

Alle Möglichkeiten zur Beeinflussung des Kohärenzsinns sind interaktionsintensiv und verlangen das Ausschöpfen von professionellen Freiheitsgraden. Die Beachtung psychosozialer Faktoren, die Zentrierung auf interaktionsintensive Massnahmen und gewisse professionelle Freiheitsgrade sind wie oben aufgezeigt Kennzeichen pflegerischer Professionalisierungsbemühungen. Von ÄrztInnen werden zumindest in der Klinik immer weniger interaktionsintensive Massnahmen erbracht, da das ärztliche Handeln auf die technikintensive und chemiekonzentrierte Beherrschung somatischer Prozesse gerichtet ist. Es sind vielfach die Krankenschwestern und Pfleger, die die Folgen von Diagnose, Krankheit und Behandlung mit den PatientInnen und ihren Angehörigen zu bearbeiten haben. Durch Zuwendung, Beratung, Motivation und Schulungen sind sie aufgefordert, PatientInnen bei der Bewältigung physischer, seelischer und sozialer Folgeprobleme von Krankheiten zu helfen. An dieser Stelle wird für die professionelle Pflege die Auseinandersetzung mit der Bedeutung des Kohärenzgefühls für die Wiedererlangung von Gesundheit zentral. Das Kohärenzgefühl kann zur inhaltlichen Richtschnur für Beratungsgespräche mit PatientInnen und Angehörigen werden. Die aus der Kenntnis der Struktur des Kohärenzgefühls abgeleiteten spezifischen Gesprächsanregungen sollten darüber hinaus salutogenetisch fundiert sein und eine klare subjektorientierte Perspektive einnehmen. So können auf den drei Ebenen Verstehbarkeit, Machbarkeit und Bedeutsamkeit die Ziele der Kompetenzsteigerung und der Handlungsfähigkeit zielgerichtet verfolgt werden.

Ein Beispiel soll dies illustrieren: Eine Krankenschwester wird in der ambulanten Pflege mit einer Patientin konfrontiert, die nach ihrer Entlassung aus dem Krankenhaus zunächst noch pflegebedürftig ist. Sie ist nach einer Hüftoperation noch gehbehindert und durch den Krankenhausaufenthalt inkontinent geworden. Das sind zwei massive Stressoren, die nicht nur ihre körperliche Autonomie sondern auch ihr Kohärenzgefühl bedrohen. Gewohnte Bewältigungsmuster können nicht abgerufen werden, da die Verzweiflung über die momentane Hilflosigkeit zu gross ist. Die Patientin fühlt sich ausgeliefert, ist verzweifelt und kann sich nicht erklären, wie es so weit mit ihr kommen konnte.

Eine Stärkung des bedrohten Kohärenzgefühls könnte zunächst auf der Ebene der Verstehbarkeit erfolgen. Diese Komponente beschreibt nach Antonovsky die Erwartung bzw. die Fähigkeit von Menschen, Stimuli - auch unbekannte - als geordnete, konsistente, strukturierte Informationen bearbeiten zu können und nicht mit Reizen konfrontiert zu sein, die als chaotisch, willkürlich, zufällig und unerklärlich empfunden werden.

„Man kann einen Stressor nicht in Angriff nehmen, ehe man nicht das Gefühl hat, eine kognitive Landkarte vom Ausmass und der Art des Problems zu haben" (Antonovsky, 1991, S. 127).

In einem ersten Schritt also unterstützt die Pflegende die Patientin (vielleicht auch die Angehörigen), die eingetretenen Probleme kognitiv zu verarbeiten. Dazu erstellt sie über bestimmte Fragestellungen zusammen mit der Patientin eine Art „Landkarte" der durch die Erkrankung verursachten Schwierigkeiten oder auch der Probleme, die zur Erkrankung geführt haben. Die Gesprächsführung ist dabei zunächst streng subjektiv orientiert, d.h. über Fragen nach der subjektiven Probleminterpretation einerseits und der Frage nach der subjektiven Gesundheitsinterpretation andererseits wird zunächst der Ort bestimmt, von dem aus die Problembewältigung erfolgen könnte. Die Pflegende erkennt über diese Vorgehensweise, wo die Patientin steht und welche Information sie benötigt. Darauf abgestimmt erfolgt erst in einem zweiten Schritt die professionelle Aufklärung und Beratung, die aus pflegerischer Sicht den Hintergrund der aufgetretenen Probleme beleuchtet. Durch ein solches Vorgehen unterstützt die Pflegende die Fähigkeit der Patientin, die aufgetretenen Stressoren kognitiv so einzuordnen, dass ihnen die Willkür und Zufälligkeit entzogen wird. (Möglicherweise ist die Inkontinenz durch einen Dauerkatheter entstanden und die Bewegungseinschränkungen könnten hauptsächlich durch Muskelabbau bedingt sein.)

Die Frage, wie mit den aufgetretenen Problemen umzugehen ist, betrifft die zweite Komponente des Kohärenzgefühls, das Gefühl der Handhabbarkeit bzw. Bewältigbarkeit. Diese Komponente beschreibt die Überzeugung eines Menschen, dass Schwierigkeiten generell lösbar sind, also das „Ausmass, in dem man wahrnimmt, dass man geeignete Ressourcen zur Verfügung hat, um den Anforderungen zu begegnen" (Antonovsky, 1997, S. 35).

Hier erfolgt die Stärkung des Kohärenzgefühls also durch die im Modell der Salutogenese zentrale Ressourcenorientierung. Es geht für die Krankenschwester sowohl um das Offenlegen eigener Ressourcen und Kompetenzen der Patientin als auch um die Ermittlung von Hilfepotenzialen bei akzeptierten Personen der Umwelt und letztlich auch um Aufklärung über geeignete institutionalisierte Hilfsangebote. Die Gesprächsführung erfolgt wiederum über subjektzentrierte Fragestellungen, um den individuellen Bedürfnissen und Möglichkeiten der Patientin gerecht zu werden. Hier ist für die Pflegende natürlich als Voraussetzung eines solchen Beratungsgeprächs die Kenntnis über potenzielle Ressourcen unverzichtbar. Pflegende müssen dazu in ihrem Hinterkopf über ein differenziertes Ressourcenkonzept verfügen, wie es beispielsweise die Arbeitsgruppe um Faltermaier in Anlehnung an Antonovsky entworfen hat (Faltermaier, Kühnlein & Burda-Viering, 1999). Die Aufdeckung geeigneter Ressourcen stärkt möglicherweise das Gefühl der Patientin, mit den Folgen ihrer Krankheit fertig zu werden und auch Anfangsschwierigkeiten überwinden zu können. Dieses Gefühl der Handhabbarkeit wird die Krankenschwester selbstverständlich auch durch ihr traditionelles Professionswissen wie geeignete Mobilisationsverfahren, Pflegetechniken und Schulungsmassnahmen stärken, was dann sowohl bei der Patientin als auch bei den Angehörigen das Gefühl, mit der Krankheit fertig zu werden, hebt. In unserem Beispiel könnte das bedeuten, dass die Patientin wieder lernt, mit Hilfe eines Toilettenstuhls und eines geeigneten Haltegriffs ihr Miktionsverhalten in den Griff zu bekommen.

Neben diesen an den spezifischen Problemen orientierten Hilfestellungen erfolgt im täglichen Prozess der Krankheitsbewältigung die Gesundheitsförderung durch Pflegende auch durch eine allgemeine Stärkung der gesundheitlichen Ressourcen. Das kann auf der körperlichen Ebene durch Massnahmen zur Stärkung des Immunsystems oder zur Entwicklung von Körpersensibilität erfolgen oder auf der psychischen Ebene durch weitere Massnahmen zur Stärkung vorhandener Bewältigungskompetenzen oder auf der sozialen Ebene durch Massnahmen zur Stärkung von Unterstützungsnetzwerken.

Im Sinne Antonovskys geht es bei all diesen Massnahmen darum, die Überzeugung eines Menschen zu stärken, dass Schwierigkeiten lösbar sind. Pflegende unterstützen PatientInnen darin, ihr instrumentelles Vertrauen wieder zu finden. Antonovky definiert instrumentelles Vertrauen als das „Ausmass, in dem man wahrnimmt, dass man geeignete Ressourcen zur Verfügung hat, um den Anforderungen zu begegnen" (Antonovsky 1997, S. 35). Im Falle der Krankheitsbewältigung zielen die Interventionen auf die Verbesserung des Gefühls, geeignete Ressourcen zur Verfügung haben, um mit den Anforderungen, die die gesundheitlichen Probleme stellen, in Zukunft fertig werden zu können.

Die dritte Komponente des Kohärenzgefühls, die der Bedeutsamkeit bzw. Sinnhaftigkeit, ist sicherlich diejenige, die am schwierigsten zu beeinflussen ist, da ja vor allem hier die kulturellen und lebensgeschichtlichen Erfahrungen prägsam waren. Diese Dimension beschreibt das „Ausmass, in dem man das Leben als emotional sinnvoll empfindet: dass wenigstens einige der vom Leben gestellten Probleme und Anforderungen es wert sind, dass man Energie in sie investiert, dass man sich für sie einsetzt und sich ihnen verpflichtet" (Antonovsky, 1997, S. 36). Es geht um die motivationale Komponente, die gerade im Falle des Auftretens einer ernsteren Erkrankung oder von Pflegebedürftigkeit sehr erschüttert ist. Pflegende werden jedoch gerade mit dieser Gefühlsebene der PatientInnen immer wieder heftig konfrontiert. „Ich will nicht mehr", „Wofür das alles?", „Ich falle anderen doch nur zur Last" sind Äusserungen im Pflegealltag mit chronisch Kranken, die Pflegende immer wieder hilflos machen. So ist zumindest das Wissen um die Bedeutung dieser Gefühlsdimension eine Möglichkeit für Pflegende, hier besonders empathisch und aufmerksam zu sein, denn ohne die Lebenseinstellung, die das Leben als lebenswert erscheinen lässt, wird alle Ressourcenmobilisation ins Leere laufen. Über eine sensible Gesprächsführung lassen sich vielleicht doch vorübergehend verborgene Motivationen wieder finden, die im Patienten/in der Patientin die Lust am und die Motivation zum Leben wieder lebendig werden lassen. Leben lernen mit einer chronischen Erkrankung heisst ja zunächst mal weiterleben wollen auch mit Einschränkungen. Zur Stärkung dieser Gefühlsdimension brauchen Pflegende und PatientInnen allerdings wirklich Zeit sich kennen zu lernen, was wohl eher in der ambulanten als in der stationären Pflege möglich ist.

2.3 Generalisierte Widerstandsressourcen als Ausgangspunkt für strukturelle Massnahmen der Gesundheitsförderung

Neben der personenzentrierten Gesundheitsförderung kann das Konzept der Salutogenese auch die gesundheitsförderliche Gestaltung struktureller Massnahmen begründen. Ich verweise hier auf die Bedeutung der generalisierten Widerstandsdefizite bzw. Widerstandsressourcen im Modell der Salutogenese, welche sowohl die auftretenden Stressoren beeinflussen als auch über die Lebenserfahrungen das Kohärenzgefühl steuern. Antonovsky konzipiert ein einheitliches Konzept zur Beschreibung der Wirkung psychosozialer Faktoren auf Gesundheit: „Hinsichtlich aller Aspekte - Reichtum, Ichstärke, kulturelle Stabilität und so weiter - kann eine Person auf einem Kontinuum plaziert werden. Je höher man sich auf dem Kontinuum befindet, desto wahrscheinlicher wird man solche Lebenserfahrungen machen, die einem starken SOC förderlich sind; je weiter unten man sich befindet, desto höher ist die Wahrscheinlichkeit, dass die Lebenserfahrungen, die man macht, einem schwachen SOC dienen" (Antonovsky, 1997, S. 44). So kann ein hohes Mass an finanziellen Mitteln, an sozialem Kapital, an Bildung, an Entscheidungsspielräumen etc. als Widerstandsressource, der Mangel derselben als Widerstandsdefizit beschrieben werden. Psychosoziale Widerstandsressourcen sind nach wie vor auch in unserer Gesellschaft sehr ungleich verteilt. Deshalb ist das wesentlichste Ziel struktureller gesundheitsförderlicher Massnahmen die Förderung gesundheitlicher Chancengleichheit. Aufgabe der Pflege ist hier die Wahrnehmung der Bedeutung von generalisierten Widerstandsfaktoren bzw. -defiziten in der Umgebung von PatientInnen und deren gezielte Beeinflussung. Ein gutes Beispiel für Ansätze in diesem Bereich zeigt die Untersuchung von Zielke-Nadkarni zur Bedarfslage der Pflege bei MigrantInnen (Zielke-Nadkarni, 1998). Sie hat in ihrer Untersuchung ganz konkrete pflegerische Versorungsdefizite bei älteren MigrantInnen herausgefunden ebenso wie spezifische Ressourcen dieser benachteiligten Bevölkerungsgruppe, die Pflegende in ihrer Arbeit gezielt unterstützen können.

Solche Ansätze sind gerade für Pflegeberufe im deutschsprachigen Raum eine wirkliche Perspektiverweiterung. Die für die Pflege spezifische individuumszentrierte Sichtweise wird dabei um bevölkerungsbezogene Sichtweisen erweitert. Ökologie, Arbeitsgestaltung, Bildungs- und Ausbildungschancen, das Angebot von Lebensmitteln, soziale Sicherheit und der Zugang zum System gesundheitlicher Versorgung rücken dann auch in das Wahrnehmungsfeld der professionellen Pflege. Ein weiteres Beispiel hierfür stellt auch das hessische Modellprojekt „Gesundheitsdienste in der Vernetzung - gemeinsam planen - zielgerichtet Handeln" dar, welches vom deutschen Berufsverband für Pflegeberufe durchgeführt wurde und in dem die Pflege sich als Anwalt für die Verbesserung der Situation pflegebedürftiger PatientInnen jenseits professioneller Interessen einsetzt (Höhmann, Müller-Mund & Schulz, 1998).

3. Kritische Reflexion und Ausblick

Es gibt sicherlich eine Reihe kritischer Einwände gegen eine solche praktische Ausrichtung der Salutogenese. Auf zwei wesentliche Punkte möchte ich abschliessend noch hinweisen:

1) Wie bereits erwähnt zweifelte Antonovsky sehr an der Vorstellung, das Kohärenzgefühl im Erwachsenenalter noch beeinflussen zu können, vor allem durch kurzfristige Interventionen. Er gab den helfenden Berufen generell in ihren Möglichkeiten, den Kohärenzsinn eines Klienten/einer Klientin zu formen, wenig Hoffnung: „(...) denn was ich gesagt habe, läuft ja darauf hinaus, dass es ohne sehr beträchtliche, ja geradezu radikale Veränderungen in den institutionellen, sozialen und kulturellen Settings, die die Lebenserfahrung von Menschen formen, utopisch ist zu erwarten, dass eine Begegnung oder auch eine Reihe von Begegnungen zwischen Klient und Kliniker das SOC signifikant verändern kann. Die eigene Weltsicht, die sich während Jahrzehnten ausgebildet hat, ist ein zu tief verwurzeltes Phänomen, als dass es in solchen Begegnungen verändert werden könnte" (Antonovsky, 1997, S. 118). Mir ist es sehr

wichtig festzuhalten, dass es sich bei meinen Überlegungen nicht um eine Art psychotherapeutischer Intervention zur Stärkung des Kohärenzgefühls handelt (siehe hierzu den Beitrag von Fäh in diesem Band). Das würde neben dem anzuzweifelnden Ziel auch völlig den zeitlichen und inhaltlichen Rahmen pflegerischer Interventionen sprengen. Es geht vielmehr um die Entwicklung eines Denk- und Handlungsansatzes, in dem die Bedeutungszusammenhänge für Gesundheit so veranschaulicht werden können, dass eine gesundheitsförderliche Interaktion in kritischen Lebenssituationen ermöglicht wird. Und hier sieht auch Antonovsky, wie oben bereits ausgeführt, die Möglichkeit zumindest temporärer geringfügiger Modifikationen des SOC durch PraktikerInnen, um Schaden abzuwenden und Leiden zu mindern. Die gezielte Stärkung eines geschwächten Kohärenzgefühls bei einem Menschen, der vorübergehend aus dem Gleichgewicht geraten ist, ist m. E. etwas ganz anderes als die Vorstellung, den SOC generell modifizieren zu können.

2) Es gibt bisher keinerlei Evaluierung dieses praktischen Ansatzes. Wie, wie oft und mit welchem Erfolg dieser Ansatz in der praktischen Pflege angewendet wird, entzieht sich meiner genauen Kenntnis. Bisher wird er den Studierenden der Pflege als konzeptueller Orientierungsrahmen vorgestellt und auch in unterschiedlichen Handlungsfeldern, soweit wie es der momentane Handlungsspielraum der Pflege erlaubt, erprobt. Die Rückmeldungen der Studierenden, die nahezu alle während ihres Studiums in ihrem Beruf arbeiten, sind jedoch durchwegs positiv. Es kann angenommen werden, dass Antonovskys Konzept etwas in den Pflegenden anspricht, was sie aus dem Pflegealltag, also aus der Interaktion mit PatientInnen kennen und was sie häufig intuitiv und fragmentarisch schon immer mit PatientInnen bearbeitet haben.

Die Auseinandersetzung mit dem Modell der Salutogenese ist m. E. für alle helfenden Berufe hilfreich. Den Pflegeberufen, so habe ich es in meinem Beitrag aufgezeigt, ermöglicht diese Auseinandersetzung ihren Interaktionen mit den PatientInnen eine Richtung zu geben und die „richtigen" Fragen zu stellen, die von der Krankheit wegführen hin zu den Voraussetzungen für Gesundheit. Damit eröffnen sie sich einen Zugang zur Lebenswelt der PatientInnen.

Die gleichen Fragen sind aber für alle anderen Gesundheitsexperten genauso wichtig, wenn sie den Perspektivenwechsel von der Krankheit hin zur Gesundheit vollziehen wollen. Die salutogenetische Perspektive bietet hier auch eine Möglichkeit zur koordinierten und kooperativen Zusammenarbeit jenseits konkurrierender Gruppeninteressen. Sie ist derzeit eines der wichtigsten interdisziplinären Gesundheitskonzepte und deshalb haben die ableitbaren Handlungskonsequenzen eine integrierende Kraft, die wir zum Wohl der PatientInnen so dringend brauchen.

Literatur

Antonovsky, A. (1991). Meine Odyssee als Stressforscher. Jahrbuch für kritische Medizin 17, 112–130.

Antonovsky, A. (1997). Salutogenese. Zur Entmystifizierung der Gesundheit. Dt. erweiterte Herausgabe von A. Franke. Tübingen: dgvt.

Badura, B. (1996). Pflege vor den Herausforderungen durch die Gesundheitswissenschaften. Pflege, 9, 40–46.

Brieskorn-Zinke, M. (1996). Gesundheitsförderung in der Pflege. Ein Lehr- und Lernbuch zur Gesundheit. Stuttgart: Kohlhammer.

Brieskorn-Zinke, M. (1998). Die Bedeutung gesundheitswissenschaftlicher Erkenntnisse für die Pflege. Pflege, 11, 129–134.

Brieskorn-Zinke, M. & Höhmann, U. (2000). Pflegewirt/-innen in der Praxis. Die Schwester/Der Pfleger, 39, 72–75.

Bundesgesetzblatt: Gesetz über die Berufe in der Krankenpflege (Krankenpflegegesetz - KrPflG) vom 4. Juni 1985. Teil 1, 893–900.

Deutscher Berufsverband für Pflegeberufe, DBfK (Hrsg.). (1990). Berufsbild: Krankenpflege, Kinderkrankenpflege, Altenpflege und Krankenpflegehilfe. Frankfurt: DBfK.

Faltermaier, T., Kühnlein, I. & Burda-Viering, M. (1999). Gesundheit im Alltag. Weinheim: Juventa.

Höhmann, U., Müller-Mund, G. & Schulz, B. (1998). Qualität durch Kooperation. Frankfurt: Mabuse.

Orem, D. (1998). Strukturkonzepte der Pflegepraxis. Wiesbaden: Ullstein Medical.

Renner, H. (1997). Gesundheitsförderung im salutogenen Kontext - vom Entwurf zur Praxis. Prävention, 20, 57–59.

Schröder, H. (1999). Persönlichkeit, Leistung und Gesundheit im gesellschaftlichen Wandel. Gesundheitswesen, 61, 513–517.

Waltos, H., Waltos, D. & Sobelman, S. (1999). „The healing partnership - a new model for health care providers and their patients" - An international project for professional development. Universität Oldenburg: Zentrale Einrichtung Fernstudienzentrum.

Weltgesundheitsorganisation (1990). Europäische Pflegekonferenz. Bericht einer WHO-Tagung. Kopenhagen: WHO.

Weltgesundheitsorganisation - Regionalbüro für Europa (1995). Pflege im Aufbruch und Wandel: Stärkung des Pflege- und Hebammenwesens zur Unterstützung der „Gesundheit für alle". München: Quintessenz.

Zielke-Nadkarni, A. (1998). Zielgruppenorientierte Gesundheitsförderung von MigrantInnen im ambulanten Sektor. Prävention, 21, 124–126.

Toni Faltermaier

Die Salutogenese als Forschungsprogramm und Praxisperspektive

Anmerkungen zu Stand, Problemen und Entwicklungschancen

Zusammenfassung
In einem Metadiskurs werden einige Themen und Entwicklungslinien der vorangehenden Beiträge aufgegriffen. Die Salutogenese wird dabei als Forschungsprogramm und als Praxisperspektive betrachtet und in Hinblick auf den Forschungsstand, die ungelösten Probleme, aber auch auf die Chancen einer Weiterentwicklung diskutiert. Die wissenschaftliche Bedeutung der Salutogenese wird vor allem darin gesehen, dass sie neue Fragen stellt, die unser Denksystem über Gesundheit und Krankheit erweitern. Sie fungiert als eine Rahmentheorie, die innovative Fragen für die Gesundheitsforschung formulieren und ihre Forschungsergebnisse integrieren kann. Um diese Funktion erfüllen zu können, wird jedoch ein grosser Bedarf gesehen, das theoretische Modell der Salutogenese weiter zu entwickeln und die Forschungsaktivitäten zu ihrer Fundierung auszuweiten: Erstens wird gefordert, das Gesundheitskonzept der Salutogenese ernst zu nehmen und stärker in ihren positiven Aspekten und als multidimensionales Kontinuum zu fassen. Zweitens wird dafür plädiert, die Salutogenese mehr als ein komplexes und ganzheitliches Prozessmodell zu verstehen, empirisch zu untersuchen und theoretisch auszubauen; dabei müsste insbesondere die subjektive und gesellschaftliche Ebene der Bedingungen von Gesundheit eingearbeitet werden. Drittens sollte das Kohärenzgefühl mehr im Rahmen dieses Gesamtmodells verankert, konzeptionell geklärt und empirisch untersucht werden. Die Entwicklungschancen der Salutogenese-Forschung hängen davon ab, ob es gelingt, komplexe Fragestellungen mit gegenstandsangemessenen Methoden zu untersuchen und auf diesem Wege das Modell empirisch zu begründen und theoretisch weiterzuentwickeln. Sie könnten jedoch auch wesentlich vorangetrieben werden durch die Evaluation von salutogenetisch fundierten Praxisansätzen.

1. Einleitung

Die Theorie der Salutogenese ist seit ihrer ersten Formulierung durch Aaron Antonovsky (1979) bereits über 20 Jahre alt und die aktuelle Auseinandersetzung damit kann wohl kaum als modischer Trend verstanden werden. Die Resonanz auf dieses Modell, das ursprünglich als Perspektivenwechsel in die Gesundheitswissenschaften eingeführt wurde, war lange Zeit sehr bescheiden; obwohl heute ein zunehmendes Interesse erkennbar ist, machen die Forschungsaktivitäten, die sich explizit in einer salutogenetischen Perspektive sehen, nach wie vor einen ziemlich geringen Anteil aus gegenüber dem Vorherrschen jener Forschung, die sich innerhalb eines von Antonovsky schon damals als zu eng kritisierten Paradigmas der Pathogenese bewegt.

Die Rezeptionsgeschichte des Modells der Salutogenese hätte einen eigenen Beitrag verdient, denn sie sagt einiges über die Beharrungstendenzen und die dominanten Denk- und Forschungsstrukturen in den Gesundheitswissenschaften und in dem eng damit verbundenen medizinischen Gesundheitssystem aus. Dieser Beitrag hat einen anderen Schwerpunkt: Er wird sich auf die aktuellen Forschungsfragen der Salutogenese und ihre Umsetzung in die Praxis konzentrieren, auch weil diese im Mittelpunkt des Workshops standen, der diesem Band zu Grunde liegt.

Die wissenschaftliche Bedeutung der Salutogenese liegt zum einen darin, dass sie neue Fragen stellt, die das bisherige Denksystem über Krankheit und Gesundheit radikal in Frage stellen und als zu begrenzt ausweisen; zum anderen ist von Antonovsky (1979, 1987) ein theoretisches Modell vorgelegt worden, das auf der Grundlage damaliger Erkenntnisse als erster Versuch einer Antwort auf diese Fragen zu werten ist. Meiner Ansicht nach ist die Salutogenese somit in erster Linie als fruchtbare Rahmentheorie zu verstehen, die in der Lage ist, neue Fragen für die Gesundheitsforschung zu formulieren und entsprechende Forschungsergebnisse zu integrieren. Damit erfüllt sie eine wichtige Funktion, die auf dem Hintergrund zu sehen ist, dass wir heute - nicht nur in den Gesundheitswissenschaften - durchaus einen Mangel an „grossen" Theorien zu verzeichnen haben, die komplexe Phänomene abbilden; dagegen wird eine Unmenge an theorieloser Forschung produziert, deren immer gleiche Ergebnisse uns im Verstehen von Phänomenen kaum weiter bringen und die auch keine neuen Erkenntnisse für die Gesundheitspraxis bringen. Antonovskys Modell der Salutogenese darf aber keinesfalls als ein Dogma verstanden werden, sondern es bedarf einer kritischen Weiterentwicklung und wurde von Antonovsky auch immer so verstanden. Es geht daher in der Salutogeneseforschung auch nicht primär darum, die Arbeiten von Antonovsky „richtig" auszulegen oder sein Modell empirisch zu bestätigen oder zu widerlegen. Sie sollten vielmehr als erste Grundlage gesehen werden, auf der aufbauend eine produktive Entwicklung von theoretischen Modellen der Salutogenese in enger Verbindung mit der Erweiterung ihrer empirischen Erkenntnisbasis erfolgen kann.

Jedes wissenschaftliche Vorhaben, die Salutogenese weiterzuentwickeln, muss davon ausgehen, dass es hier um sehr komplexe Fragen geht, die nicht von einer Disziplin allein zu beantworten sind. Die Theorie der Salutogenese verweist daher notwendigerweise auf ein interdisziplinäres Forschungsfeld, in dem medizinische, physiologische, psychologische, soziologische, philosophische u. v.a. Fragen in einer komplexen Verknüpfung zu beantworten sind. Es ist daher sinnvoll und notwendig, die Salutogeneseforschung im Rahmen der interdisziplinären Gesundheitswissenschaften anzusiedeln und Forschungsprojekte und wissenschaftliche Diskurse in multidisziplinärer Kooperation zu planen.

Im Folgenden werde ich aus den Beiträgen des Workshops einige Aspekte herausgreifen, den aktuellen Forschungsstand, die offenen Fragen und Probleme sowie die Chancen zur Weiterentwicklung der Salutogenese markieren. Diese Themen greifen Fragen auf und führen Diskussionsfäden zusammen, die in den vorangehenden Beiträgen explizit oder implizit bearbeitet wurden und die hier nochmals auf einer Metaebene diskutiert werden sollen (ohne dass dabei auf die Artikel im Einzelnen eingegangen wird). Natürlich ist dieser Versuch einer Zusammenschau selektiv und abhängig von meinem Standort, den ich daher kurz andeuten möchte. Ich habe seit mehr als zehn Jahren mit der Salutogenese als Rahmentheorie für diverse Forschungsprojekte gearbeitet (Faltermaier, 1994; Faltermaier, Kühnlein & Burda-Viering, 1998), die sich auf die subjektive Konstruktion von Gesundheit konzentriert haben und habe diese dabei als sehr hilfreich und ausbaufähig erlebt. Meine im Prinzip positive Stellung zu dieser Perspektive ist sicher auch dadurch beeinflusst worden, dass ich Aaron Antonovsky 1990 anlässlich seines ersten Besuches in Deutschland persönlich kennen lernen und seine Arbeiten mit ihm diskutieren konnte.

2. Das Gesundheitskonzept der Salutogenese und seine methodische Erfassung

Eine entscheidende Rolle in der Salutogenese und ihrer empirischen Untersuchung spielt die darin enthaltene Konzeption von Gesundheit. Antonovsky erklärt nicht nur die Genese von Gesundheit zur zentralen Forschungsfrage, die die bisherige pathogenetische Zentrierung auf die Ätiologie vieler Formen von Krankheit erweitern soll; er formuliert auch eine neue Konzeption von Gesundheit, in der die einfache Dichotomie von Gesundheit und Krankheit zu Gunsten eines Kontinuummodells von Gesundheit aufgegeben wird. Damit wird nicht nur impliziert, dass es positive Ausprägungen von Gesundheit gibt, sondern dass eigentlich nicht ein Zustand von Gesundheit, sondern die Bewegungen auf dem Gesundheitskontinuum in eine positive und negative Richtung zu erklären sind. Leider hat Antonovsky selbst diesen zentralen Bestandteil seiner Theorie nicht weiter ausgearbeitet; es bleibt daher vieles unklar, etwa was ein multidimensionales Kontinuum von Gesundheit genau meint und wie es zu erfassen ist. Ein grosser Teil der Salutogeneseforschung arbeitet jedoch immer noch mit Krankheitsmassen als Indikatoren von Gesundheit. Sie vernachlässigt damit alle positiven Aspekte von Gesundheit und erklärt im besten Fall Gesundheit nur als Abwesenheit von Krankheit. Das Kontinuumskonzept von Gesundheit wird so nicht umgesetzt und damit eine zentrale Komponente des Salutogenesemodells ignoriert.

Es bleiben somit eine Reihe von Fragen zu klären, wenn die Salutogenese ernsthaft erforscht und ein multidimensionales Gesundheitskontinuum als das zu erklärende Phänomen in der Gesundheitsforschung betrachtet werden soll. Welche positiven Aspekte von Gesundheit werden einbezogen? Wird Gesundheit in ihren subjektiven oder objektiven Momenten verstanden? Welche Dimensionen von Gesundheit werden konzipiert und wie lassen sie sich erfassen? Antworten auf diese schwierigen Probleme eines Gesundheitsbegriffs und seiner Operationalisierung in der salutogenetischen Forschung lassen sich nicht einfach finden, ich will aber zumindest eine Richtung andeuten, die mir sinnvoll erscheint: Gesundheit könnte in einer positiven Ausprägung Aspekte des Befindens umfassen wie etwa das körperliche und psychische Wohlbefinden, aktionale Momente wie die Leistungs- und Handlungsfähigkeit sowie ein Gleichgewicht zwischen externen (sozialen) Anforderungen und psychophysischen Bedürfnissen. Daraus ergibt sich schon, dass Gesundheit notwendigerweise eine subjektive Ebene enthalten muss und dass sie auf einer somatischen, psychischen und sozialen Ebene verortet werden muss.

Die noch weiter gehende Frage, wie Gesundheit auf einem Kontinuum und damit auch als Prozess zu verstehen und vor allem methodisch zu erfassen ist, deutet schon an, welche Schwierigkeiten sich hier für die Forschung ergeben. Dabei muss auch darauf hingewiesen werden, dass Gesundheit nicht einfach als isolierte Kategorie zu fassen ist, sondern immer in einem Kontext steht, einem lebensweltlichen, biografischen, sozialen, gesellschaftlich-historischen oder vielleicht sogar kosmischen. Damit wird zum einen eine Werteebene angesprochen: Gesundheit ist dabei kein Wert an sich, sondern wird je nach gesellschaftlicher Lage und historischer Epoche unterschiedlich verstanden. Auch als subjektiver Wert kann Gesundheit stark variieren, je nach Lebensphase und Lebenslage; Menschen sind zudem in der Lage, über den Stellenwert von Gesundheit im Leben zu reflektieren und damit auch bewusst Entscheidungen in gesundheitlichen Angelegenheiten zu treffen. Zum anderen müssen Gesundheit und Krankheit als inhärente Teile des Lebens verstanden werden. Das Verhältnis unterschiedlicher Bestandteile von Gesundheit auf einem Kontinuum ist ebenso eine offene Frage wie das Zusammenspiel von Gesundheit und Krankheit, vorausgesetzt, sie werden nicht als komplementäre Kategorien verstanden.

3. Die Salutogenese als Prozessmodell

Ein Grossteil der aktuellen Salutogeneseforschung konzentriert sich auf die Beziehung zwischen dem Kohärenzgefühl (Sense of Coherence, SOC) und verschiedenen Indikatoren von Gesundheit, gemessen in verschiedenen gesunden und kranken Populationen. Damit wird zwar eine wichtige Komponente in Antonovskys Modell erfasst, die auch in seinen letzten Arbeiten im Mittelpunkt stand. Aber dieser Ausschnitt spiegelt in keiner Weise das wider, was im Salutogenesemodell insgesamt formuliert ist, nämlich ein komplexer Prozess der Abfolge von Bedingungen, die Gesundheit beeinflussen und ein System von

Beziehungen zwischen diesen Variablen, die Wirkungen, Wechselwirkungen und diverse Rückkopplungsschleifen umfassen. Sehr vereinfacht postuliert Antonovskys Modell zwei miteinander verknüpfte Pfade: Zum einen eine Abfolge von Faktoren, die von Stressoren über den Spannungszustand und das Bewältigungshandeln zum Gesundheitskontinuum läuft, zum zweiten eine Abfolge, die von den generalisierten Widerstandsressourcen über den SOC auf das Coping-Handeln einwirkt und erklären soll, ob Stressoren erfolgreich bewältigt werden oder nicht und damit, ob eine Bewegung auf dem Gesundheitskontinuum in die positive oder negative Richtung erfolgt.

Meines Wissens gibt es bis heute keine Versuche, diesen gesamten Prozess empirisch abzubilden, was natürlich damit zu tun hat, dass damit immense methodische und forschungspraktische Schwierigkeiten verbunden sind. Die Probleme einer empirischen Erfassung dieses Prozesses darf jedoch nicht dazu führen, dass das Gesamtmodell auch theoretisch gar nicht mehr wahrgenommen, sondern auf einfache korrelative Beziehungen reduziert wird. Erstens wäre zumindest zu fordern, dass alle Untersuchungen, die Teile oder einzelne Variablen des salutogenetischen Modells herausgreifen, diese in der Diskussion der Ergebnisse wieder in die Gesamttheorie integrieren. Zweitens brauchen wir Längsschnittstudien, die zumindest in wesentlichen Teilen den Prozess der Salutogenese untersuchen; wir haben zu viele Querschnittstudien zum korrelativen Zusammenhang zwischen einzelnen Variablen wie dem SOC und Gesundheit/Krankheit, die uns in der Bewertung des Modells nicht weiterbringen. Schliesslich sollten wir drittens mit einer Pluralität verschiedener und innovativer methodischer Zugänge arbeiten, wenn sich die verwendeten Standardverfahren als ungeeignet erweisen, um derartig komplexe Phänomene und Prozesse zu erfassen. Die stärkere Einbeziehung qualitativer Forschungsansätze würde beispielsweise gerade in der Salutogeneseforschung den Spielraum beträchtlich erweitern, komplexe subjektive Erfahrungen, ihre Zusammenhänge und Prozessverläufe zu rekonstruieren und damit zur Theorieentwicklung beizutragen.

Die theoretische Kritik am Modell der Salutogenese hat vor allem zwei Mängel hervorgehoben: Zum einen wurde auf die fehlende Subjektebene hingewiesen und dafür plädiert, Gesundheit auch in ihrer subjektiven Konstruktion zu verstehen (Faltermaier, 1994), d.h. den Einfluss eines aktiven und bewusst handelnden Subjekts in das Modell einzubauen. Zum anderen wurde kritisch festgestellt, dass in der Salutogenese die gesellschaftliche Ebene zu wenig berücksichtigt ist und damit das Modell ein individualistisches Bias aufweist. Zwar finden sich in Antonovskys Konzeption durchaus gesellschaftliche Bezüge, etwa in den gesellschaftlichen Quellen von Stressoren und von Widerstandsressoucen, jedoch sind diese in der Tat wenig ausgearbeitet. Aus dieser Kritik wäre die Konsequenz zu ziehen, diese beiden Ebenen stärker explizit in das theoretische Modell einzuarbeiten und durch empirische Studien zu fundieren.

4. Das Kohärenzgefühl in der Salutogenese

Im theoretischen Modell wird eine zentrale Rolle für das Kohärenzgefühl im Prozess der Salutogenese postuliert. Diese Annahme klingt zwar plausibel und interessant, kann m. E. aber bis heute nicht als empirisch belegt gelten, obwohl der SOC in den letzten Jahren vielfach in Untersuchungen mit einbezogen wurde. Das hat zum einen damit zu tun, dass - wie oben ausgeführt - erst eine Untersuchung des gesamten Modells Aussagen über den Stellenwert des SOC zulassen würde. Zum anderen ergeben sich eine Reihe von offenen Fragen über die spezifischen Qualitäten des Kohärenzgefühls und seine Messung, die einer weiteren Klärung bedürfen.

Eine auf dem Workshop viel diskutierte Frage war, ob der SOC als Persönlichkeitsmerkmal, als Lebensorientierung oder als generalisierte Ressource zu verstehen ist. Meiner Ansicht nach definiert Antonovsky (1987) in seinem zentralen Werk dazu den SOC eindeutig, nämlich als „globale Orientierung, die ausdrückt, in welchem Ausmass man ein durchgehendes, überdauerndes und dennoch dynamisches Gefühl der Zuversicht hat, dass 1) die Ereignisse der äusseren und inneren Umwelt im Lebenslauf strukturiert, vorhersehbar und erklärbar sind, 2) die Ressourcen verfügbar sind, um den durch diese Ereignisse gestellten Anforderungen gerecht zu werden, und 3) diese Anforderungen als Herausforderungen verstanden werden können, die es wert sind, sich dafür einzusetzen und zu engagieren" (S. 19). Er spezifiziert diese Definition, indem er betont, dass er eine „globale Orientierung, eine Sichtweise auf die Welt, eine dispositionelle Orientierung" (1987, S. 75) meint. Dennoch kann man sich natürlich fragen, ob die Art der Operationalisierung des Kohärenzgefühls im SOC-Fragebogen und Antonovskys Vergleiche des SOC mit Konstrukten wie der Ich-Identität Eriksons oder mit der Widerstandsfähigkeit („hardiness") Kobasas nicht auch an ein globales Persönlichkeitsmerkmal denken lässt. Ich halte die Diskussion darüber für letztlich müssig, weil eine klare Abgrenzung zwischen einer überdauernden Orientierung auf die Welt und einem Persönlichkeitsmerkmal schwierig ist, beide müssen in der Persönlichkeit verankert sein, um als relativ stabile Disposition zu wirken. Für wichtig halte ich es jedoch, dass mit dem Kohärenzgefühl eine sehr grundlegende, auf die persönliche Umwelt gerichtete Orientierung angesprochen wird und daher nicht einfach ein Persönlichkeitsmerkmal unter vielen sein kann. Menschen, die im Leben ein Gefühl der Verstehbarkeit, der Kontrollierbarkeit und der Sinnhaftigkeit entwickeln, besitzen eine generalisierte und sehr tiefgehende Lebensorientierung, die sich erst auf Grund einer Fülle von Lebenserfahrungen entwickeln kann, die Antonovsky (1987, Kap. 5) charakterisiert mit Erfahrungen der Konsistenz, der Teilhabe an Entscheidungen und eines Gleichgewichts zwischen Anforderungen und Ressourcen. Es gibt einige Hinweise, dass Antonovsky damit primär frühe Erfahrungen in der Kindheit und Adoleszenz meint und dass er die Bezüge des Kohärenzgefühls zu Konstrukten wie der Identität im Sinne von Erikson als sehr eng sieht.

Die aufgeworfene Frage, ob mit dem Kohärenzgefühl nicht eher eine generalisierte Ressource gemeint ist, hat eine theoretische und eine empirische Seite. Im theoretischen Modell der Salutogenese werden die generalisierten Widerstandsressourcen als Voraussetzungen für die Entwicklung eines Kohärenzgefühls verstanden, also voneinander unterschieden. Das Modell postuliert, dass Personen mit vielen körperlichen, materiellen, sozialen, psychischen und kulturellen Ressourcen vermehrt die genannten Lebenserfahrungen der Konsistenz, der Teilhabe und eines Gleichgewichts zwischen Anforderungen und Ressourcen machen werden und deshalb ein Gefühl der Kohärenz entwickeln, das ihnen erlaubt, Belastungen im Leben besser zu bewältigen. Diese Hypothese müsste empirisch erst überprüft werden, bevor die Konstrukte zusammengeworfen werden. Nun ist es aber von der empirischen Erfassung her gesehen durchaus fraglich, ob sich diese Trennung der Konstrukte in ihrer Messung aufrechterhalten lässt. Quantitative Indikatoren von Ressourcen und des SOC werden sich möglicherweise so stark überlappen, dass die Gefahr einer Konfundierung bei allen Messungen des Zusammenhangs sehr gross ist. Was tun? Aus meiner Sicht hat die These von der Zentralität des Kohärenzgefühls in der Salutogenese eine möglicherweise nur begrenzte Geltung; sie wurde in dieser Allgemeinheit bisher auch empirisch nicht belegt. Theoretische Überlegungen und empirische Ergebnisse deuten vielmehr an, dass mit dem Kohärenzgefühl die psychosoziale Seite von Gesundheit besser abgedeckt ist als die körperliche Seite (vgl. Bengel, Strittmatter & Willmann, 1998). Wenn dem so ist, dann wäre der SOC eben nur ein zentrales Konstrukt im Prozess der Salutogenese, damit auch keine universelle Ressource. Vielmehr müsste nach vergleichbaren Konstrukten gesucht werden, die die körperliche Seite von Gesundheit besser vorhersagen. Schliesslich wäre auch zu fragen, ob der von Antonovsky als zentraler Mechanismus postulierte Weg zur Gesundheit über die Bewältigung von Stressoren nicht überschätzt wird. Ich würde behaupten, es ist nur ein Weg neben anderen: Gesundheit kann auch unabhängig von Stressoren zum einen über die bewusst-aktive Gestaltung des Subjekts und zum anderen über die sozial-gesellschaftliche Ebene positiv oder negativ beeinflusst werden. Diese möglichen Pfade der Salutogenese werden übersehen, wenn sich die Forschung zu stark auf das SOC-Konstrukt konzentriert.

In diesem Zusammenhang ist es eine interessante Frage, ob das Kohärenzgefühl nur als ein individuelles Merkmal zu verstehen ist oder ob es nicht vielmehr auch sozial, familiär oder kulturell verankert ist. Es spricht meiner Ansicht nach vieles dafür, dass derartige Kohärenzüberzeugungen nicht nur in einem sozialen Kontext sozialisiert werden, sondern auch wie soziale Repräsentationen in sozialen oder kulturellen Lebenswelten zumindest partiell begründet bleiben. Untersuchungen zeigen zumindest einige Variationen im SOC nach Beruf, Schicht, Geschlecht und Kultur (Bengel et al., 1998), obwohl die Ergebnisse keineswegs eindeutig sind. Eine wichtige, aber bisher kaum thematisierte Frage ist, wie sich die gesellschaftlichen Veränderungstendenzen in Richtung auf eine Individualisierung und Flexibilisierung von Lebenslagen sowie auf zunehmende Brüche in den Lebensläufen sich auf die Herausbildung und Veränderung des Kohärenzgefühls auswirken. Wie ist es in Zeiten gesellschaftlicher Desintegration für Menschen möglich, für sich Kohärenz herzustellen? Ähnlich wie die Identitätsforschung inzwischen davon ausgeht, dass sich auf dieser Basis gehäuft inkonsistente und wenig integrierte Identitätsmuster (Patchworkidentität) herausbilden und die Notwendigkeit zum Umbau der Identität im biografischen Verlauf zunimmt, so wäre zu erwarten, dass sich im Individualisierungsprozess auch die Möglichkeit verringert, ein stabiles Kohärenzgefühl herauszubilden und aufrechtzuerhalten. Hier ergäbe sich ein weites Feld für sozialwissenschaftliche Studien zu den gesellschaftlichen Einflüssen auf die Salutogenese.

Gleichfalls empirisch offen ist die Frage nach der Stabilität des Kohärenzgefühls, insbesondere ob und inwieweit es im Laufe des Erwachsenenalters noch veränderlich ist. Antonovsky ist bekanntlich von einer weitgehenden Stabilität des SOC bei Erwachsenen ausgegangen, die aber heute vielfach bezweifelt wird, auch weil die Position Eriksons, auf den er sich hier stark bezog, inzwischen überholt erscheint. Eine Klärung könnte man sich von den bislang fehlenden Längsschnittstudien erwarten. Aber das allein genügt nicht: An diesem Punkt zeigt sich nämlich ein beträchtlicher Bedarf an theoretischer Entwicklungsarbeit, die sich mit dem grossen Fragenkomplex auseinanderzusetzen hätte, wie das Kohärenzgefühl entsteht und wie es sich im Lebenslauf unter welchen Bedingungen verändert. Dabei wäre unter anderem die Beziehung zwischen dem Kohärenzgefühl und dem Identitätskonstrukt konzeptionell zu klären, weil beide ähnlich zentrale Funktionen und übergreifende Geltungsansprüche aufweisen; dabei tritt wieder das Problem auf, Gesundheit in ihrem Kontext zu verstehen, ohne damit einer Ausuferung der Gesundheitsforschung und damit einer mangelnden Prägnanz der Konzepte Vorschub zu leisten. Das in der Forschung vielfach diskutierte Problem der Überlappung des SOC mit anderen bekannten und häufig verwendeten Konstrukten, beispielsweise den Kontrollüberzeugungen, der Selbstwirksamkeitserwartung oder der Widerstandsfähigkeit, erscheint mir als vordergründiges Symptom für die ungeklärte theoretische Frage. Denn wenn das Kohärenzgefühl ein sehr breites und grundlegendes Konstrukt darstellt, dann sind natürlich Überschneidungen mit anderen Konstrukten zu erwarten; wenn der SOC dabei das übergreifende Phänomen darstellt, dann halte ich seine Verwendung nach wie vor für gerechtfertigt. Problematischer sind Überschneidungen mit den Gesundheitsmassen, und dafür gibt es Anhaltspunkte im psychischen Bereich (vgl. Bengel et al., 1998), denn sie erzeugen Konfundierungen, d.h. methodisch überhöhte Korrelationen

Eine ganz andere Frage ist, ob das bisher verwendete Messverfahren über den SOC-Fragebogen in der Lage ist, ein derartig komplexes Konstrukt wie das Kohärenzgefühl abzubilden. In der Gesundheitsforschung hält sich immer noch die Unsitte, dass Konstrukte umso häufiger untersucht werden, je einfacher und ökonomischer das zu seiner Messung einsetzbare Instrument ist. Ich halte den SOC-Fragebogen zwar nicht für ein schlechtes Verfahren; aber insbesondere die Validität des Instruments scheint mir doch zweifelhaft. Eine sorgfältige theoretische Binnenanalyse des Konstrukts und methodische Triangulationen, etwa durch den Vergleich mit qualitativen Erhebungsverfahren, wären Wege, um das zu klären.

5. Entwicklungschancen der Salutogenese in Forschung und Praxis

Die oben angesprochenen Punkte deuten jeweils auch Entwicklungspotenziale für die Perspektive der Salutogenese in Forschung und Praxis an. Es gab dazu in den Beiträgen des Workshops schon einige viel versprechende Ansatzpunkte. Meine Position lässt sich vielleicht in dem allgemeinen Plädoyer zusammenfassen, das Modell der Salutogenese in seiner gesamten Komplexität ernster zu nehmen, mehr Mut zu haben, es auch theoretisch weiterzuentwickeln und in der Forschung eine Pluralität von Methoden zu verwenden, die diesem Gegenstand angemessen ist. Dazu gehört es vor allem, die Gesundheit als multidimensionales Kontinuum zu konzipieren, die Salutogenese als Prozess zu verstehen und dabei das Kohärenzgefühl als ein zentrales Konstrukt einzupassen.

Eine mit der Salutogenese seit ihren Anfängen verbundene Hoffnung bestand darin, dass nicht nur Risiken für die Gesundheit erkannt, sondern dass auch jene Kräfte sichtbarer werden, die Gesundheit erhalten und fördern. Diese werden meist als Ressourcen bezeichnet, und sie spielen im Modell der Salutogenese eine zentrale Rolle. Mir scheint jedoch, dass sich trotz der Allgegenwärtigkeit des Ressourcendiskurses unsere Erkenntnisse über Gesundheitsressourcen kaum erweitert haben. Nach wie vor konzentriert sich ein Grossteil der Forschung auf soziale und personale Ressourcen. Die von Antonovsky im Modell erwähnten körperlichen Ressourcen werden sehr wenig empirisch untersucht, sie könnten uns aber einige neue Einsichten gerade in die positiven Bedingungen einer körperlichen Dimension von Gesundheit geben. Auch eine stärkere Thematisierung von kulturellen Ressourcen wäre meiner Ansicht nach viel versprechend angesichts dessen, dass Gesundheit in Zukunft immer mehr im Kontext einer multikulturellen Gesellschaft verstanden werden muss.

Eine offene Frage ist dabei jedoch, wie das Konzept der Ressourcen genau zu verstehen ist. Antonovsky bezeichnet sie als „allgemeine Widerstandsressourcen" („generalized resistance resources") und versteht sie weitgehend als Voraussetzungen für ein erfolgreiches Bewältigungsverhalten. Meines Erachtens ist eine Beschränkung auf Bewältigungsressourcen zu eng gefasst. Eine Definition von Ressourcen über ihre positive Wirkung auf Gesundheit bekommt aber leicht zirkuläre Züge. Zudem stellt sich wieder die Frage, an welchen Gesundheitsindikatoren wir diese Wirkung belegen. Dieses Thema ist somit kein einfaches Feld, aber unerlässlich, damit die Salutogeneseforschung weiterkommt. Es geht letztlich um die Frage: Welche Kräfte haben einen positiven Einfluss auf Gesundheit (im Sinne eines Kontinuums) und über welche (Wechsel-)Wirkungspfade erfolgt dieser Einfluss? Eine zu einseitige Ressourcenzentrierung würde jedoch einer wesentlichen Maxime der Salutogenese widersprechen, nämlich dass ein Umgang mit Gesundheit immer auch bedeutet, sich mit Risiken und Gefährdungen auseinander zu setzen. Es käme daher wohl mehr darauf an, das Verhältnis von Risiken und Ressourcen in der Salutogenese zu untersuchen.

Wie schon angedeutet halte ich zwei wesentliche Ergänzungslinien für notwendig, damit das theoretische Modell der Salutogenese angemessener konzipiert werden kann. Zum einen wäre die Rolle eines bewusst und aktiv in die gesundheitlichen Belange eingreifenden Subjekts in die Salutogenese einzubauen. Ich habe dazu einige theoretische Vorschläge und empirische Untersuchungen vorgelegt (Faltermaier, 1994; Faltermaier et al., 1998), die eine subjektive Konstruktion von Gesundheit über subjektive Gesundheitsvorstellungen und über das Gesundheitshandeln im Alltag vorsehen. In Zukunft sehe ich hier vor allem die Notwendigkeit, die subjektive Seite des Körpers stärker einzubeziehen und die Bezüge zu zentralen handlungsleitenden Prinzipien wie z.B. dem Konstrukt der Identität auszuarbeiten. Zum anderen wären die gesellschaftlichen und kulturellen Einflüsse und Wirkungsprozesse in der Salutogenese stärker theoretisch auszubauen und empirisch zu fundieren. Dabei ist die soziale Organisation des Laiensystems eine zentrale und bisher unzulänglich untersuchte Frage. In beiden Bereichen ist noch beträchtliche Entwicklungsarbeit zu leisten, die natürlich das Modell komplexer machen wird, was ich jedoch für einen Vorteil halte.

Komplexe Phänomene und Modelle erfordern Methoden, die diesen angemessen sind. Wir brauchen daher gerade in der Salutogeneseforschung eine Pluralität verschiedener Zugänge, die sowohl qualitative als auch quantitative Forschungsmethoden in ihrer ganzen Breite umfassen müssen. Für meinen Geschmack stehen die Gesundheitsforschung und ihre Untersuchungsgegenstände viel zu oft unter dem Diktat von vermeintlich einzig wissenschaftlichen Forschungsmethoden. Das führt dann dazu, dass die Fragen so vereinfacht werden, dass sie mit den klassischen Methoden untersucht werden können. Diese Philosophie halte ich für fatal, weil sie Erkenntnisfortschritte eigentlich verhindert. Die Entscheidung für die richtige Methode kann m. E. nur über eine Analyse getroffen werden, welche Wege des Zugangs und der Erkenntnisgewinnung für eine Forschungsfrage angemessen sind. Das Arsenal der uns in den Sozial- und Gesundheitswissenschaften zur Verfügung stehenden Methoden ist jedenfalls viel grösser als es auch in der Salutogeneseforschung ausgeschöpft wird. Diese etwas allgemeinen Bemerkungen müssen an dieser Stelle ausreichen; eine Begründung für die Notwendigkeit von qualitativen Methoden in der Gesundheitsforschung habe ich an anderer Stelle gemacht (Faltermaier, 1997).

Der Bedarf für eine Salutogeneseforschung ist insbesondere deshalb so gross, weil wir eine bessere wissenschaftliche Fundierung für die Praxis der Prävention und Gesundheitsförderung brauchen. Viele Projekte der Gesundheitsförderung sind stark in einem pathogenetischen Denken verhaftet und folgen noch weitgehend einem Risikofaktorenmodell. Die in jüngster Zeit starke Nachfrage nach Konzepten der Salutogenese gerade von Praktikerinnen und Praktikern zeigt, dass diese darin innovative und brauchbare Konzepte für die Anwendung in verschiedenen Feldern sehen. Auch einige Beiträge des Workshops zeigen kreative Wege, Konzepte der Salutogenese in die Praxis umzusetzen und sie durch kompatible Handlungsprinzipien zu ergänzen. Es wäre ein wichtiger Forschungsansatz, salutogenetisch begründete Praxiskonzepte zu entwickeln, zu erproben und zu evaluieren. Erkenntnisse aus einer derartig salutogenetisch ausgerichteten Praxisforschung könnten die Ansätze der Grundlagenforschung sinnvoll ergänzen.

Literatur

Antonovsky, A. (1979). Health, stress, and coping: New perspectives on mental and physical well-being. San Fransisco: Jossey-Bass.

Antonovsky, A. (1987). Unraveling the mystery of health. How people manage stress and stay well. San Francisco: Jossey-Bass.

Bengel, J., Strittmacher, R. & Willmann H. (1998). Was erhält Menschen gesund? Antonoyskys Modell der Salutogenese - Diskussionsstand und Stellenwert. Im Auftrag der Bundeszentrale für gesundheitliche Aufklärung. Köln: BzgA.

Faltermaier T. (1994). Gesundheitsbewusstsein und Gesundheitshandeln. Über den Umgang mit Gesundheit im Alltag. Weinheim: Beltz .

Faltermaier, T. (1997). Why public health research needs qualitative approaches: subjects and methods in change. European Journal of Public Health, 7, 357–363.

Faltermaier, T., Kühnlein, I. & Burda-Viering, M. (1998). Gesundheit im Alltag. Laienkompetenz in Gesundheitshandeln und Gesundheitsförderung. Weinheim: Juventa.

Thomas Abel, Petra Kolip & Hans Wydler

Sense of coherence und Salutogenese

Ein Essay zur Kritik und Weiterentwicklung
einer aktuellen Perspektive in der Gesundheitsforschung

Antonovskys Überlegungen zur Definition von Gesundheit und speziell zu den Prozessen und Determinanten der Gesundheitserhaltung erfreuen sich seit den späten 1980er-Jahren besonders in Europa, so scheint es, wachsender Aufmerksamkeit. Nachdem in den 1970er-Jahren die moderne und durchaus grundsätzliche Kritik am (bio-)medizinischen Modell zwar umfassend vorgebracht worden war (u.a. von Thomas McKeown, Georg Engel, Ivan Illich), aber weitgehend ohne wirklichen Richtungswechsel und konkrete Alternativen für die Praxis der praktischen Gesundheitsförderung blieb, wurden die Ideen Antonovskys mit viel Hoffnungen und Enthusiasmus aufgenommen. Mit dem Ansatz der Salutogenese eröffnete sich eine neue Perspektive mit dem Potenzial zu einem echten Wechsel der Blickrichtung: weg von den Theorien und Erkenntnissen über Krankheiten und deren Verlauf, hin zu den Grundprinzipien der Gesundheit und den Prozessen ihrer Aufrechterhaltung. Diese neue Blickrichtung eröffnete zudem die Möglichkeit, ein noch nicht besetztes Forschungs- und Praxisfeld zu definieren, in dem sich die VertreterInnen unterschiedlicher akademischer und praktischer Disziplinen bewegen konnten, ohne in die Phalanx der häufig übermächtig scheinenden Profession der (Bio-)Medizin zu geraten oder deren Definitionsansprüche direkt zu tangieren.

1. Salutogenese im Spannungsfeld von Wissenschaft und Praxis

Auch dieser Hintergrund macht die Auseinandersetzung mit Antonovskys Perspektive der Salutogenese und seinem Konzept des sense of coherence (SOC) heute zu einer dreifach spannenden Unternehmung. Als *spannend*, im Sinne von intellektuell stimulierend bis faszinierend, sind die neuen Ideen, Erkenntnisse und praktischen Konsequenzen zu nennen, die sich heute immer mehr abzuzeichnen beginnen. Spannend ist die Diskussion aber auch im Sinne von *spannungsgeladenen* Auseinandersetzungen, eben zwischen unterschiedlichen Wissenschaftstraditionen und Denkmodellen. Letztlich erweisen sich die Bemühungen um die Salutogenese auch als *umspannend*, in dem Sinne, dass VertreterInnen unterschiedlicher Wirkungsfelder sich dieser neuen Sichtweise bedienen. In der Tat erscheinen Beiträge sowohl aus der Grundlagenforschung als auch der Praxis, aus den verschiedenen Wissenschaftsdisziplinen sowie aus unterschiedlichen Methodologien für die Entwicklung einer tragfähigen Theorie der Salutogenese unverzichtbar. Dabei spricht einiges dafür, dass im Bereich der Public Health die grössten Entwicklungspotenziale stecken. Die dort grundlegend verankerte Interdisziplinarität und der vergleichsweise starke Anwendungsbezug der Forschung stellen gute Voraussetzungen zur Weiterentwicklung der antonovskyschen Ansätze dar.

2. Der sense of coherence - Kernstück oder Schwachstelle der Salutogenese?

Schon früh in der Beschäftigung mit den Arbeiten zur Salutogenese fällt dem deutschsprachigen Interessierten ein *Übersetzungsproblem* beim Begriff SOC auf. Obwohl es einige beachtenswerte Argumente gibt, den Begriff des SOC mit Kohärenzgefühl zu übersetzen (wie auch in dem hier vorliegenden Band praktiziert), ist die Frage nach der inhaltlichen Angemessenheit dieser Übersetzung bis heute ungeklärt. Antonovsky wollte mit dem Begriffs sense of coherence betonen, dass es sich hier um eine Orientierung handelt, die sich in der lebensgeschichtlichen und komplexen Interaktion von Individuum und sozialer Umwelt entwickelt und erhält und eher überdauernd und situationsübergreifend ist. Dieser Bedeutung kommt der deutschsprachige Begriff des „Sinns" oder auch Kohärenzsinns dort nahe, wo er die menschliche Fähigkeit zur Bewertung und zukunftsgerichteten Einschätzung meint. Die deutschen Begriffe „Kohärenzgefühl" oder auch der andernorts verwendete Begriff „Kohärenzerleben" erscheinen dagegen stärker situationsbezogen und verweisen zudem eher auf die individuelle Seite dieser Lebensorientierung.

Schwerwiegender und in ihren Konsequenzen folgenreicher als solche Übersetzungsprobleme erscheinen die Schwächen in der *konzeptionellen Bestimmung* des SOC. Dies betrifft vor allem, aber nicht nur, die Kernfrage nach dem Stellenwert des SOC in der breiteren Theorie der Salutogenese. Der SOC kann zwar als eine wichtige Einflussgrösse für gesundheitsrelevante Bewertungs- und Bewältigungsreaktionen bezeichnet werden. Dabei besteht in der heutigen Debatte aber die Gefahr, dass der SOC quasi als Mittelpunkt der antonovskyschen Theorie (miss-)gedeutet wird, und die aus Antonovskys Sicht sowohl für die Gesundheit als Ganzes als auch für die Entwicklung des SOC sehr entscheidenden sozialen oder kulturellen Kontextbedingungen und generalisierten Widerstandsressourcen zunehmend aus dem psychologisierten Blickfeld geraten. Des Weiteren ist bis heute nicht geklärt, ob der SOC eine eigentliche Ressource für Gesundheit oder eher eine Art individuelle Koordinationsinstanz zur Bewertung und Integration unterschiedlicher biologischer, psychischer und sozialer „Gesundheitssignale" oder letztlich doch einen wichtigen Teilbereich der individuellen Gesundheit selbst darstellt. Solange solche Unklarheiten bei der theoretisch-konzeptionellen Bestimmung des SOC bestehen, wird es auch weiterhin schwierig bleiben, die Zusammenhänge zwischen den Kernelementen einer Salutogenese-Theorie genauer zu bezeichnen. Aber davon wiederum müsste die Wahl der angemessenen empirischen Erfassung und der statistischen Analyseverfahren abhängig gemacht werden, was aber heute, verständlicherweise, häufig noch unterbleibt.

Die sichtbaren Probleme der *Operationalisierung* sind somit als eine Konsequenz der theoretischen Unsicherheiten bei der Konzeptionalisierung des SOC zu verstehen. Die bis dato vorliegenden Versuche der teststatistischen Überprüfung des SOC-Fragebogens von Antonovsky haben vielen Probleme auf „technischer" Ebene verdeutlichen können. Ergebnisse zur Validität der 29-, 13-, 9- oder gar nur 3-Items-Versionen liegen heute auch im deutschsprachigen Raum vor, wobei dann einige Messinstrumente durchaus „befriedigende" statistische Gütekriterien vorweisen können. Die Ansprüche an die Qualität des SOC-Messinstrumentes werden jedoch weiter steigen müssen, nicht zuletzt um die Folgefragen, z.B. zu der von Antonovsky postulierten Stabilität des SOC im Lebenslauf oder zumindest innerhalb der verschiedenen Lebensphasen, überprüfen zu können.

3. Grundlegendere Schwächen und Risiken

Natürlich bedürfen die Probleme der empirischen Überprüfung und Anwendung des Konstrukts Kohärenzsinn/-gefühl der Aufmerksamkeit der GesundheitsforscherInnen. Kritisch kann jedoch festgestellt werden, dass im Forschungsbereich derzeit eine starke Konzentration auf die empirischen, z.T. technischen Probleme mit dem SOC stattfindet und dabei die notwendige kritische Auseinandersetzung mit den Grundfragen, bis auf wenige Ausnahmen, eher vermieden wird. Dies hat u.a. zur Folge, dass in empirischen Studien zwar häufig Reliabilitätskoeffizienten und andere Angaben zur Konsistenz der Items der SOC-Skala gemacht werden, jedoch die schwierigeren Fragen nach der (Konstrukt-)Validität - als Stichworte wären u.a. zu nennen: faktorielle Unterteilung, Abgrenzung zu verwandten sozialpsychologischen Konzepten usw. - negiert oder nur ausweichend behandelt werden. Ähnlich kritisch muss auch die Tendenz gesehen werden, sowohl in der Praxis der Gesundheitsförderung als auch in der psychotherapeutischen Arbeit schon mal die Ideen und Begriffe des SOC zu verwenden oder gar konkret in Behandlungskonzepte einfliessen zu lassen, obwohl sehr grundlegende theoretische Fragen noch offen sind. Zum einen liesse sich vermuten, dass diese „Eile" mit der eingangs kurz angedeuteten „Besetzung eines professionellen Handlungsfeldes" zu tun haben kann. Zum anderen könnten sich aus dem unkritischen Umgang mit dem Konzept des SOC aber gravierende Probleme ergeben, die das bestmögliche „Ausloten" der Potenziale dieses neuen Ansatzes verhindern, mindestens jedoch erschweren würden. Mehr noch, der unkritische Umgang könnte letztlich zu einer Reihe unbeabsichtigter, aber eben gravierender Nebenwirkungen führen. Dies soll hier anhand der beiden Punkte „Kulturspezifität" und „Individualisierung" zumindest kurz angedeutet werden.

Das Konzept des SOC wurde von Antonovsky in den 1960er- und 1970er-Jahren auf der Basis seiner persönlichen und spezifischen Lebenserfahrungen entwickelt. Seine Arbeiten entstanden in Israel und in den USA. Trotz zahlreicher Anwendungen des SOC-Fragebogens in verschiedenen, meist europäischen Ländern ist bis heute die Frage ungeklärt, inwieweit kulturspezifische Einflüsse sowohl die grundlegenden Prämissen als auch die Operationalisierung des Kohärenzsinns/-gefühls prägen. Mit anderen Worten: Es wäre zu fragen, ob der SOC überhaupt ein, wie von Antonovsky gehofft, kulturunabhängiges Konzept sein kann bzw. es wäre zu überprüfen, in welchen Kulturkreisen es eine adäquate Repräsentation aufweist. Dafür bedarf es eben in diesem grundlegendsten Sinne valider, d.h. bedeutungsäquivalenter Messinstrumente. Wer die Frage nach der Kulturspezifität für angemessen erachtet, muss sodann die Frage nach der Geschlechterspezifität zulassen. Wohlgemerkt, es geht dabei dann nicht um die empirische Frage, wer stärkere Ausprägungen des Kohärenzsinns aufzuweisen hat, Männer oder Frauen, sondern vielmehr darum, ob die Fragen der SOC-Skala bei Männern und Frauen das Gleiche und dies dann gleich gut messen können.

Mit der oben angesprochenen Konzentration auf den SOC als angebliches Kernstück der Theorie der Salutogenese läuft die Forschung derzeit Gefahr, einer Individualisierung des Themas Gesundheit Vorschub zu leisten. Die dabei zu beobachtende Vernachlässigung anderer wichtiger Teile von Antonovskys Theorie, wie der soziale Kontext, die dem Individuum typischerweise zur Verfügung stehenden Ressourcen usw., kann weit reichende Konsequenzen für die Glaubwürdigkeit des Ansatzes als Ganzen haben. Wenn das Kohärenzgefühl, das Gefühl also, das Leben sei berechenbar, handhabbar und sinnvoll, als der wichtigste Teil der Salutogenese er- oder genauer verkannt wird, dann ist es nicht mehr weit zu Gesundheitsförderprojekten oder psychotherapeutischen Behandlungen, die sich ganz auf die individuelle Stärkung des Kohärenzgefühls ausrichten und die sozialen, meist schichtspezifisch, kollektiv oder gruppentypisch ausgeprägten Lebensbedingungen der Individuen, höchstens noch als „Ko-Faktoren" einschliessen. Wenn auch der SOC als wichtige individuelle Ressource berücksichtigt werden kann, so stehen doch immer noch die von Antonovsky betonten, unabdingbaren strukturellen Voraussetzungen des Gesundbleibens vor allen anderen. Dazu gehören zuallererst die Sicherung der elementaren Lebensbedürfnisse, von ausreichender Nahrung bis zum Recht auf körperliche Unversehrtheit. Aber genauso gehört zu den Voraussetzungen der Entwicklung eines hohen Kohärenzsinns und der Gesundheit als Ganzes ein gewisses Mass an Handlungsfreiheit. Diese wiederum ist in der Regel zuerst einmal abhängig von konstitutionellen, materiellen und normativen Lebensbedingungen der Menschen. Es wäre wohl als praktischer Zynismus zu bezeichnen, das

Kohärenzgefühl stärken zu wollen ohne umfassende Berücksichtigung dieser Voraussetzungen. Ethisch vertretbar ist eine Förderung des SOC nur bei Menschen, deren objektive Lebensbedingungen ein für individuelle Mitgestaltung ausreichendes Mass an Handlungsfreiheit gewährleisten.

4. Schlussbemerkung

Einige der hier vorgebrachten Argumente sind schon von anderen Autoren, wenn auch in anderer Form, vorgebracht worden, andere sind vielleicht neu in der aktuellen Debatte um die Salutogenese. Ergänzung und auch Wiederholung der offenen Fragen sind hoffentlich hilfreich auf dem noch langen Weg zu einer Theorie der Salutogenese und damit zur Schaffung einer tragfähigen Grundlage zur Neuausrichtung des Denkens und Handelns zur Förderung der Gesundheit. Es besteht kein Zweifel, dass die Gesundheitsforschung, die Gesundheitspolitik und die Praxis der Gesundheitsförderung solcher neuen Theorien bedürfen. Es wird sich also lohnen, weiter in konstruktiv-kritischem Geist an den wissenschaftstheoretischen Grundlagen und praktischen Möglichkeiten salutogenetischer Perspektiven zu arbeiten.

Die AutorInnen

Thomas Abel
Prof. Dr. phil., PhD, Soziologe M.A., ist Leiter der Abteilung für Gesundheitsforschung am Institut für Sozial- und Präventivmedizin der Universität Bern. Seine Forschungsschwerpunkte liegen in der medizinischen Soziologie, den empirischen Methoden und der modernen Ungleichheitsforschung.

Marianne Brieskorn-Zinke
Prof. Dr. phil., Soziologin M.A., ist Professorin an der Evangelischen Fachhochschule in Darmstadt, Fachbereich Pflege und Gesundheitswissenschaft. Arbeitsschwerpunkte sind Public Health und Gesundheitsförderung in der Pflege, die Erarbeitung von Fort- und Weiterbildungsprogrammen zur Thematik „Public Health for Nurses".

Margreet Duetz
Dr. med., ist nach sieben Jahren praktischer medizinischer Erfahrung nun seit Ende 1997 Assistenzärztin in der Abteilung für Gesundheitsforschung am Institut für Sozial- und Präventivmedizin der Universität Bern. Forschungsschwerpunkte sind selbst berichtete Gesundheitsmasse und ihre Determinanten, geschlechterspezifische Gesundheitsforschung.

Markus Fäh
Dr. phil., ist niedergelassener Psychoanalytiker in Zürich. Er studierte Psychologie und Soziologie in Zürich und arbeitete langjährig in der stationären und ambulanten Psychiatrie. Seine Publikationen beziehen sich hauptsächlich auf Psychotherapieprozess- und -ergebnisforschung.

Alexa Franke
Prof. Dr. phil., Dipl. Psych., ist Klinische Psychologin, Psychotherapeutin und Professorin für Klinische Psychologie und Psychosomatik an der Universität Dortmund. Arbeits- und Interessensschwerpunkte sind Salutogenese und Ressourcenorientierung in Psychologie und Psychotherapie sowie gemeindeorientierte Versorgung. Wissenschaftlich und therapeutische Beschäftigung mit Essstörungen und Abhängigkeitserkrankungen - v.a. bei Frauen.

Siegfried Geyer
PD Dr. phil., Dipl. Soz., ist Hochschuldozent für Medizinische Soziologie und Leiter des Arbeitsbereichs Medizinische Soziologie an der Medizinischen Hochschule Hannover. Forschungsschwerpunkte sind der Einfluss sozialer Faktoren auf Entstehung und Verlauf von Erkrankungen, die Lebensereignisforschung, gesundheitliche Ungleichheit sowie die Methodik retrospektiver Datenerhebung.

Toni Faltermaier
Prof. Dr. phil., Dipl.-Psych., ist Professor an der Universität Flensburg im Bereich Gesundheitsbildung. Seine Arbeitsschwerpunkte sind Gesundheitspsychologie, Gesundheitsförderung, Public Health, Lebensereignis-, Belastungs- und Bewältigungsforschung und Entwicklungspsychologie des Erwachsenenalters.

Renate Höfer
Dr. phil., Dipl. Psych, Dipl. Ing., ist wissenschaftliche Mitarbeiterin am Institut für Praxisforschung und Projektberatung. Arbeitsschwerpunkte sind Belastungs- und Bewältigungsforschung, Jugendgesundheitsforschung, Identitätsentwicklung und soziale Netzwerke.

Petra Kolip
PD Dr. phil., Dipl.-Psych., ist Co-Abteilungsleiterin am Institut für Sozial- und Präventivmedizin der Universität Zürich. Arbeitsschwerpunkte sind Jugendgesundheitsforschung und geschlechtsspezifische Gesundheitsforschung.

Steffen Niemann
Soziologe M.A., ist Assistent an der Abteilung für Gesundheitsforschung am Institut für Sozial- und Präventivmedizin der Universität Bern. Forschungsschwerpunkte sind Surveymethodik sowie soziale und gesundheitliche Ungleichheit.

Martin Rimann
Dr. phil., Studium der Psychologie an der Universität Zürich, war wissenschaftlicher Mitarbeiter am Institut für Arbeitspsychologie der Eidgenössisch Technischen Hochschule Zürich (ETHZ). Seine Forschungsschwerpunkte sind Arbeit - Gesundheit - Persönlichkeit (Ressourcen der Salutogenese), Mobbing, betriebliche Gesundheitsförderung, Wertorientierungen und Laufbahn.

Uwe H. Ross
Dr. med., ist ärztlicher Leiter der Abteilung Tinnitus-Rehabilitation der Klinik St. Urban, Freiburg. Er verfügt über mehrjährige Weiterbildung in hypnosystemischer Therapie und Beratung. Seine Forschungsschwerpunkte sind Plastische Chirurgie, Tissue engineering, Otologie, Audiologie und Gesundheitsbildung.

Christa M. Schneider
Dr. phil., Studium der Philosophie, Linguistik, Soziologie, Promotion in Philosophie, Studium der Psychologie, Psychopathologie und Informatik. Zusatzausbildungen zur Psychoanalytikerin und zur Supervisorin. Diverse Tätigkeiten in Klinik, Schulen und Bildungszentren. Seit 10 Jahren in eigener Praxis als Psychoanalytikerin und Psychotherapeutin tätig.

Franziska Siegenthalter
lic. phil., Psychologin, ist Hilfsassistentin in der Projektgruppe „Lebensstile und Gesundheit" in der Abteilung für Gesundheitsforschung am Institut für Sozial- und Präventivmedizin der Universität Bern.

Florian Straus
Dipl. Soz., Studium der Soziologie, Psychologie und Philosophie in München. Geschäftsführer des Instituts für Praxisforschung und Projektberatung. Arbeitsschwerpunkte sind Netzwerkanalysen, Identitätsforschung, Jugend- und Gesundheitsforschung, Qualitätsmanagement.

Ivars Udris
Prof. Dr. phil. habil., Dipl. Psych., ist Titularprofessor am Institut für Arbeitspsychologie der Eidgenössischen Technischen Hochschule (ETH) Zürich. Seine Forschungsschwerpunkte sind Belastung, Stress und Gesundheit in der Arbeit, betriebliche Gesundheitsförderung, Methoden der Arbeitspsychologie, Wertewandel und Berufsorientierungen, Berufsbiographie und Laufbahn.

Esther Walter
lic. phil. hist., Psychologin, ist Assistentin an der Abteilung für Gesundheitsforschung am Institut für Sozial- und Präventivmedizin der Universität Bern. Forschungsschwerpunkt ist die Analyse gesundheitlicher Ressourcen.

Andrea Welbrink
Dipl. Psych., ist Klinische Psychologin und Psychotherapeutin und wissenschaftliche Mitarbeiterin im Forschungsprojekt „Lebensbedingungen, Ressourcen und Substanzkonsum von Frauen" an der Universität Dortmund und Psychotherapeutin in eigener Praxis.

Hans Wydler
lic. phil., Soziologe, arbeitet an der Abteilung Gesundheits- und Interventionsforschung im Themenbereich „Gesundheit von Kindern und Jugendlichen" des ISPMZ der Universität Zürich. Arbeitsschwerpunkte sind Jugendgesundheitsforschung, Ungleichheitsforschung und Gesundheitsförderung.